Wenn es Schokolade regnet

Wenn es Schokolade regnet

Sarah Zoutewelle-Morris

Sarah Zoutewelle-Morris

Wenn es Schokolade regnet

99 kreative Ideen für die Arbeit mit Menschen mit Demenz

Aus dem Englischen von

Heide Börger

2., unveränderte Auflage

hogrefe

Sarah Zoutewelle-Morris. Setzt ihre lebenslange Erfahrung als bildende Künstlerin als kreativen Ansatz in der Betreuung von Menschen mit Demenz ein. Neben der direkten Arbeit mit Menschen mit Demenz bietet sie Workshops für Gesundheitsfachpersonen an.
Website: www.artwell.nl

Bibliografische Information der Deutschen Nationalbibliothek
Die Deutsche Nationalbibliothek verzeichnet diese Publikation in der Deutschen Nationalbibliografie; detaillierte bibliografische Daten sind im Internet über http://www.dnb.de abrufbar.

Anregungen und Zuschriften bitte an:
Hogrefe AG
Lektorat Pflege, Aktivierung
z. Hd.: Jürgen Georg
Länggass-Strasse 76
3012 Bern
Schweiz
Tel: +41 31 300 45 00
E-Mail: verlag@hogrefe.ch
Internet: www.hogrefe.ch

Lektorat: Jürgen Georg, Gaby Burgermeister, Antonia Halt
Herstellung: René Tschirren
Umschlagabbildung: René Tschirren, nach Idee von Anzinger/Wüschner/Rasp, Agentur für Kommunikation, München
Umschlag: Claude Borer, Riehen
Illustration (Innenteil): Sarah Zoutewelle-Morris
Satz: Claudia Wild, Konstanz
Druck und buchbinderische Verarbeitung: AZ Druck und Datentechnik GmbH, Kempten
Printed in Germany

Das vorliegende Buch ist eine Übersetzung aus dem Englischen.
Der Originaltitel lautet „Chocolate Rain“ von Sarah Zoutewelle-Morris und ist bei Hawker Publications, London, erschienen.

2., unveränderte Auflage 2019

(E-Book-ISBN_PDF 978-3-456-95943-6)
ISBN 978-3-456-85943-9
http://doi.org/10.1024/85943-000

Inhaltsverzeichnis

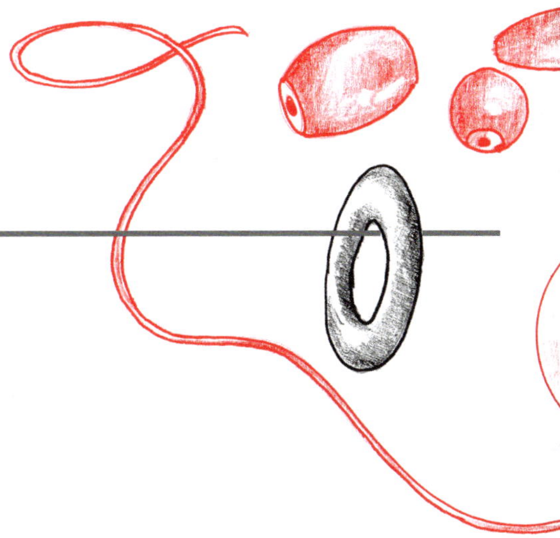

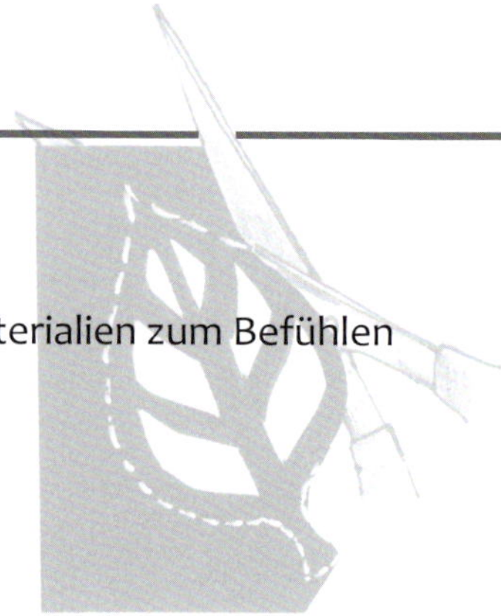

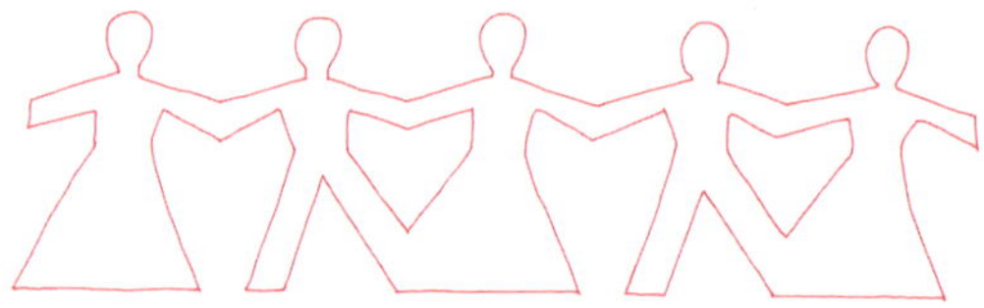

Für meine Eltern

Die größte Offenbarung der Alzheimer-Reise ist wohl,
dass sie ein Übergang vom Geist zum Herzen ist.

Frena Gray Davidson

Geleitwort

Ich bin zutiefst überzeugt, dass die Zeit endlich reif ist, dass die Kunst Einzug in die Demenzpflege hält. Es gibt einige Anzeichen dafür, und dieses Buch ist eins, das Beachtung verdient.

Welches sind seine Vorzüge? Es ist benutzerfreundlich und handlich, und zahlreiche Illustrationen veranschaulichen den Text. Sein Stil ist persönlich und gut verständlich. Das Einzige, was Sie abschrecken könnte, ist die stetige Aufforderung, die Ideen praktisch umzusetzen! Kurzum es ist ein Buch, das benutzt und nicht bloß durchgeblättert und ins Regal gestellt werden will.

Das Buch setzt keine Kenntnisse voraus. Es ist das genaue Gegenteil von einem Text, der voller anspruchsvoller Theorien und Generalisierungen steckt. Es sagt Ihnen einfach, was zu tun ist.

Es geht besonders auf die Bedürfnisse von Menschen mit Demenz im fortgeschrittenen Stadium ein, speziell auf solche, die kaum noch sprechen und schwer zu erreichen sind. Seine Definition von Kunst ist sehr weit gefasst und erstreckt sich auch auf Aktivitäten, denen andere die Kreativität absprechen würden. Diese Menschen werden von vielen Autoren links liegen gelassen, weil sie ihnen nichts anzubieten haben. Sarah Zoutewelle-Morris weiß aufgrund ihrer langjährigen Erfahrung allerdings sehr wohl, was geht.

In dem Gedicht «Das schlechte Heim» beschreibt eine Dame ihre Situation so:

Nichts ist zu tun, nichts zu sagen.
Vor mir liegt nichts als Dunkelheit.
Und außerdem, sie sitzen bloß da
Und behalten ihre Gedanken für sich.
Das ist der Grund, warum es uns nie besser gehen wird.

Dies ist unter anderem auch ein Schrei nach einer sinnvollen Beschäftigung. Mit dem Erscheinen dieses Buches gibt es keinen Vorwand mehr, diesen Zustand hinzunehmen.

John Killick

Einleitung

Eine kleine Gruppe von Heimbewohnern sitzt im Aufenthaltsraum eines Pflegeheims. Alle starren vor sich hin. Der Raum ist langweilig: rechteckig, beige gestrichen, und die Wände sind mit Dingen verziert, die nach Kindergarten aussehen. Einige alte Menschen wandern ziellos im Raum umher. Alle sind in sich gekehrt. Die Luft ist stickig und warm; irgendwo läuft vielleicht ein Fernseher oder Radio.

Von Zeit zu Zeit betreten Mitarbeiter den Raum und bieten Tee oder Kaffee an; manchmal unterhält sich ein Angehöriger leise mit einem oder zwei Heimbewohnern. Möglicherweise ist für den Tag eine Gruppenaktivität geplant.

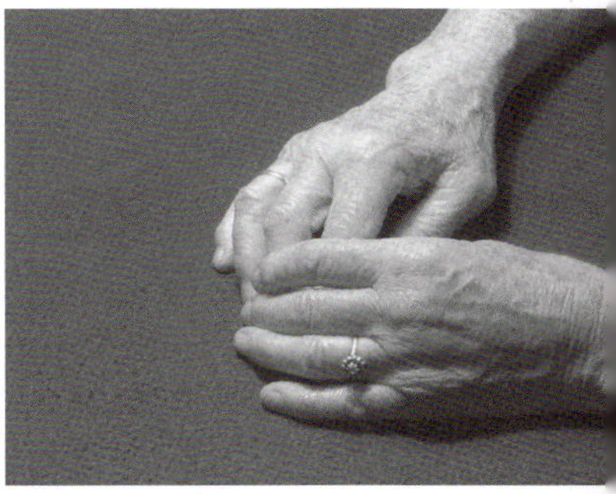

Doch im Allgemeinen ist es so, dass die Heimbewohner in unterschiedlichen Stadien der Demenz, nachdem sie angezogen sind und gegessen haben, längere Zeit in einer unpersönlich gestalteten Umgebung verbringen, wo sie nichts zu tun haben und sich mit niemandem außer mit den anderen Heimbewohnern unterhalten können.

Strukturelle Veränderungen liegen in der Luft, doch bis sie flächendeckend umgesetzt sind, bleibt der Status quo bestehen. Das Buch zeigt auf, was man in der Zwischenzeit tun kann, um den sozialen, emotionalen und geistigen Bedürfnissen dieser Menschen die größtmögliche Aufmerksamkeit zu schenken.

Ich bin Künstlerin und organisiere in ganz Holland Projekte in Pflegeheimen und Krankenhäusern. Ich habe viele alte Menschen mit Demenz in ähnlichen Situationen gesehen und war sehr berührt von ihrer Not. Ich war überzeugt, dass ein gemeinsamer kreativer Ansatz diesen Menschen zu Hause und im Heim ein sinnvolles Leben ermöglichen könnte.

Herausforderungen

Als ich hier in der landwirtschaftlich geprägten Region Nordhollands anfing, mit Menschen zu arbeiten, die Demenz haben, war ich überzeugt, von meinen früheren Erfahrungen mit dem kreativen Ansatz bei verschiedenen Patiententypen (auch gerontopsychiatrischen) profitieren zu können. Doch die Menschen, mit denen ich in der neuen Situation arbeitete, waren weder vertraut mit künstlerischen Aktivitäten noch verstanden sie mein amerikanisch gefärbtes Niederländisch. Meine sorgfältig vorbereiteten Aktivitäten wurden oft in den ersten fünf Minuten sabotiert, noch während ich das Material auspackte. Die Heimbewohner wiesen es verächtlich als für Erwachsene zu «kindisch» zurück.

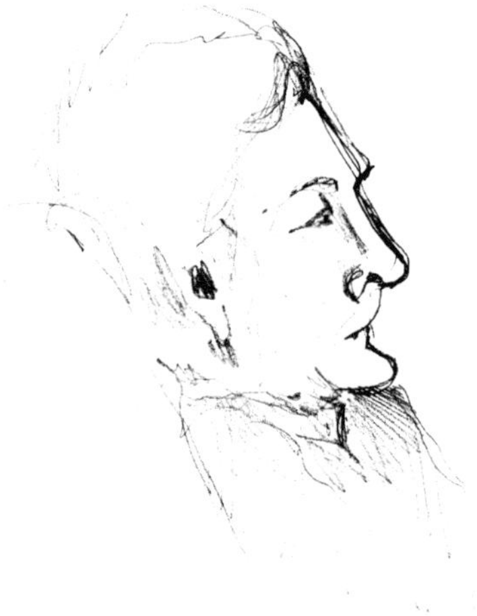

Ohne meine beiden wichtigsten Kommunikationsmittel – Gespräche und künstlerische Aktivitäten – sah ich mich gezwungen, auf andere Weise Kontakt herzustellen. Letztendlich lag es jedoch nicht an der außergewöhnlichen Qualität des Projekts, an den Ergebnissen oder den Materialien, dass sich vertrauensvolle Kontakte entwickelten und die Aktivitäten erfolgreich waren, sondern daran, dass es mir gelang, immer ganz da zu sein und auf jeden einzugehen.

Dass ich Künstlerin bin, hat mir in dreierlei Hinsicht geholfen: Ideen zu entwickeln, darauf zu vertrauen, dass diese Ideen im Verlauf des Prozesses Gestalt annehmen, und dem Prozess dahin zu folgen, wohin er führt.

Ich habe über Jahre wöchentlich mit Menschen mit Demenz gearbeitet. Ich habe Dutzende von Ideen ausprobiert und von diesen Menschen gelernt, was es für sie bedeutet, auf sinnvolle und angenehme Art Zeit miteinander zu verbringen.

Mein Buch soll Sie, die Leser, ermutigen, selbst einen kreativen Ansatz in der Kommunikation mit und Entwicklung von Aktivitäten für Menschen mit Demenz zu finden.

«Haftungsausschluss» für Kreativität

Ich warne Sie: Die Durchführung der Übungen könnte zu unerwartet positiven Veränderungen führen, und zwar nicht nur im Leben der Menschen mit Demenz, sondern auch in Ihrem. Sie könnten Erkenntnisse gewinnen, die tief verwurzelte Überzeugungen radikal infrage stellen, oder Sie könnten völlig neue Formen des Selbstausdrucks entdecken, die in

Ihrem Leben eine Kettenreaktion von Kreativität in Gang setzen.

VORSICHT! Kann persönliche Kreativität zur Folge haben!

Hinweise zur Arbeit mit dem Buch

Wenn Sie eine Liste mit 100 Ideen zu einem Thema bekämen, hätten Sie eine gute Quelle, aber Sie würden ganz sicher nicht motiviert, selbst 100 Ideen zu entwickeln.
Die interaktive Arbeit mit diesem Buch wird Sie in die Lage versetzen, selbst neue Ideen zu entwickeln, so viele Sie wollen. Denn Sie werden Ihre eigenen kreativen Fähigkeiten entwickeln, und danach wird diese Quelle unerschöpflich sein.
Am Ende des Buches sind etwa 100 illustrierte Aktivitäten mit Anweisungen (*Handbuch der 100 Aktivitäten*, S. 113) aufgeführt; trotzdem habe ich die einzelnen Abschnitte so organisiert, dass Sie zuerst Ihre eigenen Ideen entwickeln können. Nachdem Sie einige oder alle Übungen zum Thema Kreativität in Teil 3, *Eigene Aktivitäten entwickeln,* beendet haben, werden Sie schließlich einen Fundus von Ideen haben, die auf Ihre Situation zugeschnitten sind.
Da der Fokus des Buches auf der Darstellung des kreativen Prozesses sowie der Entwicklung und Umsetzung Ihrer eigenen Ideen liegt, werden Sie im weiteren Verlauf des Buches Gelegenheit haben, die Anregungen zu vertiefen. Dabei werden Sie nicht nur neue Aktivitäten entwickeln, sondern auch einen völlig neuen Ansatz, um die Zeit mit Menschen zu verbringen, die Demenz haben.

Wenn es Schokolade regnet besteht aus vier Teilen:

- Teil 1 ist *eine Einführung in die kreativen Prinzipien,* auf denen das Buch basiert.
- Teil 2 stellt die *Instrumente und Ideen* vor, die Sie für die Vorbereitung brauchen.
- Teil 3 ist *interaktiv* und enthält Übungen zum Thema Kreativität, die Ihnen helfen, eigene Ideen zu entwickeln.
- Teil 4 stellt *100 Ideen* für Aktivitäten vor.

Wenn Sie Bücher nicht von der ersten bis zur letzten Seite lesen, sondern lieber selektiv vorgehen, sollten Sie auf jeden Fall das Kapitel *Einblicke in ihre Welt* (S. 18) lesen, weil es von grundlegender Bedeutung ist.

Anschließend können Sie mit Teil 3 (S. 69) weitermachen und eine Kategorie von Aktivitäten auswählen, die einfach und für Ihre Zwecke geeignet ist. Dann sollten Sie die Kreativitätsübungen durchführen, um eigene Ideen zu entwickeln. Sie können mit dem Buch allein, im Team oder in der Gruppe arbeiten. Je mehr Leute mitmachen, desto größer wird am Ende die Ideenvielfalt sein.

Sie können sich jedoch auch mithilfe des *Wegweisers* (Teil 5, S. 180) ein für Sie geeignetes Kapitel heraussuchen, z. B. *Aktivitäten für Männer* oder *Aktivitäten für bettlägerige Patienten.* Sie können verschiedene Ideen auswählen und in dem entsprechenden Abschnitt nachlesen, wie sie umgesetzt werden. Oder Sie schauen zuerst unter *Aktivitäten im Überblick* (S. 184) nach. Das Buch ist wie ein Handbuch aufgebaut, damit Sie das, was Sie suchen, leicht finden können. Auf lange Informationen über die Krankheit wurde verzichtet. In der Literaturliste finden Sie Bücher, die ausführlich über Demenz informieren.

Wenn Sie davon ausgehen, dass alles möglich ist, werden Sie Lösungen finden, entweder weil Sie nach ihnen suchen oder weil Sie sich selbst welche ausdenken.

Sie finden die Aktivitäten zu schwierig?

Auf den ersten Blick mögen bestimmte künstlerische Aktivitäten im *Handbuch der 100 Aktivitäten* zu komplex für Menschen mit Demenz erscheinen. Doch meine Ausführungen weiter hinten im Buch werden zeigen, dass es bei den Aktivitäten nicht nur darum geht, die Leute zu beschäftigen oder ein bestimmtes Ziel zu erreichen, sondern dass sie darüber hinaus noch einiges mehr bewirken.

Eine Aktivität macht es leichter, Kontakt aufzubauen und der Person auf eine Art Gesellschaft zu leisten, die für beide Seiten angenehm ist.

Wenn man eine Aktivität in Gegenwart der Person beginnt, findet man leicht heraus, was «man» ihr zumuten kann. Nur so wird deutlich, wie die Person weiter in die Arbeit einbezogen werden kann.

Wertschätzung der Menschen mit Demenz

Für mich ist ein Mensch mit Demenz nicht die defekte Ausgabe eines Menschen *ohne* Demenz. Er ist eine einzigartige Persönlichkeit mit einem enormen Potenzial, mich in Erstaunen zu versetzen und mir Neues zu vermitteln. Seine mutigen Versuche, trotz sprachlicher Schwierigkeiten zu kommunizieren, seine ungewöhnliche Wortwahl und sein ausdrucksstarkes

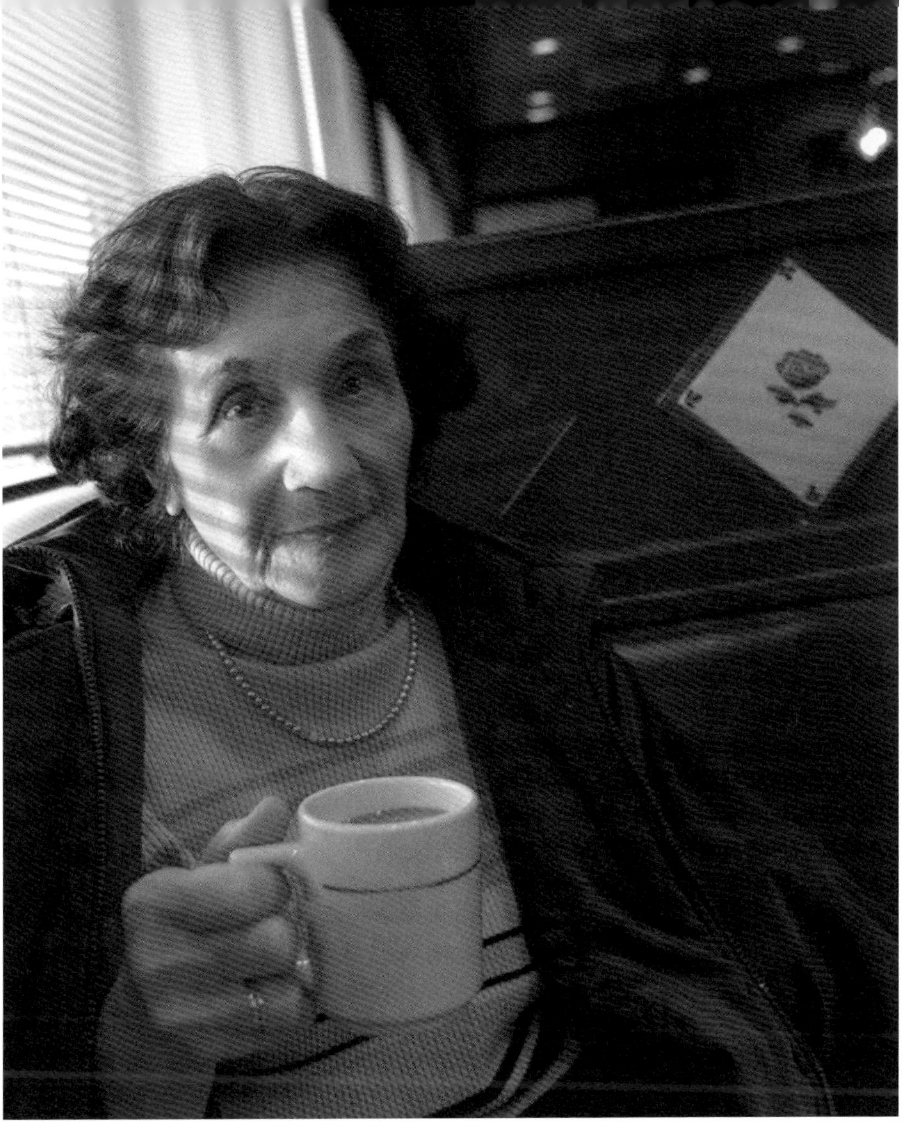

Verhalten sind eine Aufforderung an mich, ihm als kreatives Gegenüber auf Augenhöhe zu begegnen.

Es ist meine Aufgabe, mithilfe meiner Kreativität Mittel und Wege zu finden, mit dem Menschen zu kommunizieren, ihn ernst zu nehmen und zu unterstützen, egal wo er steht und wie er ist. Solche Begegnungen lehren mich, zu nehmen und zu geben, zu sein und zu handeln, geschehen zu lassen und zu intervenieren. Wie viele andere, die mit Menschen arbeiten, die Demenz haben, hat auch mich jede Begegnung bereichert und mein Wissen erweitert.

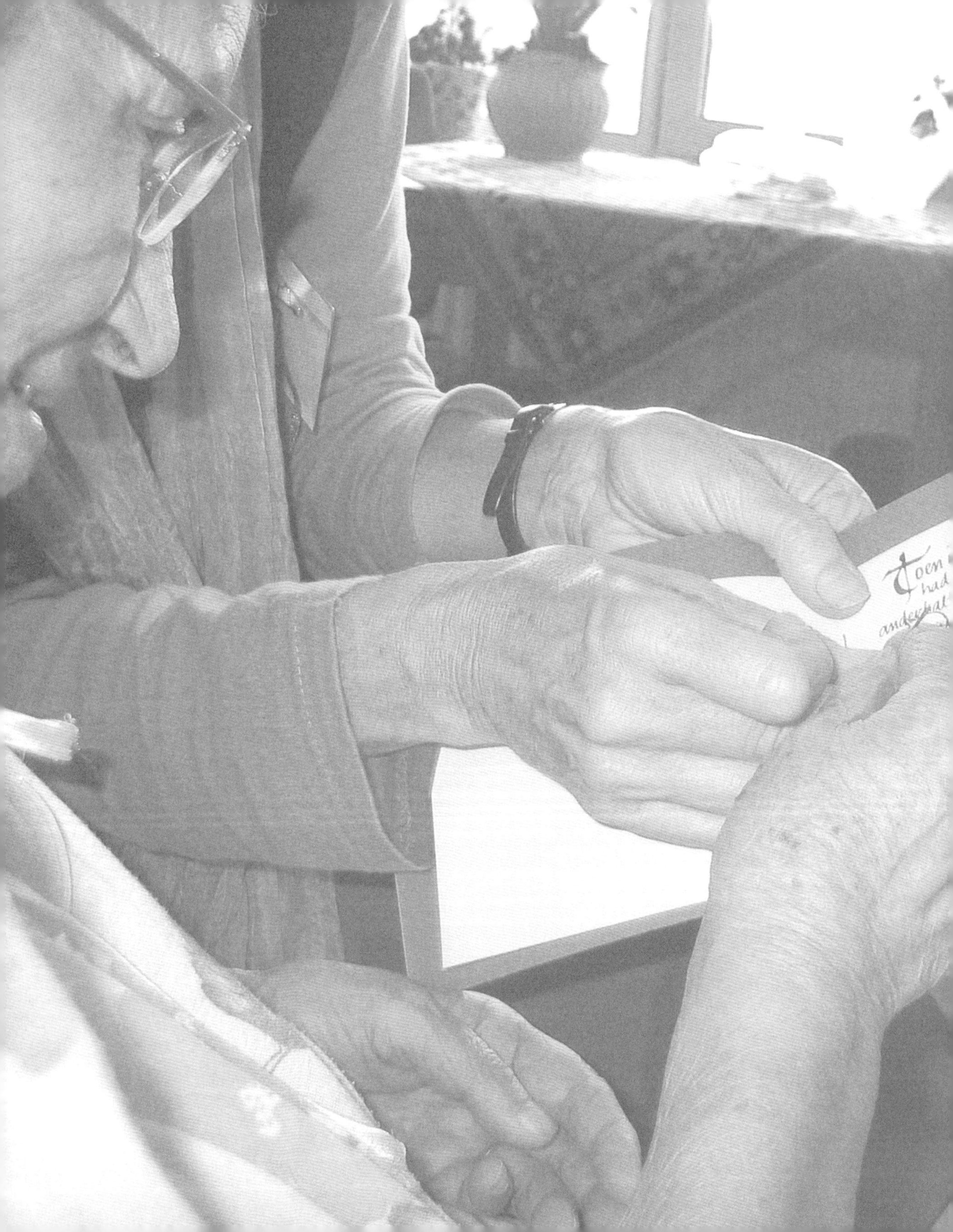

1 DIE GRUNDLAGEN EINES KREATIVEN ANSATZES

Einblicke in ihre Welt

Ich bin kein bisschen kreativ

Es kursieren viele falsche Vorstellungen, was Kreativität und Talent betrifft. Die gängigste ist die, dass nur Künstler «sie haben» und «alle anderen» es gar nicht erst versuchen sollten. Ich habe viele Menschen kennengelernt, die behauptet haben, «nicht kreativ» zu sein. Doch in all den Jahren meiner Lehrtätigkeit in verschiedenen Bereichen der bildenden Künste ist mir noch nie ein Menschen begegnet, der einen ernsthaften Versuch unternommen hat und dem es nicht gelungen ist, sich kreativ auszudrücken.

Unsere Gesellschaft ist sehr vom Intellekt dominiert, und daher sind andere, weniger vernunftgesteuerte Möglichkeiten der Wahrnehmung unterentwickelt und haben einen entsprechend geringen Stellenwert. Zu ihnen zählen Intuition, Emotion und Imagination, die im künstlerischen Bereich von zentraler Bedeutung sind. Aber sie lassen sich auch in der Demenzpflege nutzen, wie wir im weiteren Verlauf der Diskussion sehen werden.

Die rechte und die linke Hirnhälfte

Unsere Gesellschaft wird vorwiegend von der linken Hirnhälfte bestimmt, die für die rationalen, logischen Funktionen zuständig ist. In der rechten Hirnhälfte sind Intuition und alles, was mit «Imagination» zu tun hat, lokalisiert.

Kreativität bedeutet nicht unbedingt, dass Sie sich künstlerisch betätigen, singen oder etwas darstellen. Im weitesten Sinn fängt Kreativität dort an, wo «man etwas anders macht als auf die übliche Art», um neue Möglichkeiten zu entdecken oder zu entwickeln.

Diese neue Form der Wahrnehmung setzt ein Umschalten vom logischen Denken auf die Imagination voraus. Das bedeutet allerdings nicht, dass wir unseren Intellekt oder Verstand abschalten sollen, sondern dass wir die rechtshemisphärischen Intuitionen als gleichwertig anerkennen und in unsere Weltsicht integrieren.

Nachstehend sind linkhemisphärische und rechtshemisphärische Hirnfunktionen aufgeführt:

linke Hirnhälfte	**rechte Hirnhälfte**
Wissen	Imagination
rationales Denken	Gefühl
Handeln	Sein
Wissenschaften	Künste
Kontrolle	loslassen
Fakten	Ahnungen
planen	geschehen lassen
verstehen	intuitiv erfassen

Im Idealfall ist die Wahrnehmung der Welt zu gleichen Teilen intuitiv und rational.
Doch unsere Ausbildung, insbesondere die medizinische Ausbildung in der westlichen Welt, legt den Schwerpunkt einseitig auf die Logik.
Diese Ausbildung fördert eine auf Fakten bezogene Denkweise, die in den meisten Fällen nicht ausreicht, um sich in dem scheinbar irrationalen Terrain der Demenz zurechtzufinden.

In all den Jahren meiner Lehrtätigkeit in verschiedenen Bereichen der bildenden Künste ist mir noch nie ein Mensch begegnet, der einen ernsthaften Versuch unternommen hat und dem es nicht gelungen ist, sich kreativ auszudrücken.

Das unbekannte Terrain

Auf den ersten Blick wirkt die Welt der Demenz chaotisch und bedrohlich. Sie scheint von intensiven Gefühlen beherrscht zu sein. Die Kommunikation erfolgt über symbolische Gesten und Sprache, Gegenstände bekommen eine andere Funktion und können magische Eigenschaften annehmen, und die Sprache hat eine andere Bedeutung oder ist völlig verloren gegangen. Betreuer, die sich zutrauen, ihre kreativen Fähigkeiten und ihr erlerntes Wissen zu nutzen, reagieren flexibler, einfallsreicher und spontaner, wenn sie plötzlich mit den wirren Gedanken in den Gehirnen von Menschen mit Demenz konfrontiert werden.

Herr. B., Bewohner eines Pflegezentrums in Holland, wurde zusehends unruhig, weil er, wie er sagte, unbedingt zu einem geschäftlichen Meeting nach Kapstadt, Südafrika, müsse. Eine Pflegeperson in der Ausbildung begegnete ihm, als er gerade die Station verlassen wollte, und versuchte, ihn mit der Realität zu konfrontieren. Sie sagte ihm, er sei in Holland, nicht mehr berufstätig und müsse daher nicht mehr an geschäftlichen Meetings teilnehmen. Dies beunruhigte ihn noch mehr.

Schließlich gelang es einer männlichen Pflegeperson, ihn zu beruhigen. Er näherte sich Herrn B. respektvoll, ging auf die Situation ein, half ihm in den Mantel, der für solche Fälle extra an einem Kleiderständer in der Empfangshalle hing, machte mit ihm einen Spaziergang und fragte ihn nach seiner Arbeit und dem Meeting, bis die Unruhe nachließ.

Ich will damit nicht sagen, dass sich jede Situation so leicht lösen lässt – manchmal hilft überhaupt nichts, und man kann nur mit Freundlichkeit und Verständnis reagieren.

Die Merkmale des kreativen Ansatzes

1. Unbefangenheit des Neulings: Seien Sie offen und unvoreingenommen.
2. Stehen Sie der Person hundert Prozent zur Verfügung und schenken Sie ihr Ihre volle Aufmerksamkeit.
3. Betrachten Sie die Potenziale des Menschen anstatt seine Defizite.
4. Achten Sie auf den Prozess und nicht auf das Ziel.
5. Authentizität versus «richtige» Ergebnisse
6. Ungewissheit aushalten

DER KREATIVE ANSATZ

Auf der Basis meiner jahrzehntelangen Arbeit als bildende Künstlerin und meiner künstlerischen Tätigkeit im Gesundheitsbereich habe ich die Merkmale des kreativen Ansatzes herausgearbeitet, die ich im Hinblick auf Betreuungssituationen für besonders bedeutsam halte.

Die Unbefangenheit des Neulings

Als Künstlerin muss ich das Objekt, das ich zeichnen will, unvoreingenommen betrachten. Wenn ich schon zu wissen glaube, wie ein Objekt oder eine Person aussieht, verschließe ich mich für die Signale, die es/sie aussendet. Auch wenn ich einen Apfel schon hundertmal gezeichnet habe, habe ich den Apfel noch nie in diesem bestimmten Licht und zu diesem bestimmten Zeitpunkt gezeichnet. Jedes Mal, wenn ich zeichne, muss ich mich auf einen Dialog mit dem Objekt einlassen und von ihm lernen.

Wer einem Menschen mit Demenz unbefangen begegnen will, muss sich ebenfalls auf einen offenen Dialog einlassen, was bedeutet, alle vorgefassten Meinungen über die Person und die Krankheit auszublenden. Fachleuten dürfte dies schwerfallen, weil sie für kurze Zeit bestimmte Dinge, die sie gelernt haben, außer Acht lassen und die Situation mit der gleichen Neugier und Aufmerksamkeit auf sich wirken lassen müssen wie ein Neuling.

Die Qualität der Aufmerksamkeit

Das vielleicht am häufigsten begehrte Geschenk ist Aufmerksamkeit: absolute Präsenz. Insgeheim hofft jeder, dass ein Mensch sie ihm schenkt.
Ferruci (2005)

Jeder Künstler, der zeichnen, musizieren oder ein Gedicht schreiben will, richtet seine ganze Aufmerksamkeit zuerst auf das Objekt. Der Rest des kreativen Aktes ergibt sich aus der Situation. Auf diese Art und Weise gelingt es, Dinge immer wieder neu zu sehen.

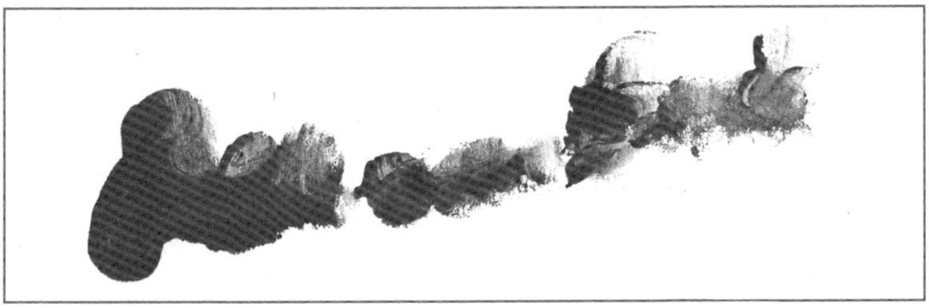

Frau G. gesellte sich zu der Gruppe, die zeichnete. Sie tauchte ihren Finger in die Farbe und kleckste sie auf das Papier. Ich gab ihr einen Pinsel. Sie tauchte das «falsche» Ende in eine Farbe und malte mit großer Konzentration dicht nebeneinander liegende Farbkleckse (s. Abbildung). Man konnte nicht erkennen, was es darstellen sollte, aber es hatte etwas Dynamisches.
Schließlich konnte ich es mit ihrer Hilfe als Schrift entziffern. Dies war für uns beide eine Offenbarung.
Sie hatte ihren Namen und ihre Adresse aufgeschrieben, zuerst mit den Fingern, dann mit dem «Bleistiftende» des Pinsels und schließlich mit dem Pinselende.

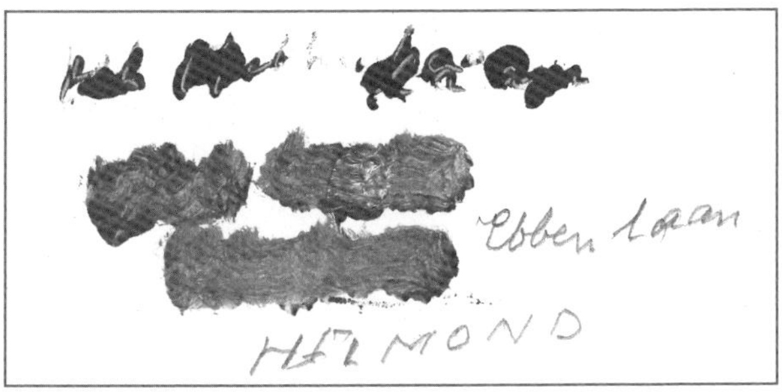

(Die mit Bleistift geschriebenen Wörter hat sie später zur Erläuterung der Farbkleckse hinzugefügt.)

Wenn Sie einem Menschen Ihre volle Aufmerksamkeit schenken, sind Sie völlig unvoreingenommen. Sie sind absolut gegenwärtig, ohne irgendwelche Erwartungen an ihn zu haben. Ihr Gegenüber spürt die Offenheit dieses Ansatzes und öffnet sich oft selbst ganz unerwartet.

Eine Person zu akzeptieren wie sie ist, ohne sich zu wünschen, sie möge anders sein, erhöht die Sensibilität. Die gesteigerte Aufmerksamkeit befähigt Sie, alle von der Person und der Situation ausgehenden Signale aufzunehmen und sie als Ausgangsbasis für Kommunikation und Aktivitäten zu nutzen. Sie schützt Sie davor, alles sofort zu interpretieren, und bringt Sie auf Augenhöhe mit der Person, sodass sie gemeinsam herausfinden können, welche Aktivität die beste ist.

Die Potenziale: Betrachten Sie die Person, nicht die Krankheit

Auf den Prozess zu vertrauen, ist eine weitsichtige, äußerst rücksichtsvolle Reaktion auf die veränderliche Situation, in der Sie sich befinden.

Der kreative Ansatz arbeitet mit den Potenzialen der Situation anstatt mit ihren Defiziten.
Einen Menschen nach seinen Defiziten zu beurteilen, ist absolut erniedrigend.
Einfühlsame Betreuer ignorieren diskriminierende Einschätzungen über ihre Schützlinge. Sie gehen Risiken ein, probieren neue Möglichkeiten aus und orientieren sich an Potenzialen und nicht an Defiziten. Sie definieren Menschen nicht über ihre Krankheit und versuchen stets, ihren Wert hervorzuheben.

Vertrauen Sie auf den Prozess

Bei den Aktivitäten für Menschen mit Demenz geht es nicht um Ergebnisse. Die Konzentration auf Ergebnisse kann sogar Stress erzeugen und zu Situationen führen, in denen Betroffene und Betreuer «scheitern».
Bei mir ist jede Begegnung oder Aktivität mit einem Menschen mit Demenz ergebnisoffen. Manchmal verfolge ich zwar eine bestimmte Richtung, aber ich halte nicht starr daran fest. Ergibt sich während des Prozesses etwas anderes, gehe ich darauf ein.
Ein Beispiel:
Ich gab Herrn N. Bleistift und Papier zum Schreiben. Er ließ das Papier liegen und wickelte seine Krawatte um den Bleistift,

wickelte sie wieder ab und war fasziniert von der Bewegung. Ich besorgte ihm Holzdübel sowie Stoffstreifen und eine Schnur; er umwickelte einige Dübel mit Stoff und band sie fest. Er «arbeitete» den ganzen Morgen.

Shaun McNiff (1998) bezieht sich wiederholt auf die «kreative Intelligenz» in einer Situation und beschreibt sie als eine Kraft innerhalb und außerhalb des Urhebers, die den richtigen Weg «kennt».

Auf den Prozess zu vertrauen, ist eine weitsichtige, äußerst rücksichtsvolle Reaktion auf die veränderliche Situation, in der Sie sich befinden.

Authentizität versus «richtige» Ergebnisse

Kreativität ist ihrem Wesen nach chaotisch, nicht vorhersehbar und nicht steuerbar – ein bisschen wie Demenz.
Wenn ich Erwachsene in Zeichnen oder Kalligrafie unterrichte, erwarte ich keine «perfekten» Zeichnungen. Ich achte vielmehr auf die Lebendigkeit und Individualität ihrer Striche und darauf, dass sie etwas riskieren, das heißt nicht auf Strategien zurückgreifen, die schon früher funktioniert haben.

Auch bei den künstlerischen Aktivitäten für Menschen mit Demenz geht es mir um Gesten und spontanen Ausdruck und nicht um gegenständliche Darstellungen. Dies schafft eine Atmosphäre, in der Misserfolge unmöglich sind und Menschen sich entspannen und Neues ausprobieren können.
Authentisches ist selten «hübsch» oder gefällig im üblichen Sinn, aber es hat eine ursprüngliche, ganz eigene Schönheit.
Wer ein Kunstwerk unter diesem Aspekt beurteilen will, muss normale Sehgewohnheiten aufgeben. Aber das kann man lernen.

Vielleicht hilft diese Wertschätzung des Unvollkommenen und Authentischen ja auch, Menschen mit Demenz so zu akzeptieren, wie sie sind. Vor diesem Hintergrund werden scheinbar «merkwürdige» Verhaltensweisen nicht als Problem gesehen, sondern als Rohmaterial, mit dem man arbeiten kann (s. Teil 3, *Holen Sie die Menschen da ab, wo sie sich befinden*, S. 106, und Teil 4, *Aus Gesten abgeleitete Aktivitäten*, S. 168).

Ungewissheit aushalten

Die ständige Beschäftigung mit dem kreativen Prozess lehrt einen, die andauernde Ungewissheit besser auszuhalten. Ich weiß am Anfang nie, wohin die Reise geht. Es kommt häufig vor, dass sich die Dinge mitten im kreativen Prozess in Chaos auflösen und daraus etwas Neues entsteht. Man braucht ziemlich viel Vertrauen und Erfahrung, um solche chaotischen Phasen zu überwinden und abzuwarten, wohin der Prozess führt.

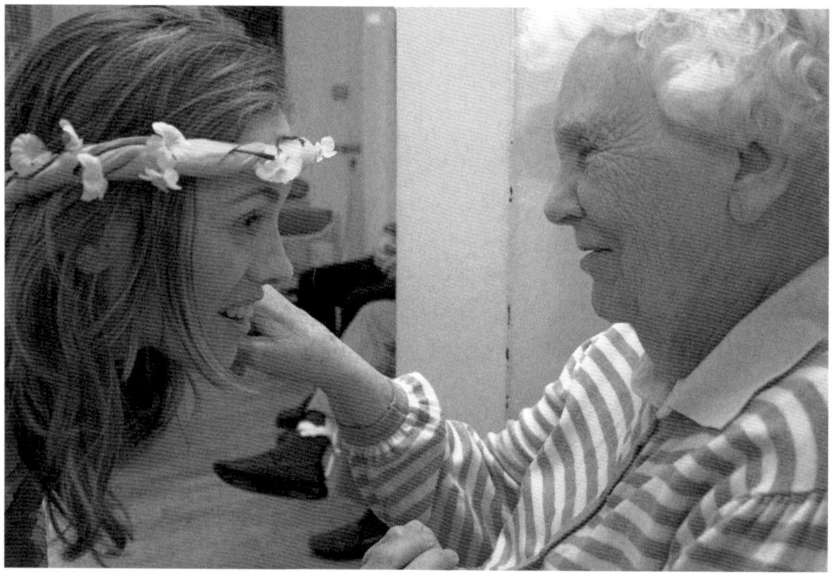

Ladder to the Moon

Begegnungen mit Menschen, die Demenz haben, können sich plötzlich in eine Richtung entwickeln, die uns verunsichert. Doch mit etwas Übung lernt man, sich dem Fluss der Interaktion anzupassen, ohne sich verunsichern zu lassen, oder aber gegebenenfalls den Rückzug anzutreten.

Bei der Kommunikation mit Menschen, die Demenz haben, lautet das oberste Gebot des kreativen Ansatzes, keine Ziele zu verfolgen. Es geht vielmehr darum, gemeinsam den Moment zu erleben und abzuwarten, was geschieht. Ich bin während der Zeit, die ich mit einem Menschen verbringe, sehr aktiv: Alle meine Sinne sind darauf gerichtet, was dieser Mensch mitzuteilen versucht, und ich gebe mir alle erdenkliche Mühe, ihm dabei zu helfen.

Eine kreative Grundhaltung

Die folgenden Beispiele sind Ausdruck eines kreativen Umgangs mit Menschen, die Demenz haben:

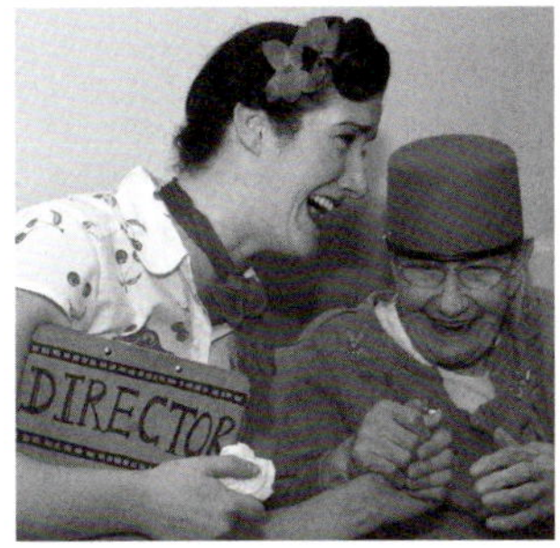

Ladder to the Moon

Die kreative Betreuerin

- begegnet dem betroffenen Menschen offen und hat keine vorgefasste Meinung über seine Potenziale und Defizite: Sie ignoriert die Urteile anderer über seine Defizite und vertraut bei der Einschätzung seiner Fähigkeiten auf ihr Gespür.

- würdigt und unterstützt die Potenziale und Fähigkeiten des Betroffenen

- ist wachsam und richtet ihre Aufmerksamkeit auf den Betroffenen, das heißt seine momentane geistige Verfassung und den Zustand der Umgebung

- reagiert flexibel auf die gegebene Situation

- geht Risiken ein und wagt sich in unbekannte Gefilde vor, indem sie da bleibt und auf merkwürdiges oder wirres Verhalten ruhig und gelassen reagiert

- versteht «sinnlose» Gesten, sprachliche Äußerungen und Laute als echte Versuche zu kommunizieren und bemüht sich, darauf zu reagieren

- entschuldigt sich, wenn sie nicht versteht, was die Person mitzuteilen versucht

- spielt, probiert aus, macht mit

- geht flexibel mit der Rolle als Betreuerin/Gebende um und ist bereit, die Empfängerrolle einzunehmen

- schaltet die Ratio aus und verlässt sich auf ihre Intuition und ihr Gefühl

- ist bereit, Späße mitzumachen und sich auf absurde Situationen einzulassen – vertraut auf ihren Sinn für Humor.

Dieser kreative Ansatz führt bei den Betroffenen zu folgenden **Ergebnissen:**

mehr Vertrauen

offener Umgang miteinander

längere Phasen der Klarheit

ruhigeres, weniger erregtes Verhalten

mehr Eigeninitiative

besseres Gedächtnis

aktive Teilnahme

Kommunikation

mehr Körperkontakte

Erlernen neuer Fähigkeiten.

Menschen mit Demenz

Menschen mit Demenz stärken

Wenn Sprache und Funktionsfähigkeit verloren gehen und die Kranken sich nicht mehr verständlich machen können, bleibt ihnen nur noch das Verhalten.

Mit ihrem Verhalten spiegeln sie ihre Wahrheit auf symbolische Art.

In all den Jahren [meiner Arbeit mit Menschen, die Demenz haben] ist mir noch nie ein problematisches Verhalten begegnet, dessen Ursache nicht auf unerfüllte Bedürfnisse oder schlechte Behandlung durch die Betreuer zurückgeführt werden konnte.
Frena Gray Davidson (1995)

Das Buch zielt unter anderem darauf ab, jede «zusätzliche Behinderung», das heißt Verschlechterung des Zustands der Betroffenen, zu vermeiden, die auf den Umgang mit ihnen oder auf schlechte Bedingungen bei ihrer Betreuung oder in ihrer Umgebung zurückzuführen ist.

Die hier vorgeschlagenen Aktivitäten bieten die Möglichkeit, die Menschen respektvoll und auf Augenhöhe zu begleiten und Zeit mit ihnen zu verbringen, die für beide Seien angenehm und mit sinnvollen, erwachsenengerechten Aktivitäten ausgefüllt ist.

Das Wort «dement» ist immer noch weit verbreitet. Doch wenn Menschen immer wieder als «dement» bezeichnet werden, ist dies nachteilig für sie, weil sie dann ausschließlich über ihre Krankheit definiert werden. Spricht man dagegen von «Menschen mit Demenz», wie man auch von «Menschen mit Krebs» oder einer anderen Krankheit sprechen würde, dann steht nicht die Krankheit im Vordergrund, sondern die Person.

Einen Menschen zu stärken, bedeutet etwas anderes als ihm zu helfen, da die Aufmerksamkeit seinen Potenzialen und nicht seinen Defiziten gilt. Sie begegnen ihm auf Augenhöhe und sondieren gemeinsam die Möglichkeiten.

Menschen in Pflegeheimen sind von «Helfern» umgeben, was sie automatisch zu «Hilfsempfängern» macht. Sie können Menschen in solchen Situationen am besten stärken, wenn Sie ihnen die Gelegenheit geben, Ihnen oder sich selbst zu helfen.

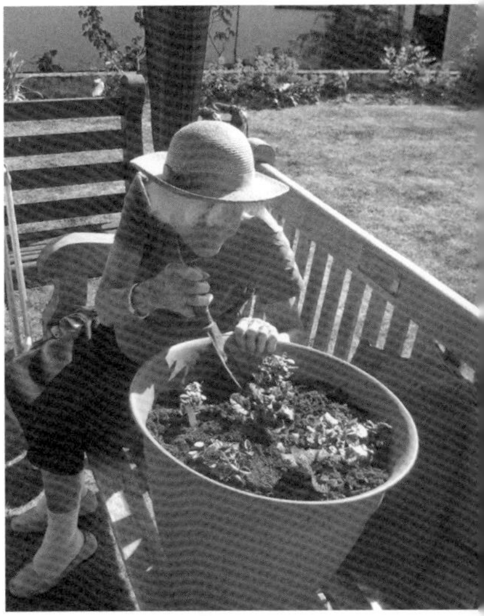

Sämtliche Aktivitäten in diesem Buch sind geeignet, die Stärken und Potenziale der betroffenen Menschen zu unterstützen. Die Aktivitäten zielen nicht darauf ab, «die Betroffenen zu beschäftigen», sondern ihre Möglichkeiten und ihre Individualität zu bereichern und zu fördern.

Demenz konfrontiert die betroffenen Menschen mit einer Situation, die sie völlig handlungsunfähig macht. Die Aktivitäten für Menschen, die noch zu Hause leben, sollen Stabilität und Normalität in eine Welt bringen, die durch den Verlust der kognitiven Fähigkeiten aus den Fugen geraten ist.
Die Aktivitäten für Menschen, die in Einrichtungen leben, sollen den Bewohnern ein Gefühl von Heimat, Gemeinschaft und Souveränität vermitteln.

Eine andere Logik
Die folgende Geschichte aus einem psychiatrischen Pflegeheim stammt von Jitka Zgola:

Ein Mann versuchte immer wieder, nachts um eine bestimmte Zeit in das Bett einer Frau zu gelangen. Nach eingehender Prüfung der Situation und Gesprächen mit der Familie des Mannes stellte sich heraus, dass es sich nicht etwa um einen Fall von Promiskuität handelte, sondern schlicht um einen logistischen Fehler.

Immer wenn der Mann nachts die Toilette aufsuchte, ging er anschließend, wie er annahm, wieder in sein Bett zurück, das sich in seinem Haus links vom Badezimmer und im Pflegeheim rechts davon befand. Das Schlafzimmer der Frau lag genau da, wo früher sein Zimmer gewesen war.
Sein logisches Denkvermögen war also absolut in Ordnung, nur die Realität war eine andere. Zgola (1999)

Es gibt viele Geschichten dieser Art, in denen Menschen sich aus ihrer Sicht vollkommen logisch verhalten. Doch weil wir alle Vorurteile über Demenz haben und weil wir bestimmte Fakten nicht kennen, nennen wir ihr Verhalten irrational oder belegen es mit noch schlimmeren Adjektiven.

Ich behaupte nicht, dass jedes Verhalten von Menschen mit Demenz auf diese Art und Weise interpretiert werden kann, aber es wird noch eine ganze Weile dauern, bis wir alle Möglichkeiten ausgeschöpft haben, um zu verstehen, was einen Menschen veranlasst, bestimmte Dinge zu tun oder zu sagen.

Wie möchten Sie von anderen behandelt werden, wenn Sie Demenz hätten? Wenn Sie als ganzer, vernunftbegabter Mensch wahrgenommen würden, hätten Sie die Möglichkeit, sich ohne Druck zu äußern. Wenn Sie dagegen immer wieder wie ein Idiot behandelt würden, der nur Unsinn redet und sich merkwürdig verhält, wären Sie ganz sicher frustriert und würden sich absichtlich «schlecht benehmen». Ich jedenfalls würde das tun!

Deshalb soll dieses Buch Sie in erster Linie motivieren, Ihre kreativen Fähigkeiten ähnlich wie Ihre intellektuellen zu schätzen und zu nutzen, wenn Sie mit Menschen arbeiten, die diese Krankheit haben. Allein dadurch, dass Sie sich in ihre Lage versetzen und intuitiv zu erfassen versuchen, was sie sagen wollen, erweisen Sie ihnen Respekt und geben ihnen die Chance, mit Ihnen zu kommunizieren.

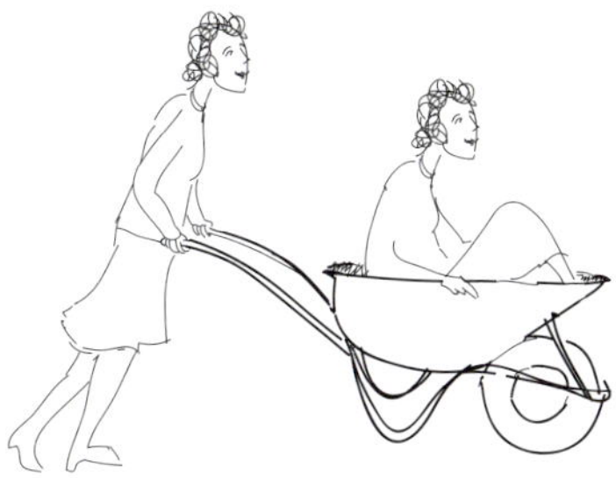

Bringen Sie etwas mit: sich selbst

«Meine Mutter ist taub und sieht immer schlechter. Sie ist bettlägerig und nicht mehr ganz klar – sie scheint nicht einmal mehr zu wissen, wer ich bin. Warum soll ich sie überhaupt noch besuchen und was kann ich tun, wenn ich hier bin?»

Es kann ein schockierendes Erlebnis sein, Zeit mit einem Menschen zu verbringen, dessen geistige und körperliche Fähigkeiten immer mehr nachlassen und der nicht mehr an «normalen» Gesprächen oder Aktivitäten teilnehmen kann. Doch das wirklich Schlimme ist, wenn die Familie sich in diesem Stadium zurückzieht und ihre Besuche einstellt.
Was die Kommunikation anbelangt, sind die fortgeschrittenen Stadien der Demenz eine große Herausforderung für alle Beteiligten. Nach meiner Erfahrung gibt es jedoch jenseits der Symptome einen Teil der Person, mit dem man in Kontakt treten kann.
Ich habe immer wieder gesehen, dass Menschen, die kaum noch reagiert haben, sich erholen, wenn ein ihnen nahestehender Angehöriger sie besucht. Und auch wenn keine äußere Veränderung festzustellen ist, wissen wir nicht mit Sicherheit, ob liebevolles Zugegensein ihnen nicht doch guttut.
Auf einer Station für Patienten mit Demenz im fortgeschrittenen Stadium gab es eine Frau, die seit Jahren bettlägerig war:

Greta lag in einer Reihe von Betten, immer auf dem Rücken und blickte an die Decke, Stunde um Stunde, Tag für Tag. Die einzigen sozialen Kontakte, die sie hatte, beschränkten sich aufs Baden und Anziehen durch ihre Betreuer. Sie konnte nicht sprechen, obwohl ich fand, dass sie sehr präsent war, sobald Blickkontakt hergestellt war. Schwer zu sagen, wie man sie einbeziehen konnte oder ob sie das überhaupt wollte.
Einmal in der Woche reiste ihre Schwester mit dem Zug an, um sie zu besuchen. Eine Fahrt dauerte drei Stunden. Sie brachte

frisch gepressten Fruchtsaft und Blumen mit und erzählte ihrer bettlägerigen Schwester während des ganzen Besuches den neuesten Familienklatsch.
Es war ein ganz normaler Besuch eines Familienmitglieds, aber ich konnte sehen, wie gut er der Patientin und ihrer Schwester tat.

Soziale Kontakte und Freunde sind oft die letzte Verbindung eines Menschen zu seiner immer kleiner werdenden vertrauten Welt. Sie haben die wichtige und, wie ich finde, lohnende Aufgabe, die Vergangenheit für diesen Menschen lebendig zu halten.
Auch Betreuer können eine wichtige Rolle spielen, wenn es darum geht, die Identität eines Menschen zu stärken. Der regelmäßige tägliche Kontakt lässt eine gewisse Vertrautheit entstehen, und sobald es Ihnen zur Gewohnheit geworden ist, Ihre Kreativität bei der täglichen Pflege zu nutzen, wird Ihre Aufmerksamkeit dazu beitragen, das Leben der Person positiv zu verändern.

Worte

Die Sprache ist das angeborene Kommunikationsmittel des Menschen, doch wenn ein Mensch mit Demenz die Bedeutung der Wörter nicht mehr versteht, müssen wir andere Möglichkeiten finden, mit ihm zu kommunizieren. Ganz gleich in welcher Beziehung Sie zu dem Menschen stehen, Sie haben viel mehr Ressourcen zu Ihrer Verfügung, als Sie zunächst glauben.

Selbstverständlich spielen bei den meisten Empfehlungen weiter hinten im Buch Worte eine Rolle, aber sie bedürfen keiner Antwort. Sie erzeugen einen angenehmen Fluss wohlwollender Worte, und selbst wenn die betroffene Person ihre Bedeutung nicht genau versteht, bringen Sie dadurch, dass Sie mit ihr sprechen und sie in eine soziale Interaktion einbinden, Ihre Wertschätzung zum Ausdruck.

Hier sind einige Vorschläge, wie Sie die Zeit mit einem Menschen mit einer kognitiven Beeinträchtigung verbringen können:
Begrüßen Sie die Person laut und deutlich; falls nötig, stellen Sie sich vor und sagen Sie, weshalb Sie gekommen sind. Sie können auch erwähnen, was Sie vorhaben. Das kann eine ganz

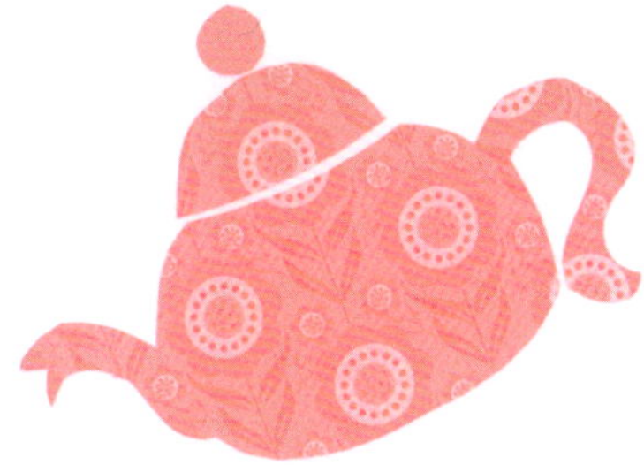

einfache Erklärung sein wie: «Ich bin gekommen, um Sie zu besuchen und ein wenig bei Ihnen zu bleiben. Wir können auch einen Spaziergang machen, das Wetter ist so schön.»

Wenn Sie in einem Zimmer oder Gesellschaftsraum sitzen, achten Sie darauf, ob alles in Ordnung ist: Prüfen Sie diskret, ob grundlegende körperliche Bedürfnisse wie der Toilettengang erfüllt sind. Achten Sie auch darauf, ob die Kleidung bequem ist, ob sie nicht zu eng sitzt oder zu warm ist.

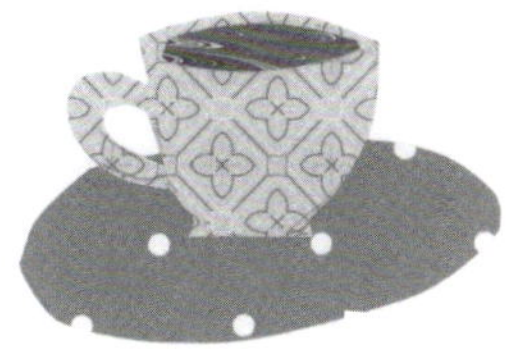

Positionieren Sie sich so, dass es für beide angenehm ist und dass einer den anderen gut im Blick hat. Falls der Betroffene auf einem Ohr schwerhörig ist, berücksichtigen Sie dies bei der Wahl Ihres Platzes.

Falls die Person im Bett liegt, setzen Sie sich so hin, dass Sie bequem gesehen und gehört werden können.

Ein schönes Ritual ist die Tasse Tee am Anfang. Es hat den Vorteil, dass Sie etwas tun können und damit die Möglichkeit haben, sich auf die Situation einzustellen. Außerdem ist es ein Willkommensgruß, der Freundschaft signalisiert und Sie der Frage enthebt, was Sie in der Anfangsphase sagen sollen.

Üben Sie einfach, da zu sein. So können Sie herausfinden, was an diesem Tag wichtig ist, für Sie und für die Person, bei der Sie sind. Näheres zu diesem Thema finden Sie im nächsten Kapitel: *Da sein.*

Eisbrecher

Mit einem einfachen Satz zu Anfang, wie zum Beispiel: «Wie geht es Ihnen heute?», binden Sie den betroffenen Menschen unmittelbar in eine soziale Interaktion ein. Sie können es aber auch so versuchen: «Dieses Kleid kenne ich doch. Es steht Ihnen gut. Das Blau zusammen mit dem Purpurrot gefällt mir sehr gut. Ihnen auch? Sehen Sie mal, es hat die gleiche Farbe wie die Blumen auf dem Tisch.»

Achten Sie auf die Umgebung. Vielleicht hat jemand Geburtstag, und es gibt Kuchen für alle, oder vielleicht ist eine Veranstaltung im Heim geplant, die Sie besuchen oder meiden wollen.

Läuft der Fernseher oder das Radio die ganze Zeit, kann der zusätzliche Reiz die Konzentrationsfähigkeit der Person überfordern. Dann sollten Sie mit der Freundin, Mutter oder

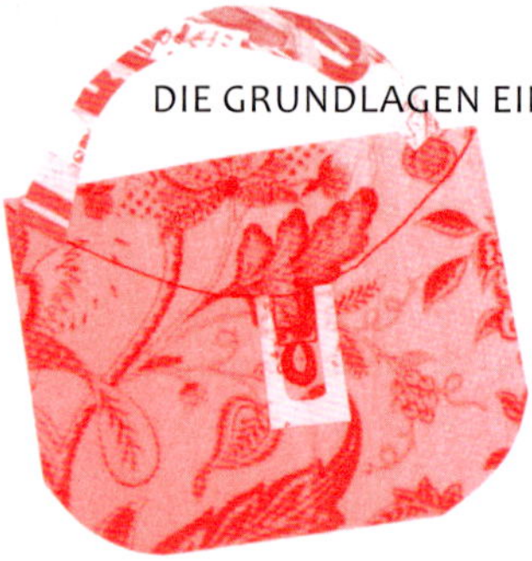

dem Patienten den Gesellschaftsraum verlassen und mit ihr/ihm einen ruhigeren Ort aufsuchen. Sie können auch versuchen, mit klassischer Musik oder Geräuschen aus der Natur etwas Ruhe in die Umgebung zu bringen.

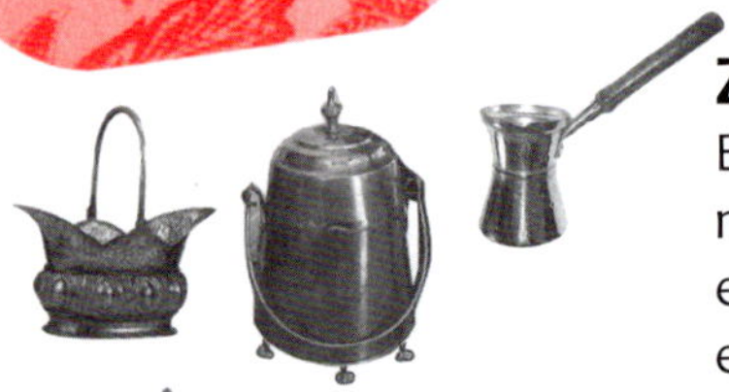

Zeigen und erzählen

Bringen Sie Alltagsgegenstände mit, die die Person in die Hand nehmen kann: Fotos, Pflanzen, interessante Dinge aus Ihrem eigenen Leben oder dem Leben der Person. Bringen Sie auch etwas mit, womit Sie sich beide beschäftigen können – es reicht auch, wenn die Person als Zuschauer den interessanten Arbeitsprozess verfolgt. Mehr zu diesem Thema finden Sie im Kapitel *Dinge machen für/mit*.

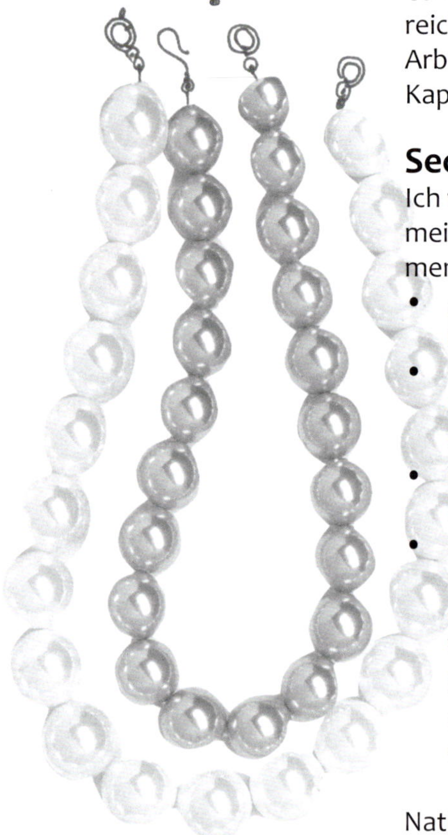

Secondhandshops

Ich war immer auf der Suche nach interessanten Dingen für meine Gruppe. Diese hier habe ich im Laufe der Jahre zusammengetragen:

- geeignete Bilderbücher, wie z. B. *Oceangoing Vessels* (hochseetaugliche Schiffe) für Ex-Kapitän R.
- ein vollständiges Set antiker Miniaturutensilien aus Kupfer. Im Zusammenhang mit den Utensilien wurden viele Geschichten erzählt und viele Assoziationen geweckt.
- wunderschöner alter Modeschmuck und Halstücher. Die Frauen haben sie monatelang untereinander ausgetauscht.
- alte Brieftaschen und Geldbörsen. Sie waren sehr begehrt, weil die Gruppenmitglieder das Gefühl genossen, die mit dem Besitz einer Brieftasche oder Geldbörse verbundene Verantwortung zu tragen. Ich habe ihnen geholfen, sie mit Münzen und eindrucksvoll aussehenden Papieren zu füllen, auf denen ihre Adresse, ihr Name und andere, für sie wichtige Informationen vermerkt waren.

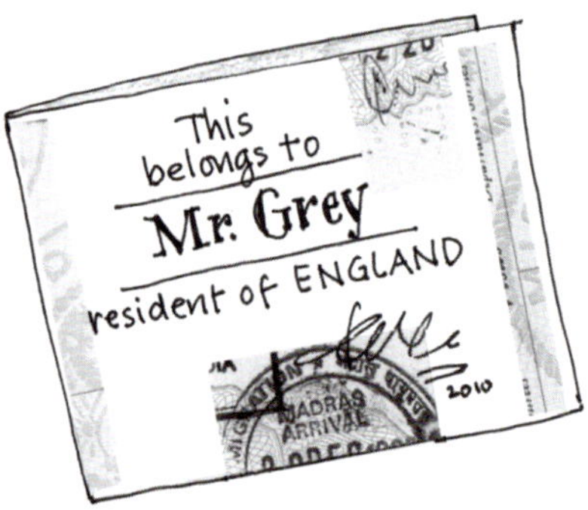
This belongs to
Mr. Grey
resident of ENGLAND
MADRAS
ARRIVAL
2010

Natürlich wurden diese Dinge manchmal liegen gelassen, vergessen oder von anderen Heimbewohnern mitgenommen (manchmal noch am gleichen Tag, an dem sie verteilt wurden), doch das gehört einfach zu den Risiken dieser Krankheit. Der Augenblick, in dem sie verschenkt wurden, war dadurch allerdings nicht ausgelöscht. Und selbst wenn die Mitglieder meiner Gruppe Einzelheiten vergaßen, war mein Erscheinen für sie immer mit Spannung und Spaß verbunden.

Übungen

1. Notieren Sie drei Ihrer Hobbys und überlegen Sie, wie Sie diese nutzen können, wenn Sie einen Bewohner/Patienten besuchen. (Tipp: bringen Sie duftende Kräuter oder Pflanzen aus Ihrem Garten mit und lassen Sie die Leute daran riechen; sprechen Sie über die Assoziationen, die beispielsweise «Lavendel» weckt.)
2. Welche Ihrer Familiengeschichten könnte für die Person, die Sie besuchen, interessant sein? Beziehen Sie sie in die Geschichte ein, die Sie erzählen.
3. Kennen Sie eine Geschichte oder ein Gedicht, die/das Sie erzählen oder vorlesen könnten? Auch wenn dies nicht ganz verstanden wird, ist es angenehm, wenn ein anderer einem etwas vorliest. Ihr Gesichtsausdruck und Tonfall können sehr viel zur Klärung der Bedeutung beitragen.
4. Welches ist Ihr normales Kommunikationsmittel? Probieren Sie ein anderes aus, eines, mit dem Sie sich nicht zu unwohl fühlen, beispielsweise singen. (Tipp: Wenn Sprache Ihr normales Kommunikationsmittel ist, könnten Sie gemeinsam Musik hören oder versuchen, zu schweigen und sich gegebenenfalls zu berühren.)
5. Bringen Sie einen iPod oder ein anderes Gerät mit und spielen Sie dem Patienten Ihre Lieblingsmusik vor. Wenn Sie jung sind, spielen Sie ihm vor, was Ihre Generation gerne hört. Das Mindeste, was Sie bekommen können, ist ein Lachen!
6. Wenn Sie den Ort kennen, aus dem der Bewohner stammt, ist er vielleicht an Neuigkeiten oder Klatsch interessiert. Unterlegen Sie die Geschichte mit Fotos oder anderen Hilfsmitteln.
7. Streichen Sie zu Hause gerade die Wände an? Oder sind Sie gerade mit etwas anderem beschäftigt, das sich gut als «vorher/nachher» präsentieren lässt? Bringen Sie Bilder von dem Verwandlungsprozess mit.
8. Mit neugeborenen Babys beschäftigen sich die meisten Menschen gerne. Bilder oder Videos von dem Kind oder das Kind selbst sorgen für Freude.
9. Einmal habe ich einen ganzen Nachmittag lang drei Damen vorgeführt, was mein neues Handy so alles kann. Es war wie ein Wunder für sie: Sie hatten schon von meinem Mann gehört, jetzt konnten sie alle sogar mit ihm sprechen. Haben Sie etwas Ähnliches, womit Sie Leute überraschen können?

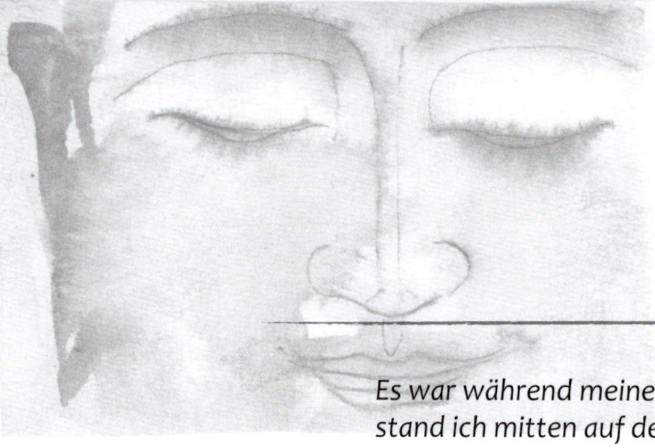

Da sein

Es war während meines ersten Monats im Heim. Eines Tages stand ich mitten auf der Station und hatte nicht die geringste Ahnung, was ich als Nächstes tun sollte. Um mich herum standen sieben Betten an den Wänden, und in jedem lag ein Patient in den letzten Stadien der Demenz und des Lebens. Ich hatte schon verschiedene Möglichkeiten ausprobiert, mit diesen Menschen in Kontakt zu treten, manchmal auch mit Erfolg; doch an diesem Tag fiel mir rein gar nichts ein.

Mir war danach, aufzugeben und nach Hause zu gehen, weg aus diesem deprimierenden Raum voller sterbender, desorientierter Menschen.
Gerade in dem Moment, als ich dieses Gefühl zuließ und mich geschlagen geben wollte, kam eine der Bewohnerinnen aus einem anderen Flügel herein und klopfte mir sanft und verständnisvoll auf den Rücken. Normalerweise war diese Frau äußerst verschlossen und bekannt für ihre aggressiven Ausbrüche, daher war ich von ihrer Empathie völlig überrascht.
Sie stand tatsächlich vor mir und schaute mich an, bis sie sah, dass es mir besser ging; dann sagte sie: «Gut», drehte sich um und ging.

Wenn ich nicht an den Punkt gekommen wäre, an dem ich aufgeben wollte, wäre ich wahrscheinlich nicht empfänglich genug für das unerwartete Geschenk von Frau W. gewesen. Meine Inspiration kehrte an diesem Tag nicht mehr zurück, also setzte ich mich still an das Bett einer Frau. Und das war in Ordnung.

Da zu sein ist eine vergessene Kunst

Besonders Betreuer erliegen oft dem Zwang, «etwas zu tun». Wir haben die Fähigkeit verloren, einfach ruhig dazusitzen und diese Untätigkeit als angenehm oder sogar als einen wichtigen Teil unserer Arbeit zu betrachten.

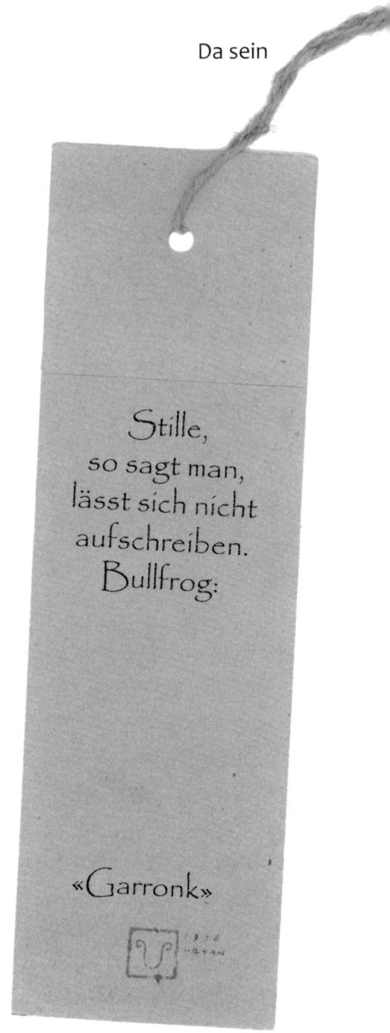
Stille,
so sagt man,
lässt sich nicht
aufschreiben.
Bullfrog:
«Garronk»

Es gibt verschiedene Möglichkeiten, mit einem Menschen schweigend Zeit zu verbringen, die beide Seiten als sehr wohltuend empfinden.

Indem wir einfach «da sind», geben wir dem Menschen mit Demenz zunächst einmal Zeit, von sich aus aktiv zu werden. Die Betroffenen reagieren oft erst nach einiger Zeit auf Stimuli. Wenn Sie lernen, ruhig abzuwarten, ob noch mehr Worte oder Gesten folgen, helfen Sie dem Betroffenen, sich zu entspannen und Kontakt mit Ihnen aufzunehmen.

Stille

Wir nehmen uns oft so viel vor, weil wir Untätigkeit und die damit verbundene Stille nicht gut ertragen können.

Immer mehr Menschen, die sich von dem Dauerbeschuss durch Medien, E-Mails, Radios, Videos, Fernsehen, Werbeanzeigen, Smalltalks abgestoßen fühlen, geben eine Menge Geld für Schweige-Retraiten aus. Die ersten Tage in einem Rückzugszentrum oder Kloster sind für die meisten sehr unangenehm. Doch wenn der Geist dem ständigen Geplapper nicht mehr ausgesetzt ist, kommt er allmählich zur Ruhe, und viele Menschen empfinden tiefen Frieden.

Beginnen Sie mit der Situation, die Sie vorfinden

Beginnen Sie mit der Umgebung. Bevor Sie mit jemandem überhaupt etwas «tun» können, sollten Sie Ihre Antennen ausfahren und die Situation einschätzen.

Wenn Sie das Zimmer betreten und Ihren Freund oder Angehörigen mit Demenz begrüßen, halten Sie einen Moment inne. Setzen Sie sich hin, lassen Sie den Raum, die Person und die Atmosphäre auf sich wirken. Nehmen Sie bewusst wahr, was in der Einrichtung vor sich geht. Vielleicht laufen die Leute hin und her, oder es gibt Spannungen, oder es ist ungewöhnlich still. Ist die Atmosphäre emotional aufgeladen, weil gerade jemand gestorben ist? Gibt es unausgesprochene Probleme, um die es sich zu kümmern gilt?

Konzentrieren Sie sich auf Ihren Atem, lassen Sie Ihre Gedanken zur Ruhe kommen und spüren Sie Ihren Körper. Achten Sie auf den Atem des Menschen, den Sie besuchen.

Ist er um diese Tageszeit wach oder ist dies normalerweise seine Ruhezeit?

Stimmen Sie die Aktivität darauf ab. Ist er wach, aber nicht besonders aufmerksam, bietet es sich an, spazieren zu gehen oder Musik zu hören. Stille ist nicht gleich Stille. Es ist manchmal in der Tat unangenehm, einfach nur bei jemandem zu sitzen, ohne etwas zu «tun».

Doch sobald Sie etwas Übung darin haben, unbehagliches Schweigen auszuhalten, werden Sie merken, dass sich die Qualität der Zeit, die Sie mit dem Betroffenen verbringen, verändert. Dann wird es Ihnen beispielsweise gelingen, auch ohne ständigen Smalltalk einen Spaziergang zu machen. Ihr Tempo und Ihr Verhalten werden insgesamt bedächtiger, umsichtiger und einfühlsamer. Da Kommunikation zum größten Teil auf der nonverbalen Ebene stattfindet, wird sich die Stimmung der Person, die Sie begleiten, Ihrem ausgeglichenen Zustand anpassen.

Leere ist der Zustand, der Kreativität ermöglicht. «Da zu sein» bedeutet, darauf zu vertrauen, dass Ihnen schon einfallen wird, was Sie als Nächstes tun werden, auch wenn Sie es zum gegenwärtigen Zeitpunkt noch nicht wissen.

In vielen Fällen ist das Einzige, was dem Menschen mit Demenz noch bleibt, die Gegenwart, das Jetzt. Unser Geist hingegen ist meistens mit der Vergangenheit oder der Zukunft beschäftigt. Wenn wir uns im Hier und Jetzt auf den Menschen mit Demenz einlassen, wird uns etwas geschenkt. Das Leben hält oft viele Überraschungen bereit, wenn wir uns dem Reichtum eines einzigen Moments öffnen.
Die Ewigkeit, so sagen spirituelle Lehrer, ist ein Kontinuum aus Momenten im Hier und Jetzt. Tolle (1999) *The Power of Now.*

Übungen

1. Egal, was Sie gerade tun, unterbrechen Sie es und setzen Sie sich hin. Konzentrieren Sie sich auf Ihren Atem, spüren Sie Ihren Körper auf dem Stuhl, beobachten Sie Ihre Gedanken. Bleiben Sie still sitzen und tun Sie gar nichts. Fürs Erste sind eine oder zwei Minuten ausreichend, später können Sie die Zeit auf fünf Minuten ausdehnen. Wenn Sie merken, dass Sie dabei ruhig werden, wiederholen Sie die Übung auch zu anderen Tageszeiten.
2. Lesen Sie einen Tag lang gar nichts, um ein Bewusstsein dafür zu entwickeln, dass wir unsere Zeit ständig mit Aktivitäten ausfüllen, die mit Sprache zu tun haben. In *The Artist's Way* von Julia Cameron (1994) gibt es unter anderem eine Übung, die die Kreativität fördern soll: eine Woche Leseabstinenz. Diese Übung ist äußerst wirksam, zeigt sie doch, dass der ständige Umgang mit Computer, Fernseher, Zeitschriften oder Büchern die Gelegenheiten für kreative Aktivitäten und Überlegungen einschränkt.
3. Achten Sie auf den Atem der Person und passen Sie sich ihrem Atemrhythmus an. Setzen Sie dies so lange fort, wie es Ihnen angenehm ist.
4. Bringen Sie für die Zeit, die Sie mit der Person verbringen, eine Handarbeit oder Näharbeit mit. Sie können sie in die Arbeit einbeziehen, indem Sie zeigen und sagen, was Sie gerade tun. Ist sie jedoch eher auf Ruhe eingestellt, fordern Sie sie nicht zum Mitmachen auf.
5. Welche anderen Arbeiten, die es Ihnen ermöglichen, gegenwärtig zu sein, könnten Sie sonst noch mitbringen?

Wissenswertes

Wenn Sie ein gewisses Alter erreicht haben, dürfte Ihr Gedächtnis, genau wie meines, Sie schon das eine oder andere Mal im Stich gelassen haben. Solche Situationen sind normal, aber sie können uns einen Eindruck davon vermitteln, was es bedeutet, Demenz zu haben.

Je besser wir den Menschen mit Demenz kennenlernen, desto mehr erfahren wir über uns. Denn was eigentlich gefragt ist, ist nicht fachliche Kompetenz, sondern es sind ganz normale Fähigkeiten, nur besser entwickelt: die Fähigkeit zu fühlen, zu geben und sich, mithilfe des Vorstellungsvermögens, in andere hineinzuversetzen.
Tom Kitwood (1993)

Vor einigen Jahren, als ich, wie schon so oft, Geld aus dem Bankautomaten holen wollte, fiel mir mein PIN-Code nicht ein, den ich seit zehn Jahren hatte. Ich probierte so lange verschiedene Zahlenkombinationen aus, bis der Automat mit der Sperrung der Karte drohte. Doch so sehr ich mich auch anstrengte, die Geheimzahl fiel mir nicht ein. Dass ich, wenn auch nur vorübergehend, diese kurze Zahlenkombination vergessen hatte, war ein Schock für mich.

Dieses Kapitel ist wichtig mit Blick auf die Gestaltung von Kommunikation und Aktivitäten, denn es vermittelt Ihnen eine Vorstellung davon, was es bedeutet, allmählich die Kontrolle über die Realität zu verlieren. Diese Erkenntnisse fördern Ihre Sensibilität und Aufmerksamkeit als Betreuer oder Begleiter eines Menschen, der Tag für Tag in einer Welt sich auflösender Zusammenhänge leben muss.

Mithilfe der nachfolgenden Übungen sollen Sie sich ähnliche Situationen ins Gedächtnis zurückrufen oder vorstellen. Wenn Sie sich Zeit für die Übungen nehmen, werden Sie Ihren Angehörigen oder Patienten/Heimbewohner besser verstehen und besser unterstützen können. Die Übungen sind am wirksamsten, wenn Sie sie mit jemandem zusammen oder schriftlich machen.

Übungen

Denken Sie bitte kurz nach:

1. Wann haben Sie dies vergessen:
   a. eine Verabredung
   b. einen Namen
   c. wo Sie Ihre Schlüssel oder Ihre Brille hingelegt haben?
2. Ist es Ihnen schon einmal passiert, dass Sie einen alltäglichen Gegenstand für etwas anderes hielten? Beispielsweise eine Schlange im Wald für ein Seil?
3. Ist es Ihnen schon einmal passiert, dass Sie sich auf einer Ihnen bekannten Straße verlaufen haben oder irgendwo abgebogen sind und plötzlich die Orientierung verloren haben?
4. Was ist es für ein Gefühl, wenn Ihnen ein bestimmtes Wort nicht einfällt?
   Machen Sie die folgende Übung schnell und ohne lange nachzudenken, so als würden Sie sich unterhalten und müssten das Wort sofort finden:
   a. Ersetzen Sie die folgenden Begriffe spontan durch ein anderes Wort oder eine Umschreibung (ein Beispiel: *Regen* – «die Tropfen, die aus einer Wolke fallen»): *Auto, Uhr, Fingerhut, Katze, Schüssel.*
5. Sind Sie schon einmal in einem fremden Zimmer aufgewacht und wussten nicht sofort, wo Sie sind? Vergegenwärtigen Sie sich dieses Gefühl und beschreiben Sie es.
6. Ihre Freunde unterhalten sich über ein Ereignis, bei dem Sie auch anwesend waren. Sie kennen die Geschichte, haben bestimmte Dinge aber völlig anders in Erinnerung als ihre Freunde. Beide Seiten sind überzeugt, dass ihre Version die richtige ist. Wie fühlt sich das an?
7. Hat Ihnen schon einmal jemand gesagt, Sie hätten etwas unterlassen, während Sie fest überzeugt waren, es nicht unterlassen zu haben? Wie fühlt sich das an?
8. Was haben Sie vor einer Woche zu Mittag gegessen?

...NEN AUCH AUSGESCHNITTENE ZITAT...
...DER ETC. EINKLEBEN.

...ERLEBNISSE FEST...

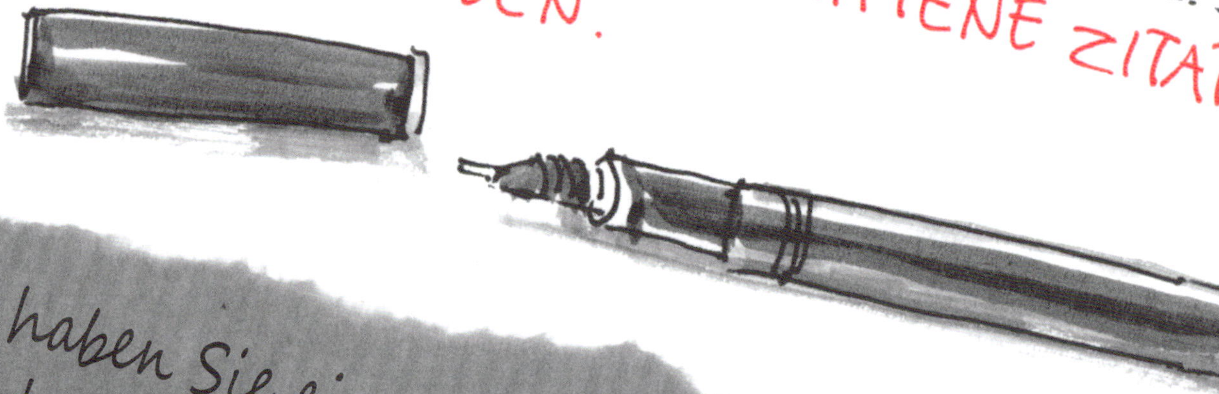

...nde haben Sie ein mit persön-
...Eindrücken gefülltes Buch.
...urchblättern werden die ehe-
...en Ideen konkrete Formen
...n, die geprüft, sortiert und
...werden können.

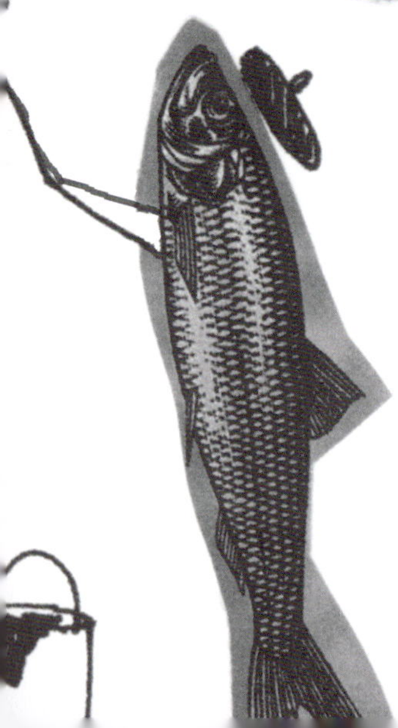

DIESES MATE...
IST EINE FUN...
GRUBE FÜR NE...
IDEEN, DIE AUC...
AUF ANDERE
LEBENSBEREICHE
ÜBERTRAGEN
WERDEN KÖNNEN.
*

Einige Zitate & Skizzen
in diesem Buch stam...
meinem Noti...

2
ANFANGEN

Ziele und Merkmale der Aktivitäten

Dran bleiben

Anpassung der Aktivitäten

Kreatives Denken

Wichtiges zum Thema Aktivitäten

Materialien und Utensilien

Ziele und Merkmale der Aktivitäten

Die Frage, die meine professionelle Praxis prägt, lautet: Was kann ich tun, um die Lebensqualität der Menschen mit Demenz zu verbessern?
Biernacki (2009)

Obwohl inzwischen auf eine anheimelnde Umgebung und personenzentrierte Pflege geachtet wird, sind die Heimbewohner mit Demenz, sobald sie angezogen sind und gegessen haben, in vielen Pflegezentren immer noch für eine lange Zeit sich selbst überlassen.

Es mutet geradezu absurd an, dass unsere Gesellschaft den Menschen erst alles nimmt, was ihnen Halt gibt – ihr Zuhause, ihre Umgebung, ihre Rollen in der Familie –, sie in Einrichtungen verbannt und sich dann «Aktivitäten» ausdenken muss, um dieses Vakuum wieder zu füllen.

Es wird noch lange dauern, bis wir das System so grundlegend verändert haben, um den sozialen, emotionalen und geistigen Bedürfnissen jedes Menschen die größtmögliche Aufmerksamkeit zu schenken. Ich hoffe, dass die Ideen in diesem Buch helfen, die Zwischenzeit zu überbrücken.

Im Rahmen meiner Arbeit als Künstlerin im Gesundheitsbereich besuche ich Krankenhäuser und Pflegeheime, im Gepäck eine Kiste voller Arbeitsmaterialien für etwa zehn verschiedene Kategorien von Aktivitäten. Es ist natürlich wichtig, für alle (Bettlägerige, Aktive, Kinder, Erwachsene usw.) die richtige Aktivität auszuwählen, aber ich habe die Erfahrung gemacht, dass die Aktivität gar nicht das Entscheidende ist, sondern die Art der Beziehung, die sich zwischen mir und dem Patienten entwickelt. Diese Beziehung ist die Grundlage echter Betreuung, Kommunikation und sinnvoller Aktivität. Der gute Wille des Betreuers kann das Leben eines Menschen mit Demenz durchaus positiv verändern.

Der Zweck von Aktivitäten

Der kreative Ansatz stellt viele Annahmen darüber infrage, was eine gute Aktivität ausmacht. An erster Stelle ist hier die Annahme zu nennen, dass eine Aktivität in erster Linie dazu diene, die Betroffenen zu «beschäftigen».

Nach meinem Verständnis können Aktivitäten verschiedene Zwecke haben. Sie sind beispielsweise eine Möglichkeit, um:

- Kontakt herzustellen und dem Betroffenen Aufmerksamkeit zu schenken
- eine angenehme Zeit mit jemandem zu verbringen
- die Identität einer Person zu stärken und zu bewahren
- jemanden zu animieren, seine vorhandenen Fähigkeiten zu nutzen und neue zu erlernen
- ein Gefühl von Heimat und Normalität zu entwickeln.

DIE MERKMALE EINER GUTEN AKTIVITÄT

Man kann aus fast allem eine Aktivität machen: Papier zerreißen, Oberflächen, Beschaffenheiten und Strukturen befühlen und ertasten, Dinge von einem Ort zu einem anderen bringen, Gegenstände sortieren, gemeinsam Tee trinken, einen Spaziergang machen usw. Meiner Erfahrung nach gelingen einfache Aktivitäten mit einer Person am besten. Eine Aktivität soll nicht in einem Misserfolg enden, sie muss beiden Spaß machen, das Alter, den Status und das Geschlecht der betroffenen Person berücksichtigen und von ihr als sinnvoll oder nützlich empfunden werden.

Bei zögerlichen Menschen fange ich meistens mit einer Aktivität an, die so attraktiv ist, dass sie interessiert sind, aber nicht sofort mitmachen müssen. Ich fange einfach an und fordere sie dann auf, mitzumachen oder mir bei der Arbeit zu helfen.

Die Aktivität mit einer Person

Ich habe auch Arbeitsmaterialien für Gruppenaktivitäten in Pflegezentren, ziehe es aber vor, mit einer Person zu arbeiten, besonders bei künstlerischen oder handwerklichen Projekten, weil ich dann intensiv auf die Person eingehen und sie bei der Aufgabe unterstützen kann.

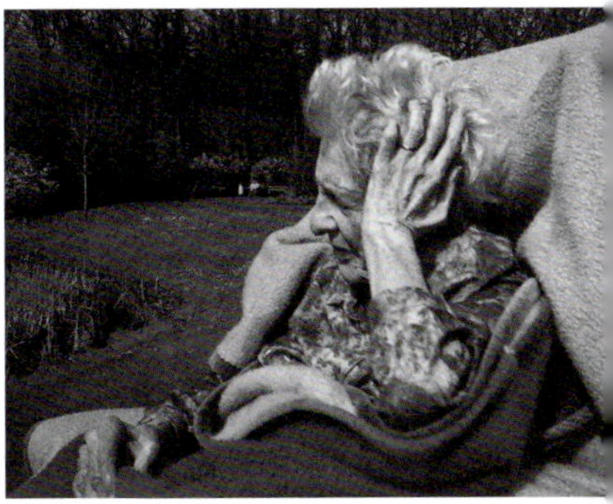

Gras

Ein junger Bursche
brachte mich
her, der Weg war lang
vor langer Zeit.
Ich lag im Gras …

Ich will nicht bleiben, nein
da ist nichts für mich
sie sind alle sehr freundlich,
doch ich will nicht mehr

drinnen sein
es ist viel zu warm
und zu hell
ich fühl' mich nicht wohl
ich werd' nicht gebraucht

Ich brauch' die frische Luft
ich ruf' immer wieder:
Schwester, Schwester,
bring' mich
nach draußen, dahin, wo

ich im Gras gelegen hab' …

aufgezeichnet von John Killick aus: *You are Words, Dementia Poems*, (Killick, 1997)

Die Aktivität muss einfach sein

Aktivitäten müssen weder ausgeklügelt noch teuer sein, um ihre Ziele zu erreichen. Eine der einfachsten Aktivitäten, die ich eingesetzt habe, war eine mit warmem Seifenwasser gefüllte Abwaschschüssel.

Ich gab sie vier Frauen, die alle etwas anderes damit machten.

Die erste Frau war eine gewissenhafte Hausfrau, mit der ich Geschirr abwusch und abtrocknete. Die zweite genoss einfach den Kontakt mit dem warmen Seifenwasser und gab zufriedene Laute von sich, während sie unter Wasser mit meinen Händen spielte. Eine Frau wollte die Kleidung ihrer Puppe und ihre Lesebrille darin waschen. Die vierte spielte mit dem Seifenschaum und massierte anschließend meine Hand.

Die Aktivität muss beiden Seiten Spaß machen

Wählen Sie eine Aktivität aus, an der Sie Interesse haben – Spiele, handwerkliche Arbeiten, Körperpflege, Vorlesen. Was passt zu der Beziehung mit der Person? Bietet die gemeinsame Basis aufgrund der Krankheit nicht viele Möglichkeiten, nutzen Sie Ihre Kreativität, um sich auf die neue Situation einzustellen. Ein Beispiel: Ihre Tante hat immer gerne Karten gespielt, versteht inzwischen aber die Spielregeln nicht mehr. Nehmen Sie normale Spielkarten und entwickeln Sie ein neues Spiel, ähnlich wie *Memory*. Oder benutzen Sie die Karten für andere Dinge, zum Beispiel zum Bauen.

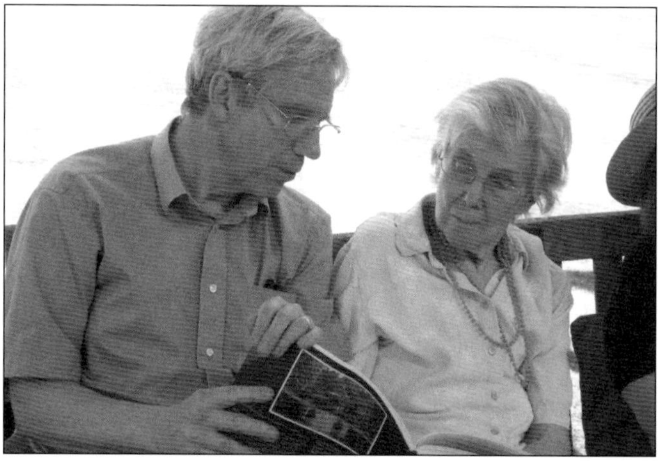

Abwandlung des *Memory-Spiels*: Wenn die betroffene Person sich die Position der aufgedeckten Karte nicht merken kann, legen Sie die Karte nicht auf die Bildseite, sondern lassen Sie sie so lange aufgedeckt, bis die Person das Gegenstück gefunden hat. Wenn Sie nur mit der Hälfte der Karten spielen, wird das Spiel einfacher. Bitte schauen Sie auch unter *Spiele* (S. 86) und *Anpassung der Aktivitäten* (S. 50) nach.

Die Aktivität muss dem Status, Alter und Geschlecht der Person entsprechen

Da bei Menschen mit Demenz aufgrund ihrer nachlassenden kognitiven Fähigkeiten die Sprach-, Kommunikations- und andere Fähigkeiten und Fertigkeiten oft nur noch rudimentär vorhanden sind, werden sie oft mit Kindern gleichgesetzt. Dabei sind sie definitiv keine Kinder, sondern gestandene Erwachsene mit einer reichen Lebenserfahrung.

Ich erinnere mich noch an die Zeit, als meine Großmutter, eine sehr kultivierte Pariserin, die auch komponiert und Klavier gespielt hat, im Pflegeheim war. Wir nahmen an einer Geburtstagsparty teil. Es gab alberne Hüte, Süßigkeiten und Musik: Das Ganze passte eher zu einer Gruppe Fünfjähriger als zu dieser gemischten Gruppe von Erwachsenen. Großmutter sagte nicht viel, doch irgendwann begegneten sich unsere Blicke, und ihre Augen sprachen Bände: Diese Aktivität war eine totale Beleidigung ihrer Intelligenz und Würde.

Aktivitäten können an den früheren Beruf anknüpfen; allerdings ist Vorsicht geboten, wenn die damit zusammenhängenden verloren gegangenen Fähigkeiten oder andere Aspekte Frustrationen auslösen. Ehemalige Büroleiter beispielsweise oder Menschen, die mit Vergnügen Papiere ordnen und mit Büromaterialien umgehen (*Vom früheren Beruf abgeleitete Aktivitäten*, S. 128), beschäftigen sich gerne mit einem Schnellhefter.

Frau van D. ordnete für ihr Leben gern. Sie versuchte immer, sich meine Mappe und meine Unterlagen anzueignen. Also stellte ich für sie eine Mappe mit vielen Papieren und Unterlagen zusammen, die sie anschauen, lesen und ordnen konnte. Die Mappe enthielt Geschenkkarten, Namensschildchen, Büroklammern, eine Farbmusterkarte, einen alten Brief von meiner Bank und Teile von meinen alten künstlerischen Arbeiten.

Die Merkmale einer guten Aktivität:

1. Sie ist für eine Person gedacht.
2. Sie ist einfach.
3. Sie macht beiden Seiten Spaß.
4. Sie entspricht dem Status, Alter und Geschlecht der Person.
5. Sie ist sinnvoll/nützlich.
6. Sie soll kein Misserfolg sein.

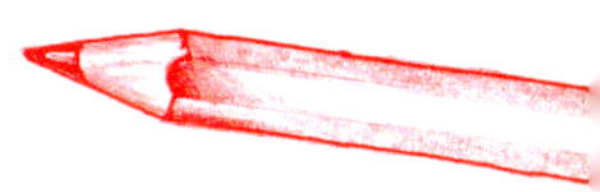

Der Nachtrag zu dieser Geschichte vermittelt einen Einblick in die manchmal unbegreifliche Welt der Demenz: Ich ließ die Mappe für sie zurück und sah heimlich und zufrieden zu, wie sie sie benutzte. Am Ende des Tages kam ich zurück und sah die Mappe auf dem Tisch liegen. Als ich sie öffnete, stellte ich fest, dass sie sie benutzt hatte, um etwas darin zu verstecken, das ihre gehörte: Genau in der Mitte auf der rechten Seite der Mappe und nur ein bisschen zermatscht lag ein saftiges Stück Birne.

Die Aktivität muss sinnvoll oder nützlich sein

Manchmal, wenn ich eine Aktivität wie eine Collage zu machen vorgeschlagen habe, waren einzelne Mitglieder meiner Gruppe nicht überzeugt, damit etwas Praktisches zu machen. Wenn der «Herstellungsprozess» allein nicht zum Ziel führt, geben Sie ein Thema oder Ziel vor:

«Kein Misserfolg sein» bedeutet, dass jedes Wort, jede Geste, jeder Versuch gewürdigt, beachtet und anerkannt wird.

- eine Collage zum Thema «Sommer» oder «Frühstück» anfertigen
- Grußkarten passend zu einer bestimmten Jahreszeit oder Person herstellen
- Wenn Sie dekorative Dinge machen, zeigen Sie, wo diese aufgehängt oder hingestellt werden sollen.
- Präsentieren Sie ausgewählte Gedichte in einem einfachen Buch oder kleben Sie sie auf farbiges Papier auf und hängen Sie sie auf (S. 134, 135).
- Wenn Sie gerade Garn in eine Schublade einsortiert haben, gehen Sie gemeinsam in den Arbeitsraum, wo das Ergebnis bewundert werden kann. Sprechen Sie später darüber; auch wenn die Person sich nicht an Einzelheiten erinnert, so erlebt sie doch noch einmal das Erfolgsgefühl.

Ich bin gegen sinnlose Aufgaben. Wie ich gehört habe, wurden den Bewohnern in einem Heim Socken ausgehändigt, die sie zu Paaren zusammenlegen sollten. So weit so gut, doch danach wurden die zusammengelegten Socken weggebracht und den Bewohnern 15 Minuten später unsortiert wiedergegeben – sie sollten sie erneut zusammenlegen!

Die Aktivität soll kein Misserfolg sein

«Kein Misserfolg» ist nicht gleichzusetzen mit «langweilig und fantasielos» wie das obige Beispiel mit den Socken, gemeint sind damit vielmehr offene Aufgaben ohne «richtige» oder

«falsche» Ergebnisse. Jedes Wort, jede Geste, jeder Versuch wird gewürdigt, beachtet und anerkannt.
Wenn das Ziel lautet, dem Menschen Aufmerksamkeit zu schenken, vorhandene Fähigkeiten zu stärken und eine für beide Seiten angenehme Zeit zu verbringen, ist ein Misserfolg ausgeschlossen.

Wir saßen am Tisch und machten Collagen aus Seidenpapier. Ein Bewohner aus einem anderen Teil des Heims kam herein und begann, große farbige Papierstreifen mitzunehmen. Anschließend kam er zurück, ging auf den Tisch zu und nahm die nächsten. Ich ließ zerrissene, gefaltete, zerknitterte und andere interessant veränderte Papierstreifen für ihn liegen, und er war den ganzen Nachmittag damit beschäftigt, sie abzutransportieren.

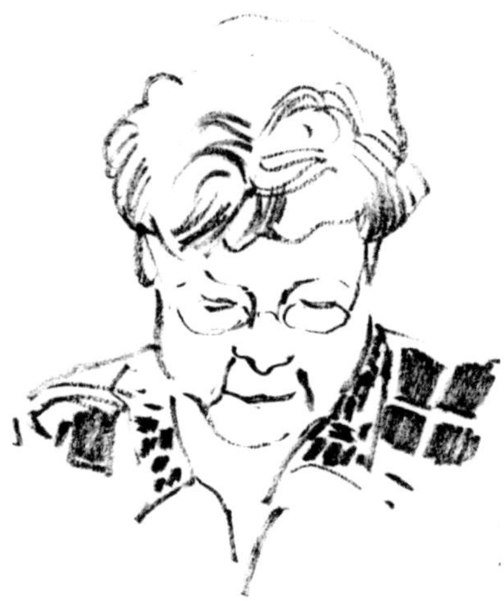

Die Aktivität muss einen kreativen Ansatz haben

Ein kreativer Ansatz geht davon aus, dass jeder Mensch, ungeachtet seiner kognitiven Fähigkeiten, in der Lage ist, sich auszudrücken. Und dieser Ansatz ist das Rezept für erfolgreiche Interaktionen und interessante Aktivitäten.
Meine jahrelange Arbeit in Krankenhäusern und Pflegeheimen hat mich gelehrt, dass bei jeder kreativen Begegnung – egal ob man den Menschen bei einer künstlerischen Aktivität unterstützt oder ihn wäscht – drei Dinge wichtig sind: Respekt, Stärkung seiner Souveränität und Würdigung seiner Person, so wie sie ist.
Fehlt diese Haltung in der Begegnung, dienen die hier beschriebenen Aktivitäten nur dem vordergründigen Ziel, «die Person zu beschäftigen».

Vom Geist zum Herzen

Demenz wurde beschrieben als Reise vom Geist zum Herzen, und dies betrifft nicht nur die Menschen mit Demenz.
Ich denke, Sie werden beim Durcharbeiten der nachfolgenden Übungen zu der Erkenntnis gelangen, dass es weniger Ihre fachlichen Qualitäten sind, die die Schwierigkeiten dieser komplexen Krankheit mildern, sondern Ihre Menschlichkeit und Kreativität.
Ich hoffe, dieses Buch wird Ihnen und Ihrem Angehörigen oder Ihren Patienten viele gemeinsame Stunden mit für beide Seiten angenehmen Aktivitäten bescheren.

Dran bleiben

Wir müssen Menschen mit Demenz als «fortdauernde», nicht als eigentlich schon tote Personen betrachten; jeder kann uns etwas Einzigartiges und Wertvolles geben.
Killick und Allan (2001)

Wie können Sie Ihre Motivation bei Aktivitäten aufrechterhalten, die Ihnen möglicherweise sinnlos oder kindisch vorkommen?
Denken Sie daran, worauf die Aktivitäten für Menschen mit Demenz abzielen. Im Gegensatz zu den üblichen zweckmäßigen oder «produktiven» Arten, Dinge auszuführen, geht es uns in erster Linie darum, ein Gefühl von Normalität und Sicherheit zu vermitteln.
Obwohl ich es ablehne, Menschen, die Demenz haben, mit Kindern zu vergleichen, ist die Art der Aufmerksamkeit, die nötig ist, um mit einem Menschen mit einer kognitiven Beeinträchtigung zu arbeiten, in diesem Fall durchaus vergleichbar mit der Aufmerksamkeit einer Mutter gegenüber ihrem kleinen Kind. Der Unterschied ist der, dass Kinder natürlich eine Investition in die Zukunft sind, während Menschen mit Demenz eher als alternde Körper, die erhalten werden müssen, abgeschrieben werden. Aber es ist an uns, die herrschende Meinung zu widerlegen und zu zeigen, dass Menschen mit Demenz angeleitet werden können, ihre Fähigkeiten zu erhalten und sogar neue zu lernen.
Ich habe die Erfahrung gemacht, dass schöne Stunden die betroffenen Menschen therapeutisch tief und nachhaltig beeinflussen können. Einige dieser Auswirkungen sind auf S. 25 am Rand aufgelistet.

★ Der Lohn

Betreuer, die lernen, den betreuten Menschen mit ruhiger, geduldiger und achtsamer Aufmerksamkeit zu begegnen, werden subtil, aber reich belohnt:

- Lernen, «einfach zu sein», schenkt inneren Frieden und hilft, Stress abzubauen.
- Aktivitäten, die mit dieser inneren Haltung durchgeführt werden, sind eine Chance für den betroffenen Menschen, Ihnen etwas zu geben, und für Sie eine Gelegenheit, etwas von ihm anzunehmen.

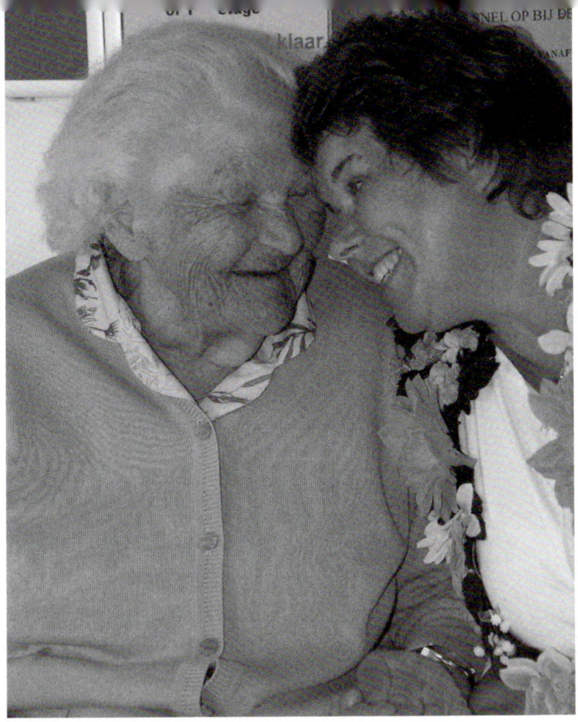

- Die gemeinsam verbrachte Zeit wird nicht länger als Langeweile und lästige Pflicht empfunden, sondern als Chance für echtes Engagement. Danach fühlen Sie sich gestärkt anstatt ausgelaugt.

- Sie sammeln Erfahrungen im Umgang mit Menschen, die eine kognitive Beeinträchtigung haben, und diese Erfahrungen helfen Ihnen auch in anderen Situationen.

- Die Entwicklung Ihrer kreativen Fähigkeiten fördert Ihr persönliches Wachstum und ist ein Gewinn, der Ihnen auch in anderen Lebensbereichen von Nutzen sein kann.

Sollten Sie sich also das nächste Mal langweilen, wenn Sie mit der Person, die Sie betreuen, Zeit verbringen, nutzen Sie die Situation als meditative Übung. Lassen Sie Ihre umherschweifenden Gedanken zur Ruhe kommen, lassen Sie sich auf den Moment und die Situation ein und akzeptieren Sie, ganz da zu sein. Seien Sie offen für Inspirationen, woher sie auch kommen.

Anpassung der Aktivitäten

Eine Aktivität anzupassen bedeutet, sie auf die aktuellen Fähigkeiten der Person abzustimmen, damit alle, unabhängig von ihren Fähigkeiten, an der Aktivität teilnehmen und sie genießen können. (Empfehlungen zur Anpassung von Aktivitäten finden Sie überall im Buch.)

Ich kann mich noch genau daran erinnern, als ich, beladen mit Arbeitsmaterialien, zum ersten Mal einen Familienraum in einer Abteilung für Menschen mit fortgeschrittener Demenz betrat. Das Pflegepersonal begrüßte mich mit freundlichen, aber skeptischen Blicken. Und tatsächlich musste ich bald darauf feststellen, dass selbst die Herstellung einer einfachen Papierblume viele Heimbewohner überforderte.

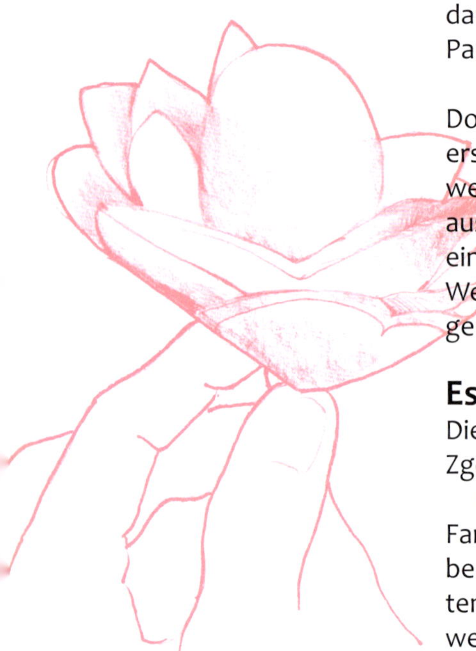

Doch als ich mit meinen Materialien jede Woche wieder erschien, gewöhnten sich die Heimbewohner an mich, und wenn sie ermutigt wurden, begannen sie, verschiedene Dinge auszuprobieren. Und obwohl nur wenige in der Lage waren, eine Aufgabe zu Ende zu bringen, wurde jeder auf irgendeine Weise einbezogen und hatte das Gefühl, auch etwas beigetragen zu haben.

Es gibt für jeden eine Aufgabe

Die folgende Anleitung stammt aus *Care that Works* von Jitka Zgola (1999).

Kekse backen ist meistens eine Gruppenaktivität, die im Familienraum stattfindet. Diese Aktivität hält für jeden Aufgaben bereit. Die folgende Anleitung beginnt mit den schwierigsten Aufgaben, der Organisation und Planung, und passt die weiteren Aufgaben schrittweise an die kognitiven Fähigkeiten der Teilnehmer an. Es ist wichtig zu bedenken, dass die Fähigkeiten der Teilnehmer sich verändern können; jemand, der heute nicht aktiv teilnehmen kann, ist am nächsten Tag vielleicht durchaus dazu in der Lage.

Kekse backen

Ein Teilnehmer mit intakten kognitiven Fähigkeiten (in der Regel eine Person im Anfangsstadium der Demenz) kann die Organisation und Ausführung übernehmen. Er/sie entscheidet, welche Kekse gebacken werden, wählt ein Rezept aus, plant, kauft ein und/oder backt.

selbstständig organisieren/arbeiten

Wer nicht in der Lage ist, die Initiative zu ergreifen oder zu planen, kann die Kekse backen, sobald die Zutaten vorbereitet sind.

selbstständig arbeiten

Wer das Backen nicht allein zu Ende führen kann, wird beaufsichtigt oder bekommt Unterstützung.

arbeiten unter Beaufsichtigung

Wer sich den Arbeitsablauf nicht merken und somit die Aufgabe auch unter Beaufsichtigung nicht durchführen kann, kann je nach Fähigkeit und Neigung Teilaufgaben übernehmen, wie zum Beispiel: abmessen, Teig mixen, umfüllen oder Kekse ausstechen.

Teilaufgabe übernehmen

Wem die selbstständige Durchführung einer Teilaufgabe zu schwierig ist, der oder die kann mit Unterstützung oder unter Beaufsichtigung eine kleine Teilaufgabe übernehmen, zum Beispiel rühren.

kleine Teilaufgabe übernehmen

Wer eine kleine Teilaufgabe trotz Unterstützung nicht zu Ende bringen kann, achtet darauf, wann der Küchenwecker klingelt, räumt Teigreste und Backutensilien weg und hilft beim Abwasch.

aufpassen/überwachen

Wer all dies nicht tun kann oder will, wird nach seinen Erfahrungen/Kenntnissen/Erinnerungen gefragt (diese müssen nicht zwangsläufig etwas mit Backen zu tun haben).

beobachten/beraten

Es sind immer eine oder mehrere Personen dabei, die einfach nur dabeisitzen und zuschauen wollen; sie können sich als Testesser betätigen.

beobachten/prüfen

Wer all dies nicht tun kann oder will, kann einfach nur zuschauen oder zuhören. Ihm wird das Gefühl vermittelt dazuzugehören: Er bekommt ein Stück Teig zum Formen oder Probieren, wird nach seiner Meinung gefragt oder über den Arbeitsablauf informiert, zum Beispiel so: «Schauen Sie, Frau B., ich gebe jetzt die Schokoladenstückchen dazu.»

beobachten

Übungen

Gliedern Sie die folgenden Aktivitäten in die untenstehenden Teilaufgaben:

- eine einfache Collage anfertigen
- Nähkasten reinigen und wieder einräumen
- Werkzeugkasten reinigen und wieder einräumen.

TEILAUFGABEN

selbstständig organisieren/arbeiten

selbstständig arbeiten

arbeiten unter Beaufsichtigung

Teilaufgabe übernehmen

kleine Teilaufgabe übernehmen

aufpassen/überwachen

beobachten/beraten

beobachten/prüfen

beobachten

Kreatives Denken: Wie Sie Ihre eigenen Ideen entwickeln können

In der Einleitung zu diesem Buch habe ich die Komponenten eines kreativen Ansatzes vorgestellt; dazu gehören Aufgeschlossenheit und Fokussierung auf den Prozess anstatt auf das Ergebnis.
Im nächsten Teil, der verschiedene Kategorien von Aktivitäten enthält, sollen Sie mithilfe des kreativen Ansatzes Aktivitäten entwickeln, die auf Ihre Situationen zugeschnitten sind.
Alle Kategorien beginnen mit einem einführenden Text, an den sich Übungen anschließen.
Hier ein Beispiel: Die erste Kategorie, *Dinge machen für/mit*, zeigt, wie Sie mit Ideen aus dem Bereich bildende Kunst/handwerkliche Arbeit die Zeit, die Sie mit einem Menschen mit Demenz verbringen, sinnvoll gestalten können. Die Übungen zu dieser Kategorie laden Sie ein, sich Themen auszudenken für eine themenbezogene Collage; Aktivitäten, die an frühere Hobbys des Heimbewohners anknüpfen; ein Projekt mit dekorativen Buchstaben usw.

Wie gelingt es Ihnen, verschiedene Themen, etwa für eine Gruppencollage, zu entwickeln? Genau darum geht es in diesem Kapitel.

Überlegen Sie sich drei Themen für eine abstrakte Collage, die Sie gemeinsam machen. (Hinweis: blaue Gegenstände, Quadrate, Kreise).

1. Mosaik. hell → dunkel
2. Verschiedene Grün-Schattierungen
3.

Kickstart

Wir Menschen sind Gewohnheitstiere: Wir nehmen jeden Tag den gleichen Weg zur Arbeit und kaufen Produkte, die wir kennen. Wir sind sozusagen die meiste Zeit auf Autopilot programmiert. In unserem komplexen Leben ersparen wir uns so, immer wieder alles neu lernen zu müssen. Wird dieses Verhalten jedoch zur Gewohnheit, geht mit der Zeit unsere Aufmerksamkeit und Neugier verloren, zwei Dinge, die für kreatives Denken unverzichtbar sind.

In Krisensituationen oder bei der Konfrontation mit unerwarteten Dingen werden unsere vorgefassten Meinungen ausgehebelt, und wir sind hellwach.

Die Leute beschreiben solche Situationen oft als Gipfelerfahrung – Momente, in denen sie besonders lebendig und ungeheuer kreativ sind.
Doch um unserem Gehirn hinsichtlich Kreativität auf die Sprünge zu helfen, bedarf es keiner Krisensituation. Wir haben andere Möglichkeiten, das Reiz-Reaktions-Muster von «das gesehen – so gehandelt» zu durchbrechen.

Die wichtigste und zugleich einfachste Methode ist diese: bewusst darauf achten, worauf wir unsere Aufmerksamkeit richten, und dann lernen, sie gezielt auf andere Dinge zu lenken. Es gilt, unsere Sinne zu schärfen, sodass wir die Welt, die uns umgibt, so sehen, hören, riechen und fühlen können, als würden wir alles zum ersten Mal wahrnehmen.

In dem Moment, wo Sie Ihre Umgebung bewusst wahrnehmen, richten Sie Ihre Aufmerksamkeit auf Dinge, die Sie normalerweise nicht beachtet hätten. In dem Maße, wie Sie Ihre Aufmerksamkeit verbessern, wird sich auch Ihre Intuition entwickeln.
All dies macht Sie zu einem kreativeren und sensibleren Betreuer/Begleiter, weil Sie in jeder Situation angemessener und flexibler reagieren können.

Im nächsten Kapitel, *Werkzeuge des kreativen Denkens,* erfahren Sie, wie Sie Ihre Aufmerksamkeit schärfen, zur Ruhe kommen und Ihre Kreativität nutzen können.

Werkzeuge des kreativen Denkens

Wie Sie sich in eine kreative Stimmung versetzen

Geben Sie acht!

Kommen Sie zur Ruhe, schauen Sie sich um. Nehmen Sie sich Zeit, um die Sinneseindrücke auf sich wirken zu lassen.

Der Weg ist genauso wichtig wie das Ziel.

Der Gang von einem Gebäude zum anderen kann ein gehetzter Sprint sein oder eine Möglichkeit, durchzuatmen und seine Batterien aufzuladen.

Nehmen Sie sich Zeit herauszufinden, welches Ihre wahren Bedürfnisse sind.

Nehmen Sie sich vor, eine Weile aktuelle Trends und äußere Einflüsse zu ignorieren und darüber nachzudenken, was Sie wirklich interessiert. Ein Beispiel: Im Urlaub erforscht jeder ein fremdes Land auf seine Art. Einige erkunden die Strände und das Essen, andere wandern, um die Landschaft kennenzulernen. Wieder andere besuchen historische Kirchen und Museen oder streifen auf der Suche nach einem bestimmten Sammelobjekt oder Souvenir durch die Läden. Was tun Sie?

Setzen Sie sich regelmäßig und gezielt neuen Erfahrungen aus.

Ändern Sie bewusst Ihre Gewohnheiten: Wählen Sie ein Buch von einem Autor aus, von dem Sie noch nie etwas gelesen haben; schauen Sie sich die Werke eines unbekannten Künstlers an; schließen Sie Bekanntschaft mit einem Menschen, der nicht zu Ihrem Freundeskreis gehört.

Gewöhnen Sie sich an, einen Zusammenhang herzustellen zwischen Dingen, die nichts miteinander zu tun haben.

Haben Sie in Ihrer Garage einen interessanten Haushaltsgegenstand entdeckt? Benutzen Sie ihn für eine Aktivität. Haben Sie einen Menschen mit ungewöhnlichen Fähigkeiten oder einem ungewöhnlichen Beruf kennengelernt? Laden Sie ihn ins Pflegeheim ein und lassen Sie ihn den Bewohnern darüber berichten.

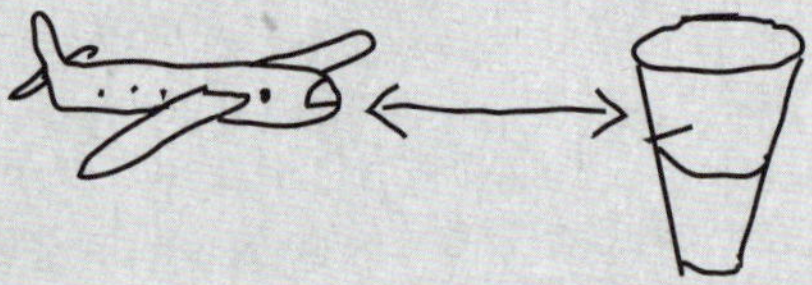

Alle folgenden Ressourcen stehen immer zur Verfügung und können für Aktivitäten genutzt werden:

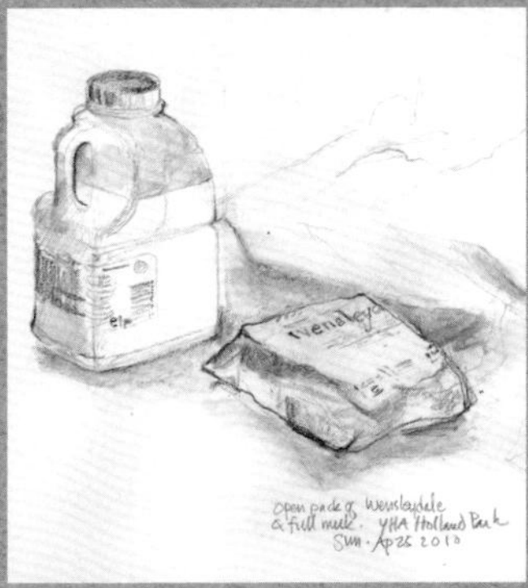

SIE SELBST

Ihre Kultur, Familie, Geschichten, Erfahrungen, Arbeit und Reisen

DIE UNMITTELBARE UMGEBUNG

Geschichte, Anekdoten, lokale Ereignisse, landschaftliche Besonderheiten

MATERIALIEN/GEGENSTÄNDE

Gebrauchte, antike Gegenstände, wiederverwertbare Zeitschriften usw.

Skizzen aus einem Reisetagebuch

FREUNDE

Bringen Sie Freunde mit einem interessanten Beruf mit und befragen Sie sie, oder laden Sie einen Geschichtenerzähler, Musiker, Dichter oder Masseur ein und lassen Sie ihn den Heimbewohnern von seiner Arbeit berichten.

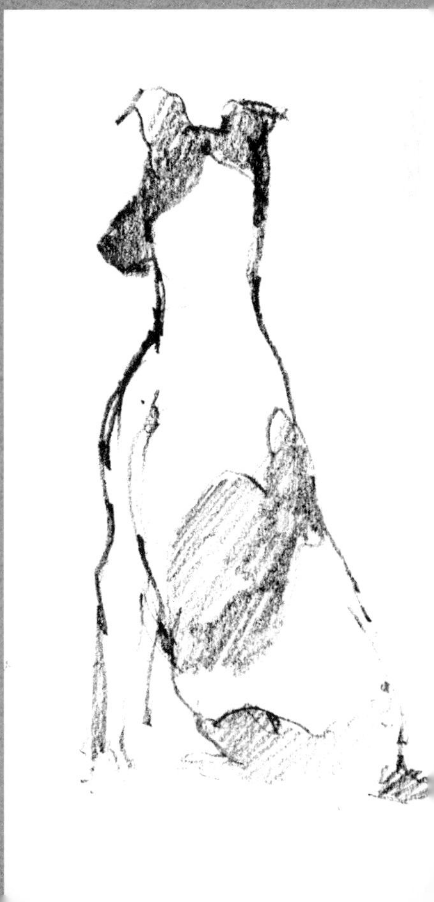

KATALOGE

Gartengeräte, Kunstwerke (gut für Collagen geeignet), Haushaltartikel, Autoteile, Kleidung, Möbel

DER AUGENBLICK

Atmosphäre, Jahreszeit, Urlaub, Tageszeit, lokale Ereignisse, historische Ereignisse, andere Menschen

BEGEGNUNGEN/MENSCHEN

frühere Begegnungen, ihre Kleidung, ihre Stimmung, Wörter, Gesten

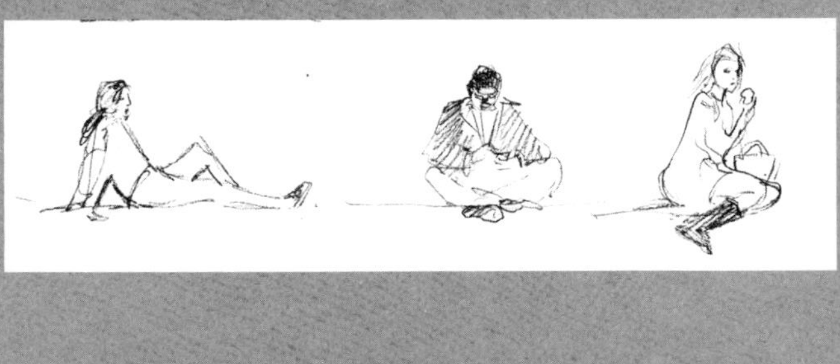

EIN NOTIZBUCH FÜR IDEEN FÜHREN

EINE MÖGLICHKEIT, IDEEN ZU ENTWICKELN, BESTEHT DARIN, IHRE EINDRÜCKE IN EINEM NOTIZBUCH FESTZUHALTEN.

NEHMEN SIE ES IMMER MIT UND HALTEN SIE DARIN ALLE IDEEN UND ERLEBNISSE FEST.

SIE KÖNNEN AUCH AUSGESCHNITTENE ZITATE, BILDER ETC. EINKLEBEN.

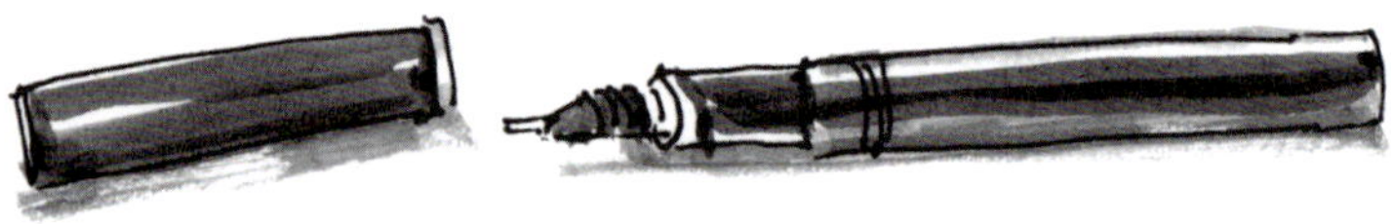

ES KOSTET NICHT VIEL ZUSÄTZLICHE ZEIT.

Am Ende haben Sie ein mit persönlichen Eindrücken gefülltes Buch. Beim Durchblättern werden die ehemals vagen Ideen konkrete Formen annehmen, die geprüft, sortiert und verändert werden können.

DIESES MATERIAL IST EINE FUNDGRUBE FÜR NEUE IDEEN, DIE AUCH AUF ANDERE LEBENSBEREICHE ÜBERTRAGEN WERDEN KÖNNEN. *

*Einige Zitate & Skizzen in diesem Buch stammen aus meinem Notizbuch

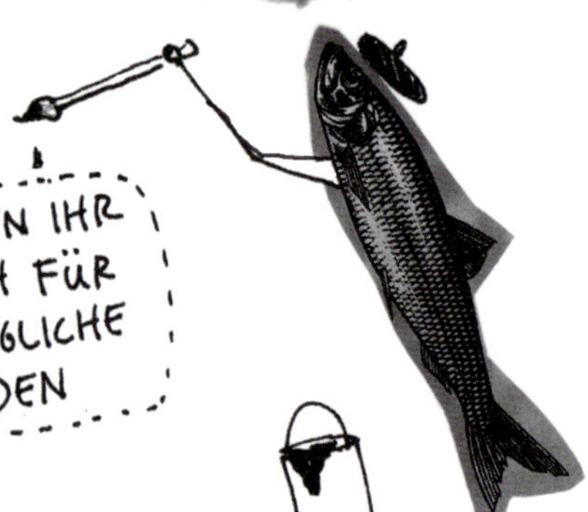

SIE KÖNNEN IHR NOTIZBUCH FÜR ALLES MÖGLICHE VERWENDEN

SIE KÖNNEN IHR NOTIZBUCH NUR FÜR SICH BEHALTEN ODER ES MIT ANDEREN TEILEN. IN BEIDEN FÄLLEN SOLLTEN SIE WISSEN:

Die Aufzeichnungen von Künstlern und anderen kreativen Menschen sind meistens ziemlich unordentlich.

PERFEKTION ist keine Voraussetzung für KREATIVITÄT. Sie kann den spontanen Ausdruck sogar hemmen!

SOLLTEN SIE ANSCHAULICHE DARSTELLUNGS-MÖGLICHKEITEN BEVORZUGEN

HALTEN SIE IHRE EINDRÜCKE IN FORM VON SKIZZEN & COLLAGEN FEST UND **PROBIEREN** SIE VERSCHIEDENE MÖGLICHKEITEN AUS WÖRTER ZU ZEICHNEN (oder hervorzuheben). BEISPIELE FINDEN SIE HIER.

DONDERDAG · THURSDAY · JEUDI 27

EIN NOTIZBUCH FÜR IDEEN FÖRDERT DAS KREATIVE DENKEN. IDEEN ENTSTEHEN DORT, WO ETWAS GETAN WIRD – ARBEIT ODER SPIEL SETZEN KREATIVES POTENZIAL FREI.

FANGEN SIE EINFACH IRGENDWO AN!

Dies sind alles Aktivitäten, die hauptsächlich von der rechten Hirnhälfte gesteuert werden – der logischen, können Sie einwenden. Wenn eine kritische innere Stimme Ihnen sagt, dass Ihre Zeichnungen blöde sind oder dass Sie nicht schreiben können oder dass alles nur Zeitverschwendung ist, sagen Sie ihr,

SIE SOLL ABHAUEN!

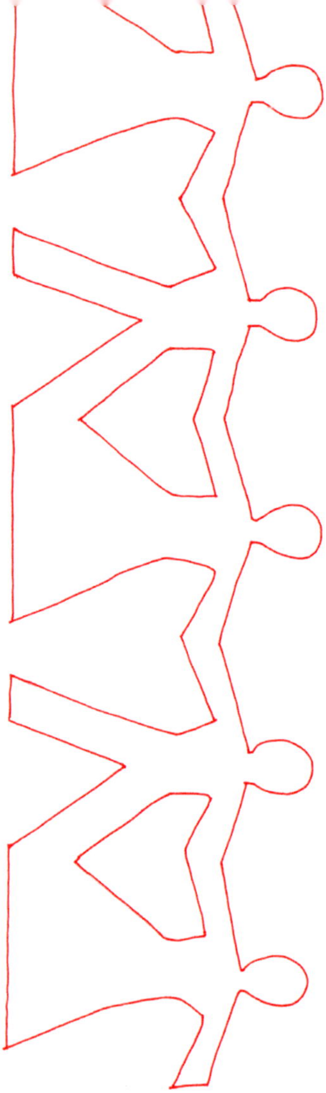

Weitere Möglichkeiten, Ideen zu entwickeln

Beginnen Sie mit einer Idee für eine Aktivität, zum Beispiel eine Papierpuppe machen.
Denken Sie sich drei Variationen aus.
Dann denken Sie sich zehn weitere aus.

So entwickeln Sie noch mehr Ideen:

Variieren
Sie haben mehrere Möglichkeiten, etwas zu verändern, zum Beispiel: Malen Sie die Puppe mit Farbe anstatt mit Farbstiften an, benutzen Sie die Kleidung für eine Collage und verwenden Sie verschiedene Materialien, zum Beispiel handgeschöpftes, durchscheinendes Japanpapier, um Kleidergewebe zu erzeugen.

Recherchieren
Lassen Sie sich von Vergleichsobjekte inspirieren: Schlagen Sie Landestrachten aus verschiedenen Kulturen oder Figuren aus Märchenbüchern nach.
Suchen Sie in Museen oder Kunstgalerien nach Anregungen.
Stöbern Sie in Kunst-, Hobby- und Billigläden nach speziellen Materialien: Pailletten, Glitzerschmuck, Bänder.

Die Perspektive wechseln
Stellen Sie konventionelle Denkmuster in Frage:

Die «So haben wir es immer schon gemacht»-Kiste

- Fragen Sie einen Experten auf einem anderen Gebiet nach Ideen:
  - einen Ingenieur
  - einen Arzt
  - einen Tischler
- Verändern Sie das Geschlecht der Puppe.
- Verändern Sie die Art der Puppe.
- Verändern Sie den Maßstab. Fertigen Sie zum Beispiel eine lebensgroße Puppe nach den Umrissen des Körpers eines Heimbewohners an.
- Schauen Sie sich die Ergebnisse von Leuten an, die «es falsch gemacht» haben – Fehler können die Wahrnehmung verändern (s. «Samy»).

Jede Art von kreativem Denken ist exploratorisch und ergebnisoffen.

Die Triebfeder des kreativen Denkens ist Wissbegier, die Frage: «Was ist, wenn …?» Was ist, wenn ich dieses oder jenes ausprobiere? Was passiert dann?

Kreatives Denken bedeutet auch, akzeptieren zu lernen, dass Fehler wichtig und Teil des kreativen Prozesses sind. Oft sind es gerade die Fehler, Ungereimtheiten und «Misserfolge», die uns zwingen, konventionelle Denkmuster aufzugeben und Neues zu wagen.

Sobald Sie diese Denk- und Arbeitsweise verinnerlicht haben, werden Sie Zusammenhänge mit den für Sie wichtigen Überzeugungen oder Fragen entdecken. Sie werden einen Grundstock von Ideen und (visuellen) Eindrücken entwickeln, die absolut authentisch sind. Die meisten Künstler leben die ganze Zeit in diesem Modus, und er bereichert ihren Alltag auf unerwartete Weisen.

Es gibt unzählige Möglichkeiten, Ihr kreatives Denkvermögen zu entwickeln. Dazu gehören unter anderem Brainstorming, Visualisierung und assoziatives Denken. In Büchern und im Internet finden Sie eine Fülle von Informationen zu diesem Thema. Ich empfehle als Einstieg «How to Be an Explorer of The World» (2008) von Keri Smith oder «Wreck This Journal», ebenfalls von Keri Smith (2007). Mehr Informationen finden Sie am Ende dieses Buches im Abschnitt *Ergänzende Literatur und Links*, S. 187.

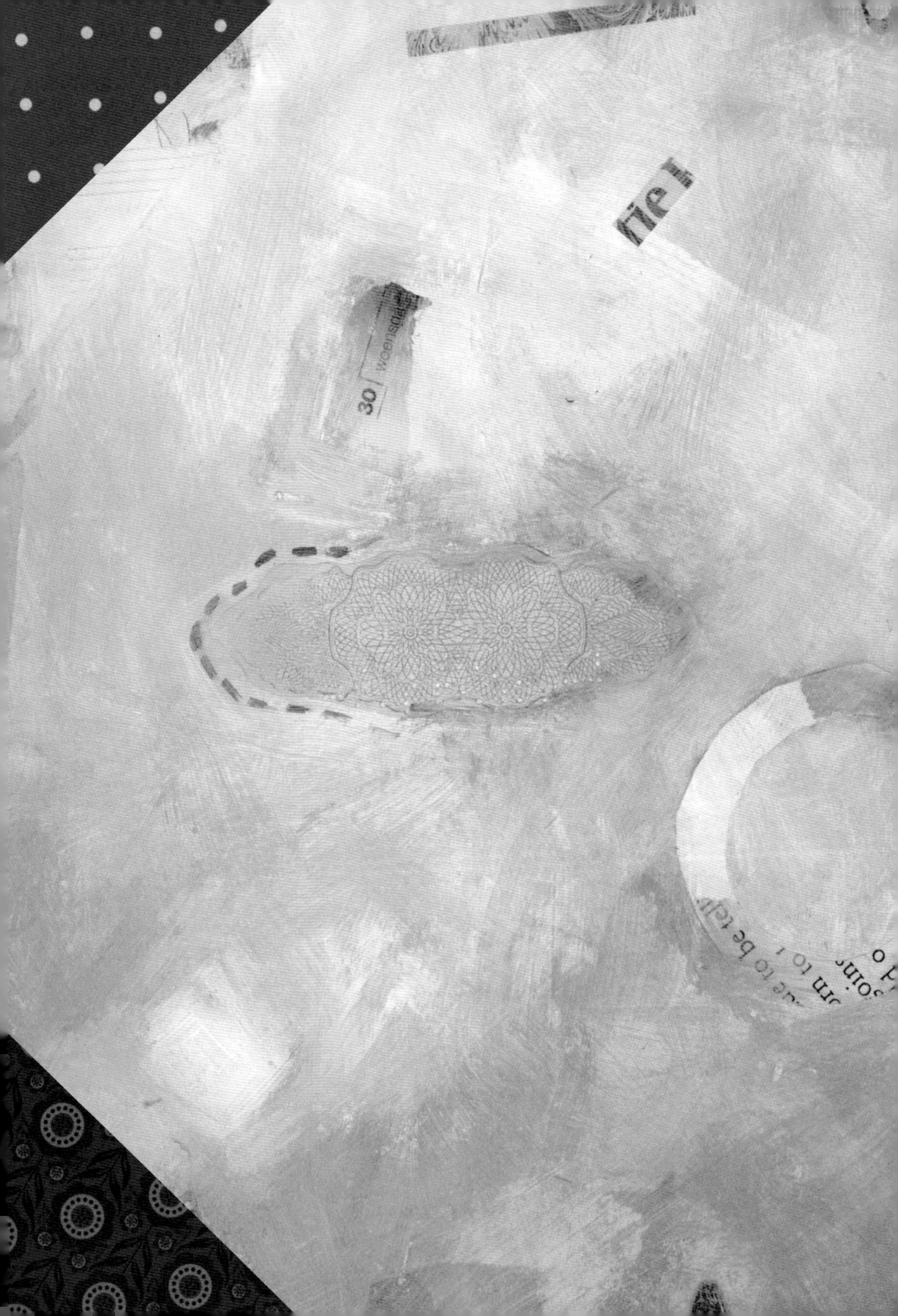

Wichtiges zum Thema Aktivitäten

Bei zu vielen Ideen fällt die Auswahl manchmal schwer. Um die Wahlmöglichkeiten einzuschränken, sind viele Informationen in diesem Buch mit Hinweisen auf den *Wegweiser* (S. 180) am Ende des Buches versehen, wo die einzelnen Aktivitäten nach Kategorien geordnet aufgeführt sind.

Vorbereitung der Aktivität

Um eine Aktivität auszuwählen, können Sie entweder das Buch durchblättern oder unter *Aktivitäten im Überblick* (S. 184) respektive *Wegweiser* (S. 180) nachschauen. Suchen Sie sich eine einfache Aktivität aus, die Ihnen gefällt und nicht viel Vorbereitung braucht. Lesen Sie die Beschreibung der Aktivität und stellen Sie sich die Durchführung mit der Person vor, für die Sie die Aktivität gedacht haben. Wenn Sie mögen, machen Sie eigene Notizen. Dann überlegen Sie sich Alternativen (Plan B) für den Fall, dass die Person zu dem vorgesehenen Zeitpunkt nicht in der Lage oder in der Stimmung ist, an der Aktivität teilzunehmen. (s. Mindmap S. 65).

Wenn Sie ankommen

Stellen Sie sich vor, begrüßen Sie die Person, schätzen Sie die Situation ein und entscheiden Sie dann, ob die Aktivität angemessen ist.

Haben Sie beispielsweise vor, die Gedanken der Person während des Gesprächs aufzuschreiben, beginnen Sie das Gespräch. Schauen Sie, was passiert, und wenn Sie den Eindruck haben, dass die Person nicht bei der Sache ist, ist es vielleicht besser, spazieren zu gehen und das Gespräch beim Spaziergang fortzusetzen oder sich für Plan B zu entscheiden.

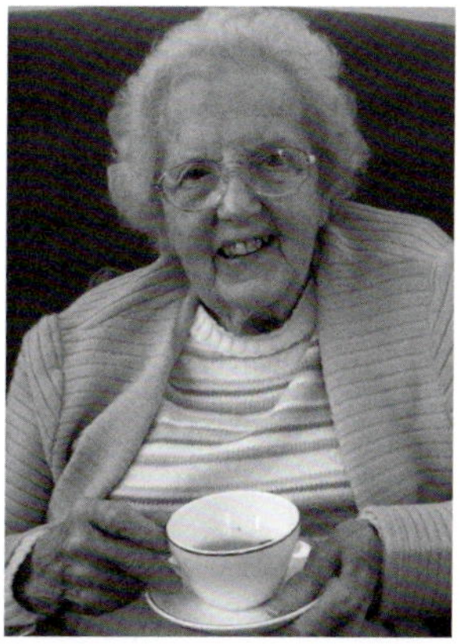

Dauer der Aktivität

Die Aktivität kann so lange dauern, wie die Person interessiert ist und mitarbeitet. Möglicherweise müssen Sie die Aktivität oder das Tempo öfter verändern.
Bedenken Sie, dass schon fünf Minuten des Mitmachens ein Erfolg sind und ein einziger Moment, in dem bewusster Kontakt stattfindet, den Tag einer Person positiv verändern kann.

Verabschiedung

Informieren Sie die Person fünf bis zehn Minuten bevor Sie gehen müssen, dass Sie sie bald verlassen werden, und wiederholen Sie es mehrmals. Beenden Sie die Aktivität schrittweise: Räumen Sie gegebenenfalls die Materialien weg. Dann lenken Sie die Aufmerksamkeit der Person von der Arbeit ab und machen sich zügig, aber ruhig auf den Weg. Ist die Person immer noch beschäftigt und Sie wollen sie nicht unterbrechen, können Sie vielleicht jemand anderen bitten, für Sie weiterzumachen.
Bedenken Sie jedoch, dass die Aktivität «etwas ist, das zwischen Ihnen und der Person stattfindet» (Byers 1995), und Ihre Abwesenheit zur Folge haben kann, dass die Aktivität verändert oder beendet wird.

Auswertung

Überlegen Sie, was Sie in der Zeit unternommen und welche Gefühle Sie bei sich und Ihrem Gegenüber wahrgenommen haben.
Notieren Sie auch Positives und Negatives.
Ein Beispiel: Papierblume basteln. Die Person hat sich für die Farbe des Seidenpapiers interessiert, aber nicht für die praktische Arbeit. Vielleicht wäre eine Aktivität wie Bilder in Zeitschriften anschauen und ein Gespräch über Farben oder eine Collage zu einer Farbe «erfolgreicher» gewesen. Falls die Person nicht mitarbeiten kann, können Sie ihr einen Papierblumenstrauß basteln – bei jedem Besuch eine oder zwei Blumen.

Die Mindmap auf der folgenden Seite beinhaltet auch Aktivitäten für einen alternativen Plan B.

ursprünglicher Plan → HANDWERKLICHE AKTIVITÄT: TISCHDEKORATION BASTELN

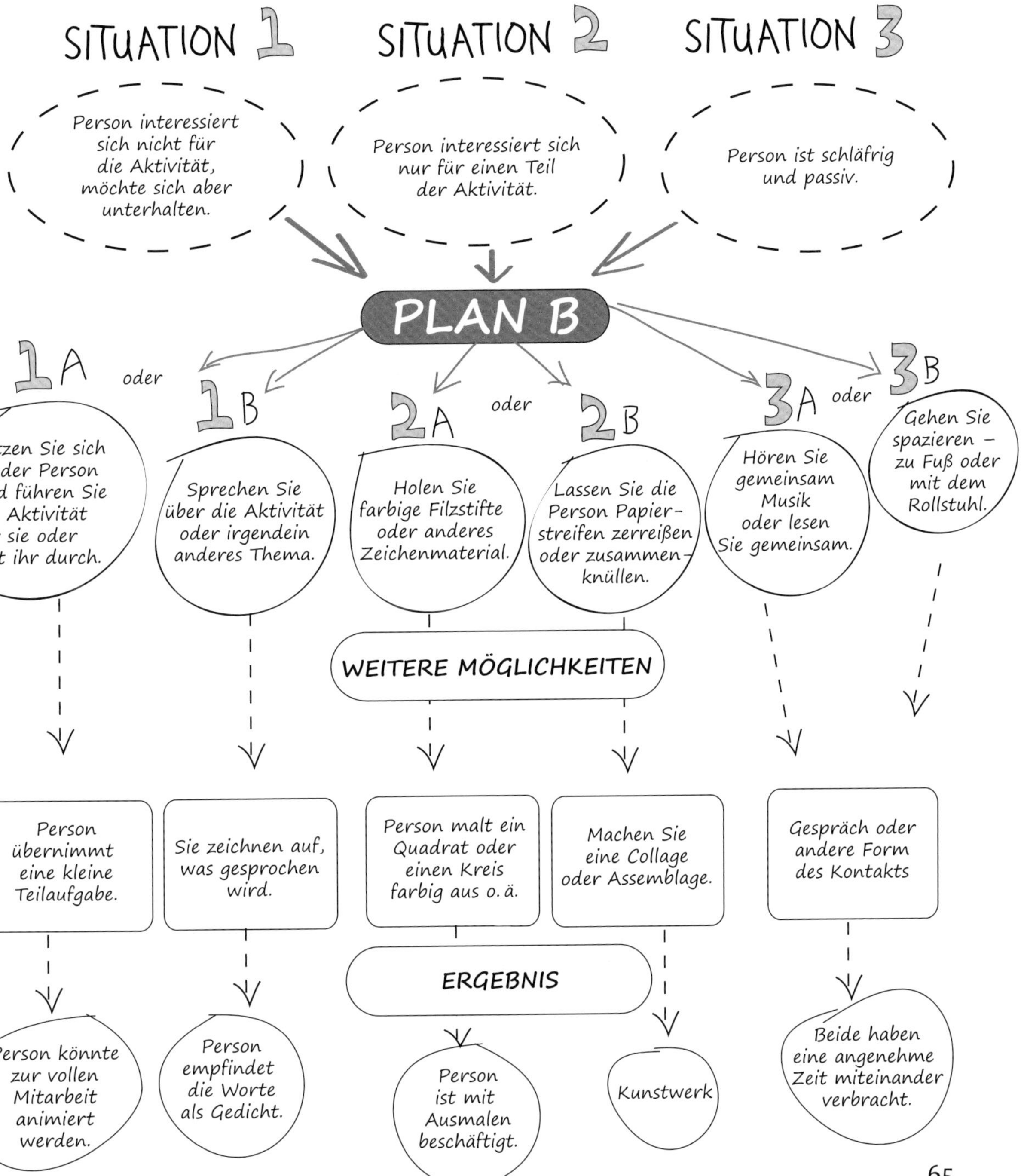

Materialien und Utensilien

Die Teile 3 *Eigene Aktivitäten entwickeln* und 4 *Handbuch der 100 Aktivitäten* enthalten viele Aktivitäten aus dem Bereich der bildenden Kunst. Ich habe mich bemüht, alltägliche Utensilien und Materialien zu verwenden, damit Sie keine besonderen anschaffen müssen. Für viele der hier vorgeschlagenen Aktivitäten werden lediglich Stifte, Papier, Klebstoff und eine Schere gebraucht.

Hinweis: Die Angabe g (Gramm) bezieht sich auf die Stärke des Papiers und nicht auf die Menge. Normales weißes Papier ist 80 g/m^2 schwer, 160 g/m^2 schweres ist stärker.

Vorschlag für die **Grundausstattung**, die Sie entweder im Heim lassen oder bei jedem Besuch mitbringen können:

- zwei oder drei Bleistifte
- Schere
- Klebestift
- Papier, weiß und farbig, leichtes Papier und Kartonpapier
- Origami-Papier
- farbige Filzstifte oder Buntstifte

Ich benutze eine große durchsichtige Kosmetiktasche für die Aufbewahrung und den Transport meiner Grundausstattung.

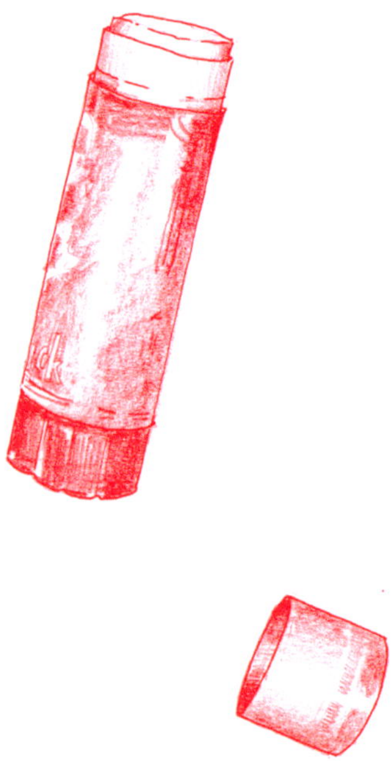

Auch **zusätzliche Utensilien/Materialien** können nützlich sein:

- Eine Ahle – zum Lochen von Papier und Pappe. Eine T-Nadel oder die Spitze eines Wurfpfeils erfüllen den gleichen Zweck.
- dünner Draht für Papierblumen
- dicker Draht für Mobiles
- verschiedene Bänder
- farbiges Seidenpapier für Blumen und Collagen
- Kompass
- Plastikschnur oder -kordel

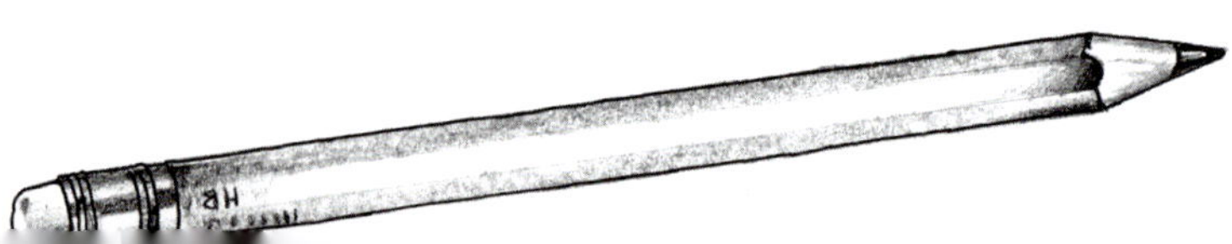

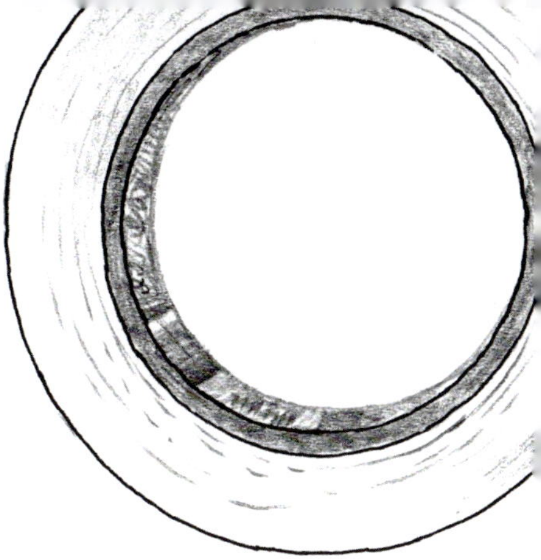

Abdeckband
Stickgarn
Sortiment farbiges Kartonpapier im Format A4 (160 g/m2)
Sortiment farbiges Papier im Format A4 (80 g/m2)
selbstklebendes Dekorpapier – Silber-, Glitzer- oder farbig glänzend
breite Fenster- oder Tafelmalstifte (abwaschbar)
Satz Filzstifte mit breiter Spitze zum Zeichnen

Materialien zum Sammeln, die **wenig oder gar nichts kosten**:
Stoffreste
alte Zeitschriften für Collagen
Deckel von Konservengläsern, um Kreise zu zeichnen
getrocknete und gepresste Blumen und Blätter für Collagen und Mobiles
große Holz- und Glasperlen aus altem Schmuck
flacher, harter, durchsichtiger Kunststoff aus Verpackungsmaterial
alte Kartons zum Zerschneiden für Schablonen
gebrauchtes Geschenkpapier und Bänder für Collagen
alte Tapeten und Farbmusterkarten für Collagen
alte CDs für Mobiles – sie reflektieren das Licht sehr schön
Kappen von Plastikflaschen und Öffner für das Tastobjekt auf S. 116
röhrenförmige Versandbehälter aus Pappe

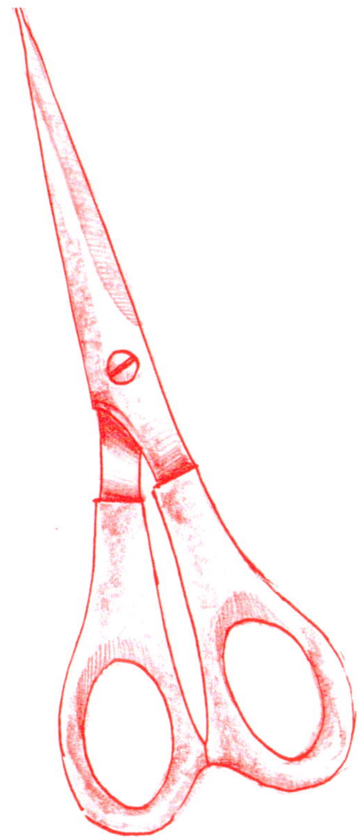

Tipps für die Herstellung eines Whiteboards: Lassen Sie ein weißes A4-Blatt (210 mm × 297 mm), 160 g/m^2, in einer Druckerei mit dickem Kunststoff laminieren und kaufen Sie einen Whiteboard-Stift. Fertig ist die Mini-Zeichentafel, auf der die Leute zeichnen können. Die Bilder lassen sich mit einem weichen Tuch leicht abwischen. Wollen Sie das Bild behalten, können Sie es fotokopieren.
Ein Whiteboard-Projekt finden Sie auf S. 151.

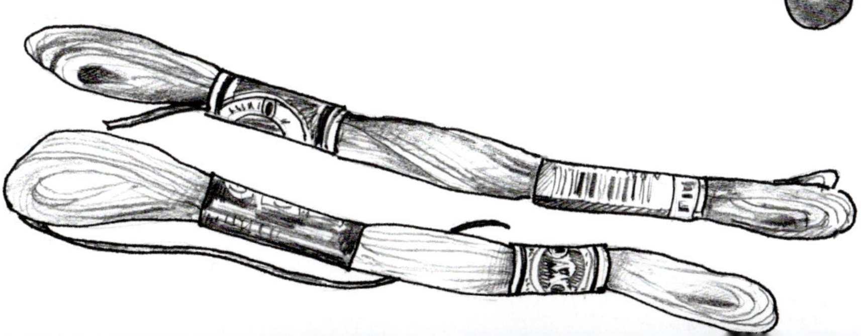

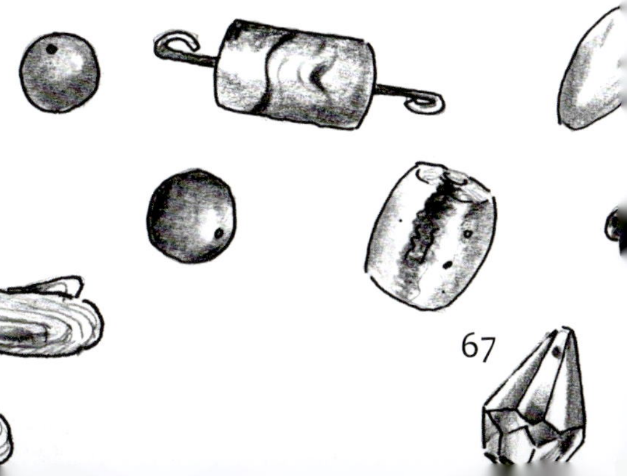

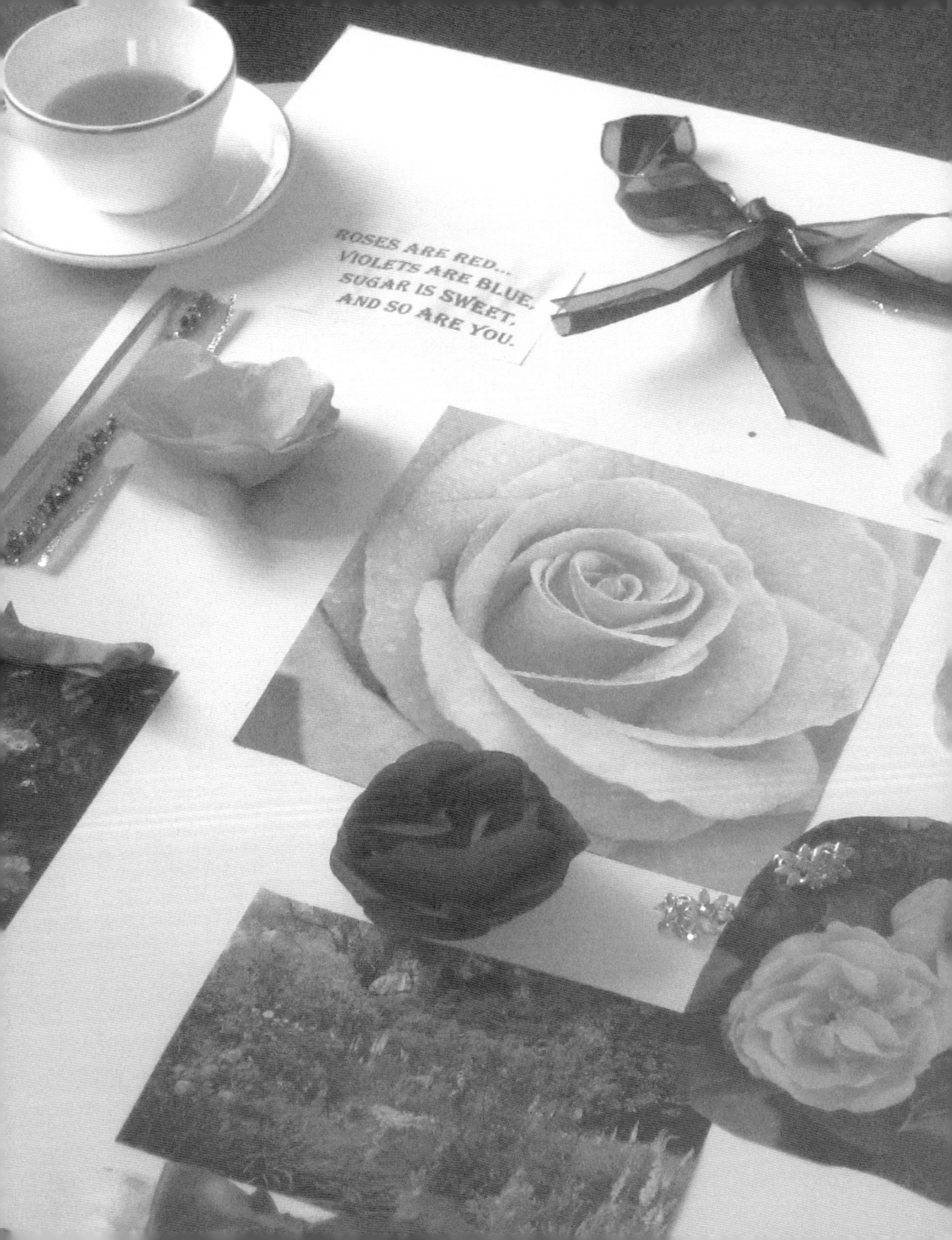
ROSES ARE RED...
VIOLETS ARE BLUE,
SUGAR IS SWEET,
AND SO ARE YOU.

3

EIGENE AKTIVITÄTEN ENTWICKELN

Einführung in diesen Teil und in die Durchführung der Aktivitäten

Der folgende Teil umfasst zehn Kapitel, die alle ein anderes Thema haben, z. B.: *Kochen, Speisen und essen*; *Spiele*; *Ihre Geschichte, ihr Leben* usw.

Das Buch soll Sie in die Lage versetzen, selbst Ideen zu entwickeln, die auf Ihre jeweilige Situation zugeschnitten sind. Daher sind in den einzelnen Kapiteln keine Aktivitäten aufgelistet. Die Kapitel sind gegliedert in eine kurze Einführung und einen Übungsteil, damit Sie die Gelegenheit haben, selbst Aktivitäten für die jeweilige Kategorie zu entwickeln.
Die Übungen sind das Herzstück dieses Buches, und damit Sie optimal davon profitieren können, empfehle ich Ihnen, wenigsten einige der in den einzelnen Kapiteln enthaltenen Übungen zu machen. Die eine oder andere Übung liefert Ihnen vielleicht Anregungen für eigene Ideen. Schreiben Sie diese bitte auch auf.

Tipps für die Durchführung der Übungen

Beim **Brainstorming** werden spontane Einfälle, auch scheinbar abwegige, gesammelt und zu einem späteren Zeitpunkt ausgewertet. Das Ziel ist, innerhalb kurzer Zeit möglichst viele Ideen zusammenzutragen. Notieren Sie alles, was Ihnen spontan in den Sinn kommt, ohne weiter darüber nachzudenken.
Halten Sie für diese Methode viel Schmierpapier bereit. Die besten Ideen können Sie später auswählen.
Wenn Sie zu zweit oder zu dritt arbeiten, haben Sie eine solide Grundlage für die Entwicklung von Ideen.

Wählen Sie ein Thema aus und formulieren Sie es klar und deutlich, etwa so: «Was kann man verändern, damit die Heimbewohner die Mahlzeiten genießen?»

Regeln für das Brainstorming

«Werfen» Sie alle spontanen Einfälle «auf den Tisch», ohne darüber nachzudenken. Später können Sie sie auf ihre Tauglichkeit hin überprüfen. Zunächst gilt jedoch: Je verrückter die Einfälle sind, desto größer ist die Chance, einen kreativen und unkonventionellen Ansatz zu entwickeln.

Beispiel einer Ideenliste zum Thema ***Was kann man verändern, damit die Heimbewohner die Mahlzeiten genießen?***

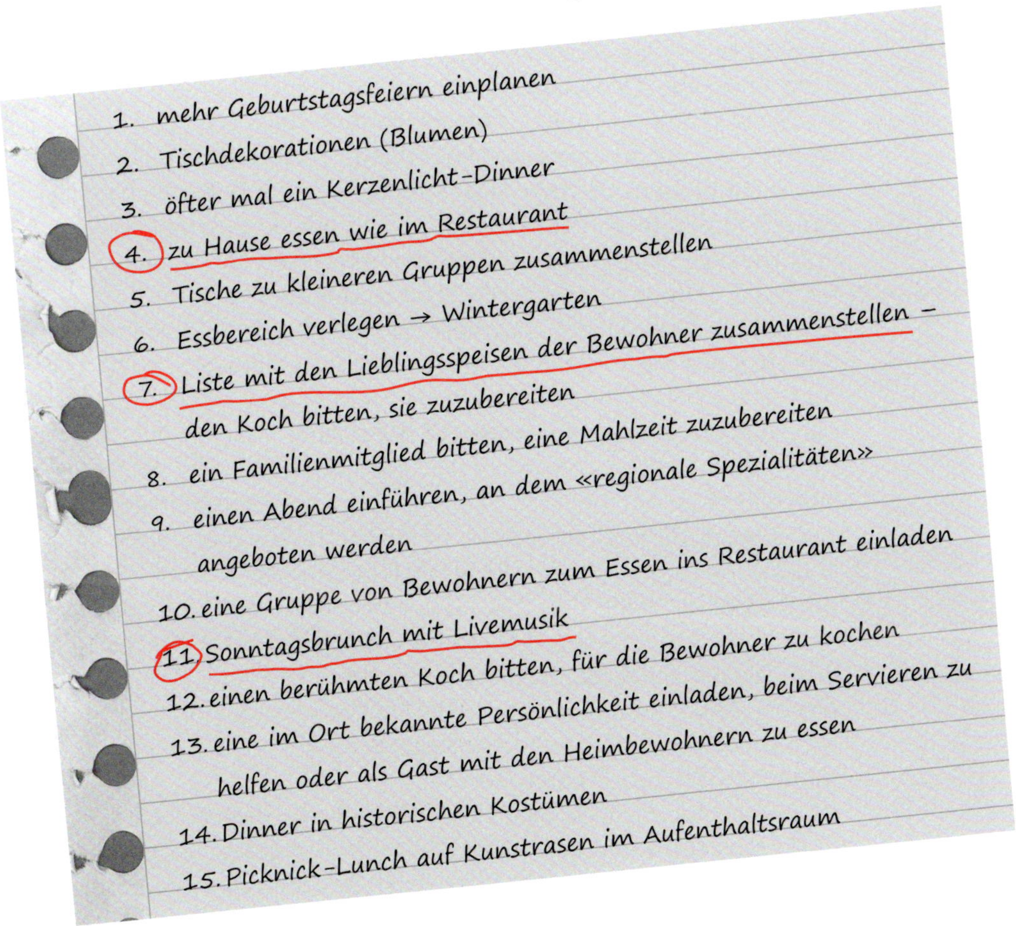

1. mehr Geburtstagsfeiern einplanen
2. Tischdekorationen (Blumen)
3. öfter mal ein Kerzenlicht-Dinner
4. zu Hause essen wie im Restaurant
5. Tische zu kleineren Gruppen zusammenstellen
6. Essbereich verlegen → Wintergarten
7. Liste mit den Lieblingsspeisen der Bewohner zusammenstellen – den Koch bitten, sie zuzubereiten
8. ein Familienmitglied bitten, eine Mahlzeit zuzubereiten
9. einen Abend einführen, an dem «regionale Spezialitäten» angeboten werden
10. eine Gruppe von Bewohnern zum Essen ins Restaurant einladen
11. Sonntagsbrunch mit Livemusik
12. einen berühmten Koch bitten, für die Bewohner zu kochen
13. eine im Ort bekannte Persönlichkeit einladen, beim Servieren zu helfen oder als Gast mit den Heimbewohnern zu essen
14. Dinner in historischen Kostümen
15. Picknick-Lunch auf Kunstrasen im Aufenthaltsraum

Wählen Sie aus dieser Liste die besten und am leichtesten umsetzbaren Ideen aus. Sie können die Ideen noch weiter in «langfristige» und «kurzfristige» gruppieren. Wenn Sie mit einer Gruppe arbeiten, legen Sie fest, wer was zu welchem Zeitpunkt macht.

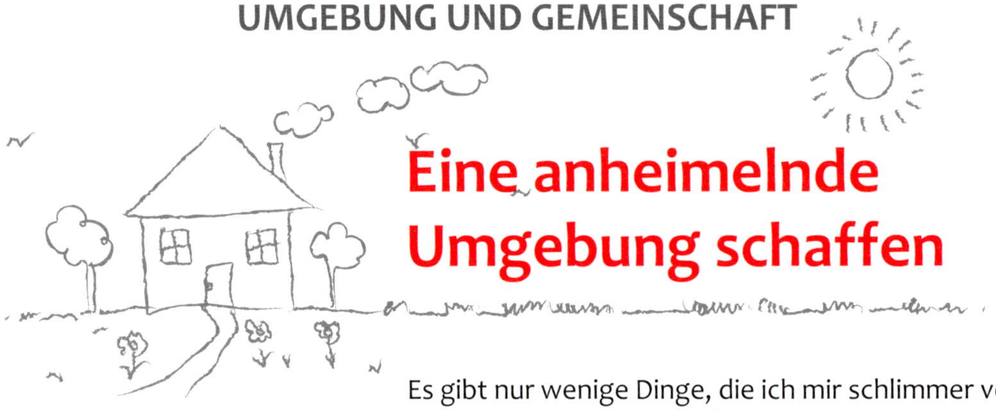

Eine anheimelnde Umgebung schaffen

Es gibt nur wenige Dinge, die ich mir schlimmer vorstelle, als unfreiwillig aus der Sicherheit und Geborgenheit meines Hauses gerissen und in einer Institution untergebracht zu werden, auf meine vertraute Umgebung verzichten zu müssen, nicht mehr in meinem Atelier werkeln zu können oder einfach nur ungestört in der Sonne zu sitzen und zu träumen. Was würden Sie am meisten vermissen, wenn Sie Ihr Zuhause für immer aufgeben müssten? Versetzen Sie sich für einen Moment in die folgende Situation: Sie sind gerade von einem Wochenende zurückgekehrt, das Sie mit Freunden verbracht haben. Während dieser Zeit mussten Sie sich an deren Zeitpläne und Tagesroutinen anpassen. Was tun Sie nach Ihrer Rückkehr zuerst?

Was haben Sie am meisten vermisst? Ihre erste Tasse Kaffee am Morgen, die Sie immer allein und in Ruhe genießen? Ihren Ehemann oder Ihre Kinder, Ihr Haustier oder Ihren Garten? Besonders für Menschen, die in Einrichtungen leben, summieren sich all diese kleinen Verluste zu einem einzigen Riesenverlust. Genau darum muss man sich kümmern und versuchen, diesen Verlust durch eine Form der Aufmerksamkeit aufzufangen, die bewirkt, dass sie sich wieder heimisch und sicher fühlen und ihr Leben einen Sinn hat.

Betreuer, die sensibilisiert sind für die Verluste, die entstehen, wenn man seine häusliche Umgebung verliert und von der Familie und der gewohnten Umgebung getrennt wird, werden versuchen, diese Verluste zu kompensieren. Schon Kleinigkeiten können einem Menschen das Gefühl vermitteln, wahrgenommen und umsorgt zu werden. Ich weiß, dass ich mich in Zeiten, wenn ich krank oder gestresst war, durch die Anwesenheit eines freundlichen Menschen nicht mehr allein, sondern gut aufgehoben und ganz gefühlt habe.

Die folgende Auflistung zeigt, was man beim Umzug von der häuslichen Umgebung in eine Einrichtung eventuell aufgibt:

- Rollen und Status innerhalb der Familie und der häuslichen Umgebung (Versorger, Mutter, Koch, Veranstalter)
- Rollen in der Nachbarschaft (Mitglied eines Komitees, Nachbar, Babysitter, Vorsitzender eines Vereins)
- Rollen am Arbeitsplatz
- Selbstständigkeit
- Privatsphäre
- Intimität
- Sex
- Haustiere
- Garten
- Hobbys
- Rückzugsmöglichkeiten
- Gemeinschaft
- Feste und Ausflüge mit der Familie.

Überlegen Sie, was Sie tun könnten, damit ein Heimbewohner sich in der Einrichtung heimisch fühlt. Gibt es eine Möglichkeit, seine Bedürfnisse über jene der Einrichtung zu stellen? Lesen Sie *Wann gibt es Frühstück? Wann immer Sie wollen!* (S. 79). Wenn Sie einem Heimbewohner erlauben, bei der Zubereitung der Mahlzeiten zu helfen, die Möbel zu wachsen oder sich um die Pflanzen zu kümmern, geben Sie seinem Leben wieder einen Sinn.

Ein Arzt in einem Pflegeheim sagte mir, er ermutige Familien und Freunde der Heimbewohner, gewohnte Aktivitäten beizubehalten, sie aber nach Möglichkeit ins Heim zu verlegen.

Ein Beispiel:
Der Bridgeclub eines Heimbewohners traf sich wie gewohnt jede Woche, aber im Aufenthaltsraum des Heims. Der Heimbewohner konnte zwar nicht mehr mitspielen, genoss aber die angenehme Gesellschaft, die Snacks, die Späße und den kameradschaftlichen Umgang mit den Freunden.

Übungen

1. Welche einfachen Veränderungen der unmittelbaren Umgebung könnten dazu beitragen, dass die Heimbewohner sich wohler fühlen? (Tipp: Räume, die von mehr als einer Person bewohnt werden, mit einer Zwischenwand oder einem Vorhang ausstatten, damit die Privatsphäre gewahrt bleibt.)
2. In Pflegeheimen kommt es häufig vor, dass etwas gestohlen wird oder dass andere Heimbewohner einfach hereinkommen und Dinge mitnehmen, die anderen gehören. Überlegen Sie sich drei Möglichkeiten, wie man sicherstellen kann, dass sich die Heimbewohner dennoch mit vertrauten Gegenständen umgeben können. (Tipp: Dinge, die leicht mitgenommen werden können, an der Wand oder am Tisch befestigen.)
3. Schenken Sie den Heimbewohnern «einen Tag Auszeit». Vielleicht möchten einige ihren Schlafanzug anbehalten, bequeme Kleidung tragen oder den ganzen Morgen im Bett bleiben. Frauen würden vielleicht gerne mal auf ihre Strümpfe und engen Schuhe verzichten. Auf welche anderen Dinge würden die Heimbewohner vielleicht sonst noch gerne *verzichten*?
4. Finden Sie heraus, was ein Heimbewohner am meisten vermisst. Helfen Sie ihm gegebenenfalls mit Bildern, sprechen Sie über das Thema und versuchen Sie nach Möglichkeit, seine Wünsche zu erfüllen. (Tipp: Bringen Sie ein Haustier oder Kinder zu Besuch mit, gehen Sie mit der Person öfter mal nach draußen.)
5. Denken Sie sich fünf Möglichkeiten aus, wie die Privatsphäre der Heimbewohner besser geschützt werden kann. (Tipp: An die Tür des Schlafzimmer klopfen, bevor Sie den Raum betreten. Immer.)
6. Haben Sie das Gefühl, dass ein Heimbewohner/eine Heimbewohnerin Intimität vermisst? Vermisst er/sie sexuelle Intimität, überlegen Sie, ob es außerhalb des Heims einen Ort gibt, wo er/sie mit seiner Partnerin/ihrem Partner allein sein kann.
   Vermisst die Person Zuneigung, können Kuscheln, Berührungen oder Spaß machen Abhilfe schaffen. Schreiben Sie drei Möglichkeiten auf, wie Sie mehr Gelegenheit für Intimität bieten können. (Tipp: Ein wohliges Schaumbad oder eine Massage.)
7. Wie können Sie die Souveränität der Heimbewohner stärken? Sie könnten ihnen bestimmte Aufgaben übertragen, wie z. B. Vorräte kontrollieren, Telefonanrufe entgegennehmen, anderen Heimbewohnern helfen oder die Mitarbeiter informieren, wenn jemand kommt oder geht. Sie könnten sie auch an der Auswahl von Musik, Fernsehprogrammen, Aktivitäten oder Speisen beteiligen.

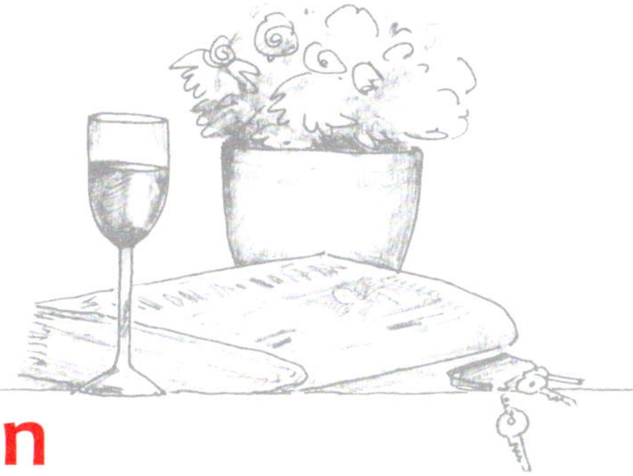

Alltägliche Momente zu etwas Besonderem machen

Wenn die Gesellschaft den Menschen ihr Zuhause und ihre gewohnte Umgebung nimmt und sie in Pflegeheimen unterbringt, nimmt sie ihnen auch vertraute Rollen, tägliche Rituale und Strukturen, die ihrem Leben Halt geben. Absurderweise müssen wir uns dann «Aktivitäten» ausdenken, die dieses Vakuum wieder füllen.

Ausflüge, Veranstaltungen im Heim und andere festliche Anlässe sind sicher schön, aber wir müssen uns gar nicht so viel Mühe machen, um sinnvolle Aktivitäten zu entwickeln.

Gerade Betreuer können viel für die Verbesserung der Lebensqualität von Heimbewohnern tun, indem sie ganz bei ihnen sind und achtsam auf ihre Bedürfnisse eingehen.

Wenn Sie mit Ihren Gedanken völlig bei der Sache sind und Ihre eigenen schöpferischen Ressourcen nutzen, kann die tägliche Pflege für beide Seiten zu einem echten Vergnügen und zu einer positiven Erfahrung werden.

Ein Beispiel:
Die Betreuerin weiß, dass bis 10:00 Uhr sieben Patienten angezogen sein müssen.
Sie begrüßt alle Heimbewohner einzeln, erspürt ihre Stimmung und ihre aktuellen Bedürfnisse, fragt, wie sie geschlafen haben, und erzählt, dass ihre Kinder heute Morgen schon früh aufgewacht sind. Sie nimmt sich zwei Minuten länger Zeit, um Frau C. die Hände mit Handcreme einzureiben, und verbreitet durch ihre ruhige Gegenwart eine angenehme und herzliche Atmosphäre. Sie schaut Frau C. an, und die alte Dame streckt die Hand aus, berührt die Wange der Betreuerin und sagt: «Braves Mädchen.»

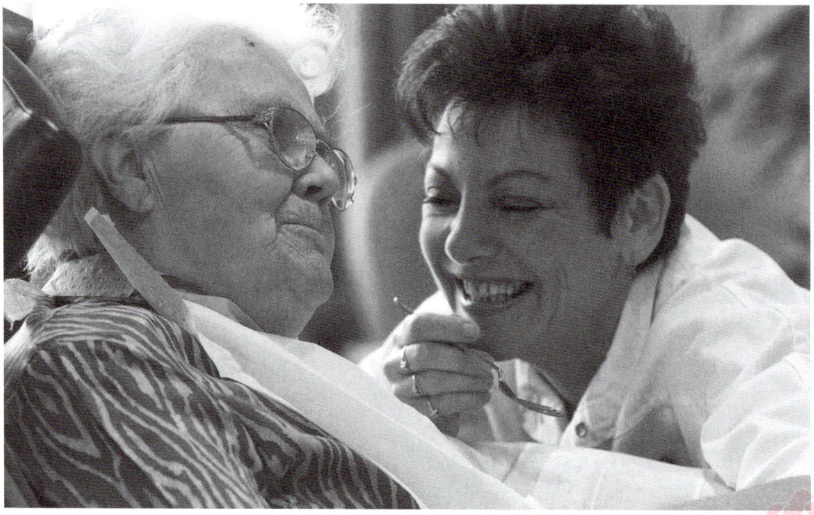

Die Betreuerin erlebt ähnliche Situationen auch mit anderen Patienten, begegnet kaum «schwierigem» Verhalten und hat gegen 10:00 Uhr alle morgendlichen Aufgaben erledigt. Sie fühlt sich frisch und gestärkt. Dabei hat sie alles in allem vielleicht drei bis vier Minuten länger gebraucht.
Ich weiß, dass jede Betreuerin auch unangenehme Aufgaben zu erledigen hat und schwierigem Verhalten begegnet, doch oft wirkt sich die Art, mit der sie den Menschen begegnet, positiv auf die Situation aus, und je weniger Stress entsteht, desto besser.
Alltägliche Momente zu etwas Besonderem zu machen, ist eine kreative Leistung, eine Art, im Leben zu stehen und mit ihm umzugehen, die immer wieder Neues offenbart. Es ist ein achtsames, spielerisches Verhalten, das nicht nur während der Arbeit, sondern überall praktiziert werden kann. Es eröffnet Ihnen alle Möglichkeiten, sich auszudrücken und gleichzeitig mit der Welt und den Menschen in Ihrer Umgebung liebevoller umzugehen. Sie reagieren spontaner: Sie pflücken auf dem Weg zur Arbeit eine Blume für einen bestimmten Heimbewohner oder Sie kaufen auf dem Flohmarkt eine kleine antike Puppe für eine Frau, die Sie betreuen.
Was wäre, wenn Kreativität zum ständigen Begleiter Ihrer täglichen Arbeit würde? Die folgenden Übungen führen in diese Richtung. Die Lösungen sind «einfach» und «kosten wenig».

Übungen

1. Listen Sie drei Möglichkeiten auf, wie Sie ein Frühstückstablett oder einen Mittagstisch mit einfachen Mitteln schmücken können.
2. Denken Sie sich drei Möglichkeiten aus, wie Schminken oder Rasieren zu einem besonderen Erlebnis werden.
3. Worüber können Sie sprechen, während Sie jemanden anziehen? (Tipp: Lieblingsfarben, Uniformen für die verschiedenen Berufe.)
4. Denken Sie sich drei Möglichkeiten aus, wie Sie jemandem den Tag mit Aromatherapieölen verschönern können.
5. Wie können Sie Musik einsetzen, um die täglichen Aufgaben angenehmer zu machen?
6. Denken Sie sich drei Möglichkeiten aus, wie Sie eine Ihrer langweiligsten Aufgaben angenehmer gestalten können. (Tipp: Füllen Sie Wasser in eine kleine Sprühflasche und geben Sie einige Tropfen Rosenöl oder irgendein anderes ätherisches Öl hinzu – so haben Sie ein wohlriechendes Raumspray auf natürlicher Basis.)
7. Bringen Sie den Bewohnern die Natur näher, indem Sie mit ihnen im Haus Gartenarbeiten verrichten, spazieren gehen oder Blumen schneiden.

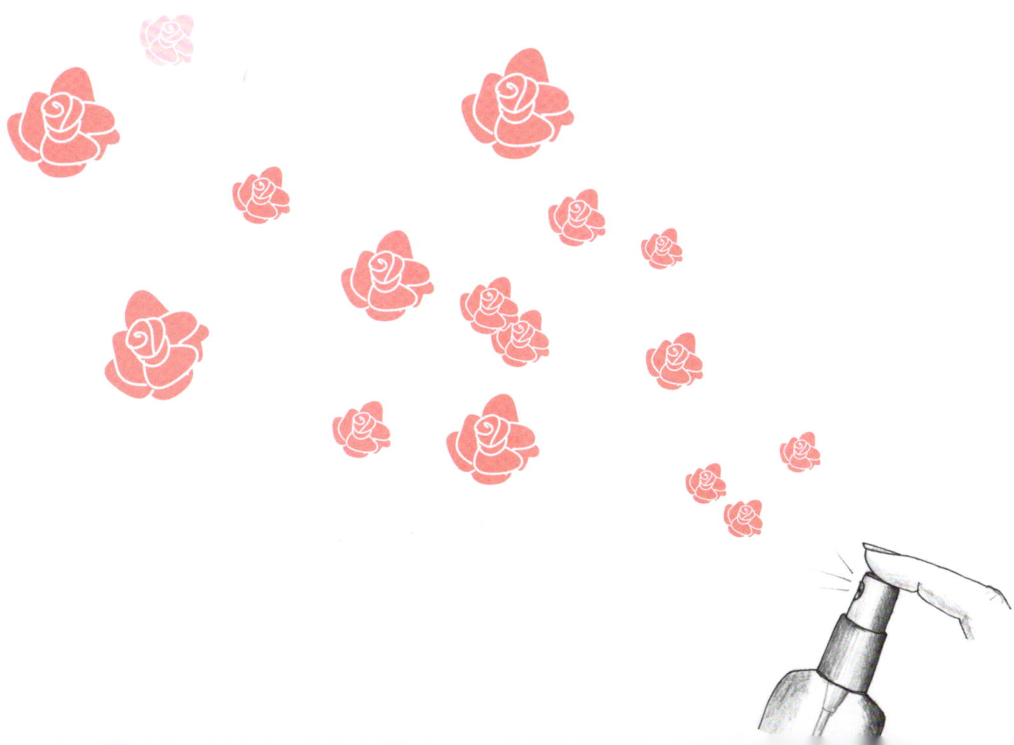

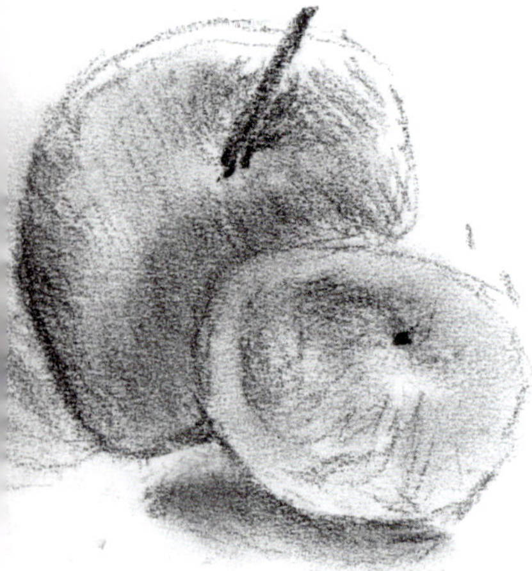

Kochen, Speisen und essen

Frau M. fühlte sich nicht wohl. Von den Mitarbeitern erfuhr ich, dass sie sich seit Tagen weigerte, Nahrung oder Flüssigkeit zu sich zu nehmen. Man hatte ihr Bett in den Familienraum gerollt, damit sie etwas Gesellschaft hatte. An jenem Nachmittag war der Freizeitleiter damit beschäftigt, einen Apfelkuchen zu backen. Alle saßen am Tisch, probierten die Apfelscheiben und halfen, den Teig zu kneten. Als ich einen Bissen von einem Apfel nahm, hatte ich eine Idee. Ich ging hinüber zu Frau M. und sagte: «Das ist der köstlichste Apfel, den ich je probiert habe», (er war es tatsächlich), «er ist so schön und frisch, er ist genauso voll Sonnenschein wie der Tag da draußen. Er wird Ihnen sicher gut schmecken, bitte probieren Sie ihn.» Sie schien interessiert, machte aber keinerlei Anstalten. Ich hielt ein kleines Stück vorsichtig an ihre Unterlippe, um zu sehen, ob sie es probieren würde. Sie öffnete den Mund und begann, es zu essen.
Ich aß auch noch ein Stück und gab ihr wieder eins. Sie nahm es und auch noch die beiden nächsten. Als ich wenig später ging, saß sie aufrecht, und die Farbe war auf ihre Wangen zurückgekehrt.

Sämtliche Vorschläge in diesem Buch zielen darauf ab, das Leben von Menschen mit Demenz so normal wie möglich machen, unabhängig davon, ob sie zu Hause oder in einer Einrichtung leben. Wichtig an dem obigen Beispiel ist die Tatsache, dass das Essen in der Gemeinschaft stattfand und nicht zur Aufrechterhaltung der körperlichen Funktionen «angereicht» wurde.
Auch wenn die Betreuerin nicht an den Mahlzeiten teilnehmen kann, lässt sich viel tun, um das Essen für alle zu einer angenehmen Erfahrung zu machen.
In einem Heim, das ich besucht habe, gab es kleine Nischen für höchstens sechs Leute. Man hatte eher das Gefühl, in einem «Restaurant» zu sein und nicht in einem Heim. Farbige Tischtücher, Teppichböden, schöne Stühle, Vorhänge, die das einfallende Licht dämpften, und Grünpflanzen sorgten beim Essen für eine angenehme und entspannte Atmosphäre.

Ein anderes Pflegeheim änderte seine Routine radikal und passte die Mahlzeiten an die Bedürfnisse der Heimbewohner an, anstatt ihnen den Zeitplan des Heims aufzuzwingen:

Wann gibt es Frühstück? Wann immer Sie wollen!
Während eines Seminars über die Philosophie der Einrichtung waren die Mitarbeiter eines kleinen Pflegeheims sich einig, dass sie die Idee einer am Menschen orientierten Umgebung statt einer aufgabenorientierten gern aufgreifen würden. Sie bemängelten jedoch, dass diese Werte sich nicht in der täglichen Routine des Heims niederschlugen.
Eine der Pflegepersonen fragte, warum es nötig sei, die Heimbewohner so früh am Morgen zum Frühstück zu wecken, zumal Menschen, die aus dem Arbeitsleben ausscheiden, sich doch unter anderem gerade darauf freuen, aufstehen und frühstücken zu können, wann sie Lust dazu haben.
Die Mitarbeiter waren fest entschlossen, den Heimbewohnern diese Freiheit zu ermöglichen. Zu diesem Zweck war es erforderlich, den Zeitplan umzustellen, sodass er nicht mehr auf die Bedürfnisse des Heims, sondern auf jene der Bewohner abgestimmt war. Die Umstellung erforderte die Zusammenarbeit aller Mitarbeiter und eine abteilungsübergreifende Planung, aber die Ergebnisse waren überzeugend.
Den Heimbewohnern das Frühstück dann anzubieten, wenn sie aufstanden, anstatt sie zum Frühstück zu wecken, führte zu folgenden Ergebnissen: weniger abgehetzte Mitarbeiter, entspanntere Bewohner und ein anheimelnder Duft nach Kaffe und Toast, der am Morgen durchs Haus zog. Was die Strukturierung des Tages betraf, gab es einen weiteren großen Vorteil: Die Planung morgendlicher Aktivitäten entfiel, weil das Frühstück an sich schon eine Aktivität war. Inzwischen ist das Projekt fest etabliert (Zgola 1999).
Um solche kreativen Veränderungen zu ermöglich, gilt es zunächst, das Augenmerk auf vertraute Denkweisen und Routinen zu lenken, die oft so eingefahren sind, dass man ihnen nicht so leicht auf die Spur kommt. In dem obigen Beispiel hat sich das Pflegepersonal gefragt: «Was wäre, wenn das Frühstück nicht zu einer bestimmten Zeit serviert werden müsste?» Die Möglichkeit, «es anders machen zu können», setzte die Energien und Ideen frei, die nötig waren, um den Plan Realität werden zu lassen. Und der Wille, den Plan umzusetzen, schuf neue Routinen, an die mit den alten Strukturen nicht einmal zu denken gewesen wäre.

Wir müssen essen, um zu überleben. Aber der soziale Aspekt ist ebenso wichtig. Wir treffen uns zum Essen und erzählen Menschen, die uns etwas bedeuten, wie unser Tag war. Mahlzeiten strukturieren den Alltag, sie können zum Höhepunkt des Tages werden. Mit ein wenig Kreativität kann eine Mahlzeit für alle Beteiligten ein in jeder Hinsicht stärkendes Erlebnis sein.

Übungen

In der Einrichtung

1. Was könnten Sie in Ihrem Pflegeheim verändern, um die Mahlzeiten besser auf die Bedürfnisse der Bewohner abzustimmen? (Tipps: Ort, Zeit, Wünsche in Bezug auf das Essen, Tischdekoration)
2. Was ist Ihre Lieblings-Hausmacherkost? Welche Erinnerungen verbinden Sie damit? Könnten Sie etwas kochen, es mit ins Heim nehmen und den Bewohnern von Ihren Erinnerungen erzählen?
3. Welche regionalen Spezialitäten würden die Heimbewohner erkennen? Versuchen Sie, diese in das Menü zu integrieren.
4. Denken Sie sich drei sichere Möglichkeiten für ein Kerzenlicht-Dinner aus (mit oder ohne echte Kerzen).
5. Denken Sie sich fünf lustige Dinge aus, die man mit Schokoladenguss machen kann!
6. Finden Sie heraus, welches die Lieblingsgerichte der Bewohner sind, und sorgen Sie dafür, dass sie sie bekommen.
7. Zelebrieren Sie saisonale Speisen auf vier verschiedene Arten (Tipps: Aussehen, Geschmack, Aroma …).
8. Entwickeln Sie gemeinsam ein einfaches Keksrezept. Passen Sie die Aktivität an, damit jeder mitmachen kann (s. *Anpassung der Aktivitäten* S. 50).
9. Veranstalten Sie für Ihre Gruppe ein Kaffeekränzchen mit allem Drum und Dran. Laden Sie die Familie ein, mitzuhelfen und teilzunehmen.
10. Ist Ihre Einrichtung multikulturell? Welche Rituale rund ums Essen können Sie übernehmen, um die Mahlzeit zu einem Erlebnis zu machen? Welche Elemente eignen sich für «normale» Tage? (Tipps: frische Frühlingsblumen auf dem Tisch oder an jedem Platz, schweigen während der Mahlzeit, Musik, farbige Servietten, eine neue Sitzordnung, ein Gebet oder ein besonderer Gast)

Zu Hause

Um die Mahlzeiten zu Hause angenehmer zu machen, können Sie im Prinzip alle oben genannten Ideen übernehmen. Können Sie die Mahlzeiten in eine andere Umgebung verlegen (Tipp: im Sommer nach draußen)? Können Sie jemanden zum Essen einladen, mit dem der Mensch mit Demenz und Sie gerne zusammen sind (und den unkonventionelle Tischmanieren nicht abschrecken)? Womit könnten Sie dem Betroffenen eine Freude machen? (Frühstück auf einem Tablett im Bett serviert zu bekommen? Vor dem Fernseher oder mit Musik frühstücken, ein Besuch in der Kneipe? Oder mit dem Auto irgendwo hinfahren und eine Currywurst oder einen Hamburger holen?)

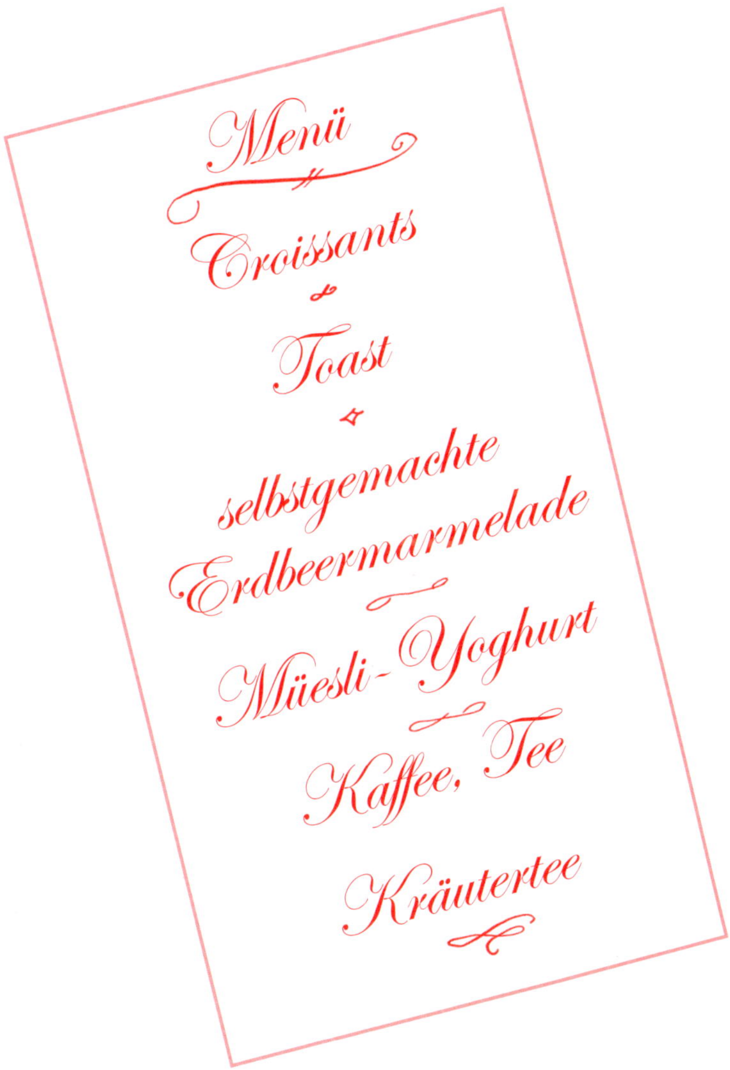

Dinge machen für/mit

Als Folge ihrer Zuckerkrankheit war die Frau völlig bewegungsunfähig. Sie starrte teilnahmslos vor sich hin. Ich versuchte, sie zu einfachen handwerklichen Arbeiten zu animieren, aber sie wollte nicht.
Ich setzte mich zu ihr und fing an, eine Papierblume zu basteln. Währenddessen erkundigte ich mich nach ihrem Leben und ihren Interessen. Früher hatte sie gerne handwerkliche Arbeiten gemacht, doch wegen ihrer Krankheit und ihres extremen Übergewichts konnte sie ihre Hände für anspruchsvolle Arbeiten nicht mehr gebrauchen. Sie konnte sie jedoch ein wenig bewegen, und so bat ich sie einige Male, den Klebstoff für mich zu halten, und einmal auch, ihn aufzutragen. Schnell war ihre Behinderung vergessen, und sie war voll bei der Sache. Sie bastelte zwei Blumen praktisch ohne Hilfe. Als ich ging, kam eine Pflegeperson herein und bewunderte die Blumen. Die Frau drehte sich zu der Pflegeperson um und sagte stolz: «Sehen Sie? Ich kann doch noch etwas machen!»

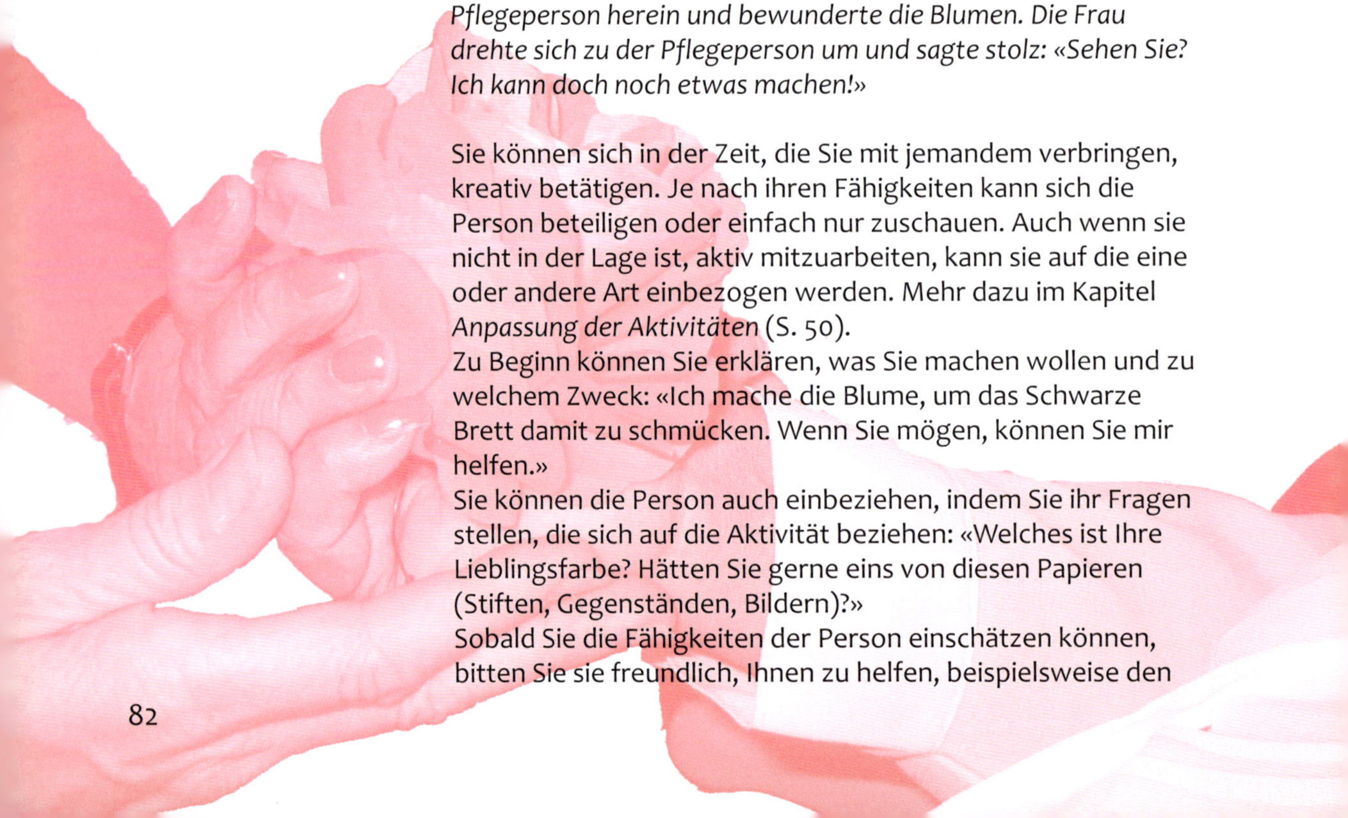

Sie können sich in der Zeit, die Sie mit jemandem verbringen, kreativ betätigen. Je nach ihren Fähigkeiten kann sich die Person beteiligen oder einfach nur zuschauen. Auch wenn sie nicht in der Lage ist, aktiv mitzuarbeiten, kann sie auf die eine oder andere Art einbezogen werden. Mehr dazu im Kapitel *Anpassung der Aktivitäten* (S. 50).
Zu Beginn können Sie erklären, was Sie machen wollen und zu welchem Zweck: «Ich mache die Blume, um das Schwarze Brett damit zu schmücken. Wenn Sie mögen, können Sie mir helfen.»
Sie können die Person auch einbeziehen, indem Sie ihr Fragen stellen, die sich auf die Aktivität beziehen: «Welches ist Ihre Lieblingsfarbe? Hätten Sie gerne eins von diesen Papieren (Stiften, Gegenständen, Bildern)?»
Sobald Sie die Fähigkeiten der Person einschätzen können, bitten Sie sie freundlich, Ihnen zu helfen, beispielsweise den

Klebstoff oder die Schere zu halten, vielleicht auch selbst zu schneiden, zu kleben oder zu falten. Sie können sie bei allen Arbeiten unterstützen, indem Sie gegebenenfalls Ihre Hand auf die der Person legen. Dies wird ihrem Gefühl, einen Beitrag zu der Arbeit geleistet zu haben, keinen Abbruch tun. Selbst wenn sie nur zuschaut, können Sie sie bei bestimmten Arbeitsschritten nach Ihrer Meinung fragen.
Wenn Sie der Person das Gefühl vermitteln, dass Sie die Arbeit mit ihr genießen, wird sie sich gut fühlen, wenn die Arbeit fertig ist, und Sie werden die Zeit durch die gemeinsame Aktivität auf angenehme und sinnvolle Art verbracht haben.
Versuchen Sie, etwas zu finden, was Sie beide interessiert und begeistert. Basteln Sie etwas Funktionales oder Dekoratives für das Zimmer der Person oder für den Aufenthaltsraum. Basteln Sie etwas, worauf der Name der Person steht. Schlagen Sie keine Projekte vor, die wie Kindergartenkunst wirken. Wählen Sie erwachsenengerechtes Material aus, etwa schönes handgeschöpftes Papier in blassen und kräftigen Farben. Arbeiten Sie nicht nur mit den Primärfarben Gelb, Rot und Blau, sondern kombinieren Sie diese mit intensivem Purpurrot, olivgrünen Farbtönen, kräftigen Rosatönen, Grautönen und Rostfarben. Sie können auch mit fünf Farbtönen arbeiten, die von Muschelrosa bis hin zu einem satten Fuchsienrot ineinander übergehen. Zeichenpapier ist etwas heikel. Ich nehme es meistens nicht, aber wenn Sie es benutzen müssen, verwenden Sie zusätzlich Glanz- oder Glitzerpapier.

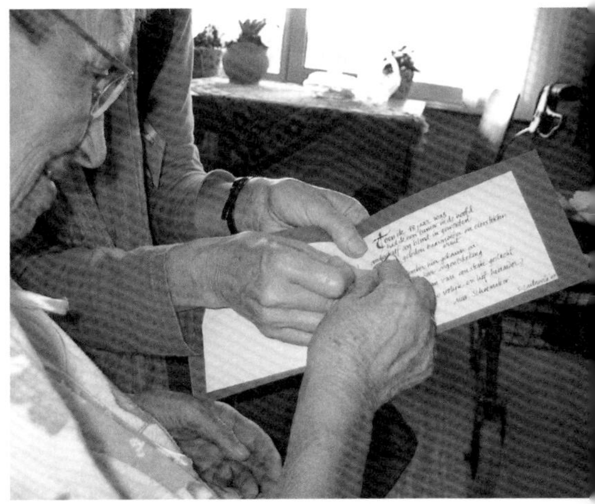

Denken Sie daran, dass kreative Arbeit, auch wenn sie nicht vollkommen ist, immer noch eine kreative Leistung und manchmal sogar Kunst ist! Die kreative Aktivität ist der Weg, nicht das Ziel. Es geht in erster Linie darum, die Zeit, die man miteinander verbringt, kreativ zu nutzen, und wenn am Ende dabei noch etwas Schönes herauskommt, umso besser.
Es ist schon vorgekommen, dass die Heimbewohner vor sich hin dösten, als ich den Aufenthaltsraum betrat, und wenn ich am späten Nachmittag wieder ging, waren sie mit Begeisterung bei der Sache. Am Anfang der Sitzung mache ich die Runde und begrüße jeden Teilnehmer persönlich. Dabei schätze ich unauffällig ihre Energie und Aufmerksamkeit ein.

Ich sage ihnen, weshalb ich gekommen bin, und mache meistens den Anfang mit Teilnehmern, die einigermaßen regelmäßig mitarbeiten.

Frau F. mochte keine handwerkliche Arbeit, aber sie beschäftigte sich sehr gerne mit ihrem extra großen Kreuzworträtsel (s. *Spiele,* S. 86). Ich setzte mich am Anfang immer zu ihr, und anschließend arbeitete sie meistens eine Stunde oder länger allein.

Frau G. war sehr kreativ und machte wunderschöne Kunstwerke aus den Mandalavorlagen, die ich ihr mitbrachte. Wir arbeiteten anfangs jeder für sich an einem Mandala, und wenn sie nicht mehr weiter wusste, machte ich Vorschläge in Bezug auf die Farbe oder das Design (s. *Mandalas*, S. 164)

Herr V. saß immer schon am Tisch und las seine Zeitung. Er war stets für ein Gespräch oder ein einfaches Spiel mit anderen Heimbewohnern zu haben.

Einigen anderen machte es Freude, sich bebilderte Bücher aus der Bücherei anzuschauen, während wieder andere eine einfache Aktivität bevorzugten, zum Beispiel eine Collage.

In den zwei Stunden, in denen ich mich in der Einrichtung aufhielt, ging ich zu jedem der acht bis zehn Teilnehmer und widmete ihm meine ganze Aufmerksamkeit.
Und selbst die Teilnehmer, die einfach nur am Tisch saßen und sich an den Aktivitäten der anderen erfreuten, wurden angesteckt von der Atmosphäre. Die begeisterte Stimmung lockte Mitarbeiter und Besucher an, die sehen wollten, was los war; manchmal wurden sie zum Mitmachen aufgefordert. Es war tatsächlich durch die Aktivität gelungen, den ganzen Nachmittag lang die Atmosphäre in diesem Teil des Heims positiv zu verändern.

Übungen

1. Informieren Sie sich im Internet oder Hobbyladen, wie man Papierblumen einfach herstellen kann – sie gelingen immer und sind hübsch anzusehen. Einige Anleitungen finden Sie unter *Raumschmuck* (S. 126–127).
2. Denken Sie sich drei Themen für eine gemeinsame themenbezogene Collage aus (Tipp: Kinder, Haustiere).
3. Denken Sie sich drei Themen für eine gemeinsame abstrakte Collage aus (Tipp: blaue Figuren, Quadrate, Kreise).
4. Denken Sie sich drei Themen für eine Gruppencollage am Tisch aus (Tipps: Themen mit lokalem oder saisonalem Bezug).
5. Suchen Sie nach einer einfachen Origami-Form und lernen Sie sie.
6. Vereinfachen Sie eines Ihrer Hobbys und bringen Sie es jemandem bei (Tipp: Stickerei – entwerfen Sie ein einfaches Muster mit Vorstichen).
7. Denken Sie sich drei Aktivitäten aus, die mit dem Hobby oder Beruf der Person zu tun haben (Tipp: Schneider/in – bringen Sie hübsche Stoffe mit und machen Sie daraus eine einfache Potpourri-Tasche; vgl. *Raumschmuck* (S. 121)).
8. Verleihen Sie Gegenständen durch dekorative Buchstaben (Kalligrafie) eine persönliche Note (Tipp: Namensschild für die Tür; vgl. *Buchstaben und Handschriften* (S. 144)).

Spiele

Die meisten Spiele setzen komplexe kognitive Fähigkeiten voraus, weshalb sie für Menschen mit Demenz im fortgeschrittenen Stadium zu schwierig und frustrierend sind. Das bedeutet jedoch nicht, dass betroffene Menschen auf die damit verbundene Gesellschaft, den Spaß und die Erfolgserlebnisse verzichten müssen. Besonders Betroffene, die schon immer ein Faible für Karten- oder andere Spiele hatten, sollten diese Aktivität beibehalten.

In seinem Buch *Keeping Busy* hat James R. Dowling (1995) den Wortspielen ein langes Kapitel gewidmet. Nun könnte man fragen, ob Spiele, bei denen es auf Gedächtnis und Sprache ankommt, für Menschen mit Demenz geeignet sind. Doch bestimmte Wörter, insbesondere bekannte Redewendungen, Sprichwörter und feststehende Ausdrücke sind im Langzeitgedächtnis gespeichert. Ich selbst habe verschiedene Spiele dieser Art mit Menschen in verschiedenen Stadien der Demenz gespielt, und sie haben erstaunlich gut abgeschnitten.

Spiele vereinfachen

Sie können Ihre Kreativität nutzen, um bekannte Spiele an die kognitiven Fähigkeiten der Menschen anzupassen, mit denen Sie arbeiten. Betrachten Sie die Spiele als Gelegenheit für die betroffenen Menschen, eine angenehme Zeit in Ihrer Gesellschaft zu verbringen und Erfolgserlebnisse zu haben. Im Vordergrund steht nicht mehr die Frage, wer gewinnt oder verliert, sondern die persönliche Leistung.
Es gibt beispielsweise Menschen, die trotz anderer kognitiver Schwierigkeiten noch lange Zeit in der Lage sind, Kreuzworträtsel zu lösen. Eine Frau hatte diese Aktivität wegen ihrer nachlassenden Sehkraft aufgegeben. Ich vergrößerte das Puzzle mit dem Kopierer, und sie konnte ihre Kreuzworträtsel weiter lösen. Als ihre Krankheit weiter fortschritt und sie zunehmend Schwierigkeiten hatte, gab ich ihr manchmal unausgefüllte Exemplare von Kreuzworträtseln, die sie schon

gelöst hatte. Das war einfacher für sie. Ich habe mir diese kleine List erlaubt, weil die Kreuzworträtsel gut für ihr Selbstwertgefühl waren. Wenn sie sagte, ihr käme eins bekannt vor, antwortete ich: «Ja, vielleicht haben Sie das schon vor einigen Monaten gelöst», und damit war sie zufrieden.

Ich entdeckte im Aktivitätsraum des psychiatrischen Pflegeheims, in dem ich arbeitete, ein Memory-Spiel und hörte zu meinem Erstaunen, dass es regelmäßig bei Menschen mit Demenz eingesetzt wurde.

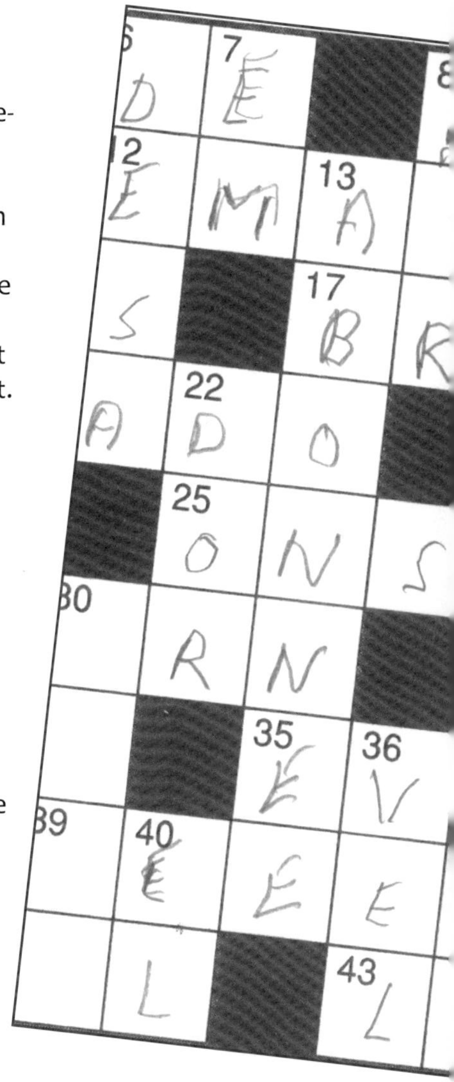

Frau S. hat dieses Kreuzworträtsel in ihrer Muttersprache – Niederländisch – richtig gelöst.

> **Spiel:** Ziel ist es, Kartenpaare zu finden, die zusammenpassen. Ein Spiel Karten wird gemischt, und die Karten werden mit der Bildseite nach unten gitterförmig auf den Tisch abgelegt. Die Spieler decken der Reihe nach zwei Karten auf. Passen sie nicht zusammen, werden sie mit der Bildseite nach unten wieder zurückgelegt. Die Spieler versuchen, sich die Karten und die Stelle einzuprägen. Der nächste Spieler deckt zwei weitere Karten auf und merkt sich die Karten, die der Spieler vor ihm aufgedeckt hat. Das Spiel wird so lange fortgesetzt, bis ein Spieler ein passendes Paar hat. Er nimmt die Karten aus dem Gitter, behält sie und setzt das Spiel fort.

Einige Betroffene in den Frühstadien der Krankheit konnten sich die Karten merken und Paare finden. Mich interessierte jedoch, ob man dieses Spiel auch mit Menschen spielen konnte, die diese Fähigkeiten verloren hatten. Ich überlegte, wie ich dieselben Karten benutzen und das Spiel gleichzeitig an die jeweiligen Fähigkeiten der Spieler anpassen konnte. Fast jedes einfache (Karten-) Spiel kann auf diese Art vereinfacht werden. Für «Memory» bedeutet das beispielsweise: Wenn der Betroffene sich die Position der Karten, die er gerade aufgedeckt hat, nicht merken kann, legt er die Karten nicht wieder mit der Bildseite nach unten ab, sondern lässt sie so lange mit der Bildseite nach oben liegen, bis er das Gegenstück gefunden hat.

Probieren Sie einige der folgenden Übungen aus, um selbst Ideen zu entwickeln, wie Sie Spiele an die Fähigkeiten der Spieler anpassen können. Lesen Sie auch das Kapitel *Anpassung der Aktivitäten* (S. 50).

Übungen

1. Denken Sie sich drei Vereinfachungen des «Memory»-Spiels aus, bei denen man sich die Position der Karten merken, aber dafür weniger andere Dinge beachten muss (Tipps: Einschränkung der Wahlmöglichkeiten, keine Wettkampfsituation, Bewegungen oder Geräusche zulassen).

2. Entwickeln Sie mit denselben Karten drei Spiele, bei denen es nicht auf das Gedächtnis ankommt. (Tipps: Gruppieren Sie die Bilder nach Farben; sortieren oder arrangieren Sie sie.)

3. Verknüpfen Sie das Spiel «Quartett» mit der persönlichen Geschichte:

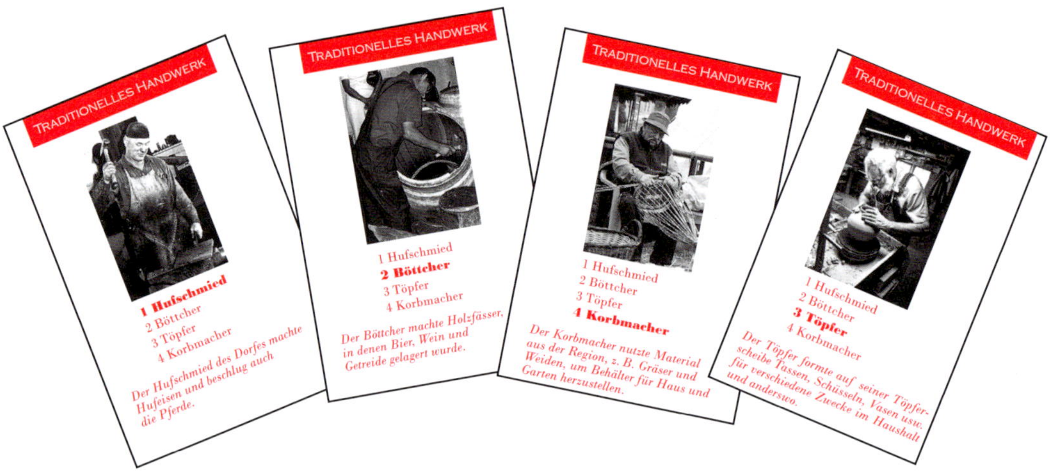

Den größten Erfolg bei Menschen mit leichten kognitiven Beeinträchtigungen hatte ich mit einem Quartett-Spiel über örtliche Regionen – die Umgebungen, in denen die Heimbewohner aufgewachsen waren. Die Karten hatten ein komfortables Postkartenformat, und vier Zeichnungen bildeten jeweils ein Set (Fotos erfüllen den gleichen Zweck). Die Karten waren in folgende Kategorien eingeteilt: *berühmte Wahrzeichen; alte Berufe; kulinarische Spezialitäten aus der Region; Illustrationen von mundartlichen Redewendungen und Sprichwörtern; Kleidungsstücke; Haushaltsgegenstände.*

Alle Anwesenden nahmen teil, und diejenigen, die das «Spiel» nicht verstanden, konnten mühelos an den Gesprächen über die auf den Karten abgebildeten Themen beteiligt werden.

Entwickeln Sie selbst ein regionales Quartett-Spiel über die Gegend oder das Land, aus dem die meisten Heimbewohner stammen.

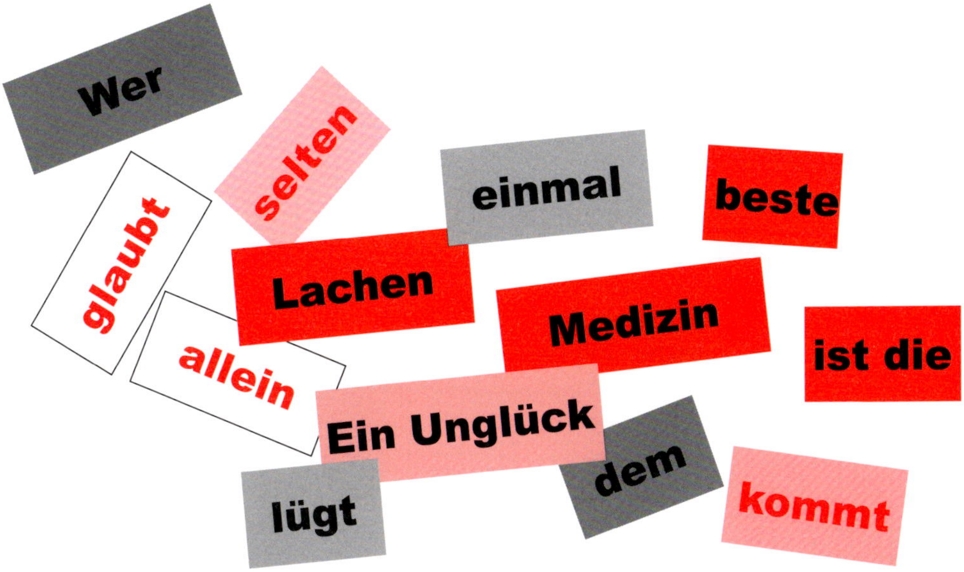

4. Das Sprichwörter-Spiel ist auch ein einfaches Spiel, das großen Anklang findet. Bekannte Sprichwörter werden auf dickes farbiges Papier gedruckt und mit transparentem Kunststoff laminiert. Anschließend werden die einzelnen Wörter ausgeschnitten und gemischt. Ziel dieser Aktivität ist es, die einzelnen Wörter zu einem Sprichwort zusammenzusetzen.

Bekannte Sprichwörter sind so fest im Gedächtnis verankert, dass sie oft auch dann noch erinnert werden, wenn das Erinnerungsvermögen nachlässt. Das Sprichwort «Wer einmal lügt, …» können auch viele Menschen mit Demenz leicht vervollständigen.

Denken Sie sich Spiele für die folgenden Stadien aus:

a. Menschen, die noch in der Lage sind zu lesen und auch verstehen können, was sie lesen
b. Menschen, die noch in der Lage sind zu lesen, aber Unterstützung brauchen, um zu verstehen, was sie gelesen haben
c. Menschen, die nicht mehr in der Lage sind zu lesen, aber die Sprichwörter erkennen und mündlich vervollständigen können
d. Menschen, die aufgrund ihrer kognitiven Beeinträchtigungen nicht am Spiel teilnehmen können, aber Spaß am Ordnen haben.

Ihre Geschichte, ihr Leben

Erinnerung und Identität

Menschen mit Demenz sind reife Erwachsene, die auf ein langes Leben zurückblicken können. Die meisten haben Kinder großgezogen und in ihrem Beruf verantwortungsvolle Positionen bekleidet.

> *Sobald bei einem Menschen die Diagnose Demenz gestellt wird, scheint er nicht mehr das Recht zu haben, seine Identität selbst zu bestimmen.*
> Killick und Allan (2001)

Wenn sie in einer Einrichtung untergebracht werden, droht ihnen nicht nur der Verlust ihrer Funktionen in ihrer unmittelbaren Umgebung und in der Gemeinde, sondern auch ihrer Rolle als Regisseur ihres eigenen Lebens.

Wir sollten jede Möglichkeit nutzen, die Unabhängigkeit und Identität von Menschen mit dieser Krankheit zu stärken. Wir erreichen dies, indem wir echtes Interesse an der Vergangenheit der Betroffenen zeigen, und obendrein können beide Seiten davon profitieren: Die Betroffenen haben die Chance, Ihnen ihre Geschichte zu erzählen, und Sie erfahren Dinge über eine Zeit, die der Vergangenheit angehört.

Für mich, eine in den Niederlanden lebende Amerikanerin, war es sehr aufschlussreich, etwas über die Geschichte der Region zu erfahren, in der wir leben, angefangen von der Teppichreinigung vor der Erfindung des Staubsaugers (der Teppich wurde im Winter nach draußen gebracht und mit Schnee gereinigt) bis hin zu den Dingen, die in den ersten Lebensmittelgeschäften verkauft wurden (Kräuter, Getreide und Zucker waren unverpackt und wurden in braune, zu einem Dreieck gefaltete Tüten gefüllt).

Kreative Ansätze in der Kommunikation

Menschen mit einer kognitiven Beeinträchtigung mögen zwar Schwierigkeiten mit der Kommunikation und dem Sprachverständnis haben – dennoch sind sie die wichtigsten Quellen, wenn es um ihr Leben geht.

Es gibt kreative Möglichkeiten, wie man die Betroffenen auch im fortgeschrittenen Stadium der Krankheit in die Lage versetzen kann mitzuteilen, wer sie sind und was sie brauchen.

So besuchte ein Team in Israel die Pflegeheime, um Informationen über die Heimbewohner zu sammeln, und zwar nicht, indem sie das Personal befragten, sondern durch Befragung der Heimbewohner selbst. Zu diesem Zweck setzte sich das Team mit den Heimbewohnern an einen Tisch und zeigte einigen speziell dafür ausgewählten Bewohnern nacheinander Adjektivpaare. Die Bewohner wurden gebeten, das Adjektiv auszuwählen, das am besten auf sie zutraf. «Selbst Menschen mit schweren kognitiven Beeinträchtigungen konnten beinahe vollständige Informationen zu ihrer Person liefern.» (Zgola, 1999).

In Schottland benutzten Sozialarbeiter Karten mit evokativen Wörtern, die es den Heimbewohnern ermöglichten, ihre Pflege exakt zu bewerten (Killick, 2003).

Ich stelle mich vor

Im Rahmen meiner Arbeit im Pflegeheim habe ich das von Zgola (1999) entwickelte Dokument *Ich stelle mich vor* (ursprünglich für Aufnahmegespräche gedacht) für eine Aktivität benutzt.

Ziel dieser Aktivität war es, die Identität der Betroffenen zu bestätigen und zu stärken und die Familien und Betreuer daran zu erinnern, dass sie es mit ganzen, respektablen Menschen zu tun haben. Im Übrigen hatten alle Heimbewohner Spaß an der Befragung. Auf den folgenden Seiten wird die Aktivität erläutert.

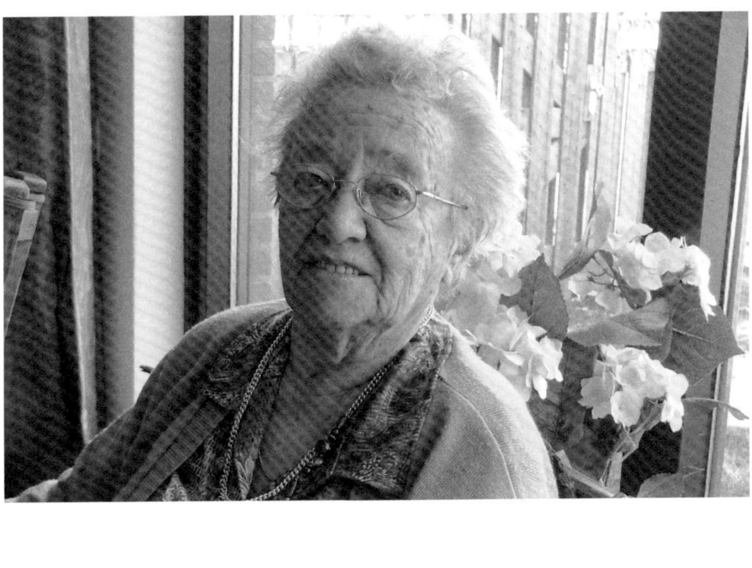

Ich stelle mich vor

Ich heiße *Frau Richard Faber*

Mein Übername ist *Marti*

Ich wurde geboren in (Ort) *Groningen, NL*

Die meiste Zeit meines Lebens habe ich in *Leens* gelebt

Ich fand den Ort *OK, angesichts unserer schwierigen familiären Situation*

Mein liebstes Hobby ist/war *Nähen und Stricken*

Die Person, die mich am meisten beeinflusst hat, war *schwer zu sagen*

Weil *keine Antwort*

Mein Lieblingsgericht ist *Hackbraten*

Mein Lieblingssport ist *Gartenarbeit und Radfahren*

Von allen Orten auf der Welt bin ich am liebsten in *Holland*

Wenn jemand gebeten würde, etwas sehr Positives über mich zu sagen, würde er sagen *Ich bin eine gute Mutter*

Meine beste Eigenschaft ist *gute Mutter*

Mein größter Stolz in meinem bisherigen Leben ist *mein Sohn, und ich habe zwei Töchter und sieben Enkelkinder!*

ICH STELLE MICH VOR

Vorbereitung

Ich habe die Fragen aufgeschrieben (s. S. 94), gezählt und ausreichend Platz für die Antworten dazwischen gelassen. Anschließend habe ich Kopien gemacht, den Namen eines jeden Heimbewohners oben auf die Kopie geschrieben und seine Angaben eingetragen.

Die Sitzung

Ich bin die Liste durchgegangen und habe jeden Heimbewohner einzeln oder in der Gruppe befragt. Die Gruppensitzungen waren lebhaft und ergiebig, weil die Teilnehmer im Verlauf der Sitzung immer auskunftsfreudiger wurden.
Mir fiel auf, dass die anwesenden Familienmitglieder den Antworten der Heimbewohner manchmal widersprachen; in einigen Fälle habe ich die Antworten der Heimbewohner notiert, weil sie poetisch waren und häufig mehr über die Betroffenen aussagten als die eher rationalen Kommentare ihrer Angehörigen.

Ein Beispiel:

> Frage: «Was war ihr Lieblingssport?»
> Heimbewohnerin: «Schlittschuhlaufen.»
> Tochter: «Mutter ist nie Schlittschuh gelaufen, sie hat Tennis gespielt.»
> Heimbewohnerin: «Ich bin immer gerne im Winter auf den Grachten Schlittschuh gelaufen.»

Die Befragung war auf das Tempo der einzelnen Heimbewohner abgestimmt. Sie dauerte in der Gruppe manchmal eine halbe Stunde oder länger. Anschließend habe ich jedem Teilnehmer seine Antworten noch einmal vorgelesen, was die Gruppe sehr amüsierte. Es waren jedoch auch sehr berührende Geschichten dabei.

Zum Schluss habe ich mich bei jedem Teilnehmer bedankt und versprochen, dass jeder eine Kopie bekommt, die er in seinem Zimmer aufhängen kann.

Zu Hause habe ich das Dokument ansprechend gestaltet, um jedem Teilnehmer eine Freude zu machen (s. S. 92).

Es sollte wie ein Diplom aussehen, mit dem ein einzigartiges Leben gewürdigt wird.

Ich habe mir besondere Mühe gegeben und die Antworten in Kalligrafie geschrieben. Jede andere schöne oder farblich hervorgehobene Schrift, die gut lesbar ist, erfüllt den gleichen Zweck.

Zum Schluss habe ich das fertige Dokument mit stabilem Kunststoff laminieren lassen, aber man könnte es genauso gut einrahmen.

Die Fragen

Ich heiße

Mein Übername ist

Ich wurde geboren in (Ort)

Die meiste Zeit meines Lebens habe ich in … gelebt.

Ich fand den Ort

Mein liebstes Hobby ist/war

Die Person, die mich am meisten beeinflusst hat, war

Mein Lieblingsgericht ist

Mein Lieblingssport ist

Von allen Orten auf der Welt bin ich am liebsten in

Wenn jemand gebeten würde, etwas sehr Positives über mich zu sagen, würde er sagen

Meine beste Eigenschaft ist

Mein größter Stolz in meinem bisherigen Leben ist

Sie können die Fragen auf Gruppen oder Einzelpersonen abstimmen oder Ihre Befragung auf mehrere Sitzungen verteilen, um die Menschen besser kennenzulernen. Sie können verschiedene Themen für die einzelnen Sitzungen auswählen. Siehe dazu die *Übungen* weiter hinten im Kapitel.

DAS BUCH «ZURÜCK IN DIE GEGENWART»

Das Buch *Zurück in die Gegenwart* ist eine Weiterentwicklung von *Ich stelle mich vor*.
Ich habe es während meiner Arbeit mit Menschen im Stadium fortgeschrittener Demenz als fortlaufendes Projekt entwickelt, um jeden Betroffenen zu würdigen und zu feiern. Es ist ein einfaches, aus mehreren Teilen bestehendes Ringbuch mit losen Blättern. Ich habe es *Zurück in die Gegenwart* genannt, weil es bestimmte Momente, die «Gegenwart», festhält und immer wieder zugänglich macht.
Die Teile sind:

Ich stelle mich vor
Ausflüge
Texte
Kunst
Gästebuch
Sonstiges

Ich stelle mich vor

Ein ausgefüllter Fragebogen, der mehr über die Person verrät, als für das Auge sichtbar ist (s. vorhergehender Abschnitt).

Ausflüge

Hier können Mitarbeiter und Angehörige Bilder und kurze Beschreibungen von Ausflügen einkleben, an denen die Person teilgenommen, die sie aber am nächsten Tag schon wieder vergessen hat. Eine damit zusammenhängende Aktivität wäre, diesen Teil des Buches durchzusehen und Erinnerungen an den Ausflug in den Zoo oder an die Bootsfahrt aufzufrischen. Oft können sich Betroffene nicht mehr an Einzelheiten erinnern, wohl aber an die damit verbundenen Gefühle.

Texte

Ich habe es mir zur Gewohnheit gemacht, bestimmte Gesprächsinhalte zu notieren, und manchmal habe ich Gedichte daraus gemacht. Diese Form des gemeinschaftlichen kreativen Schreibens ist Thema des nächsten Kapitels. Die Ergebnisse wurden in dem Buch festgehalten, und die Betroffenen waren stolz auf das, was sie geschrieben hatte. Abgesehen davon lernten die Angehörigen und Betreuer eine neue Seite des Betroffenen kennen, die sie in dieser Tiefgründigkeit nicht bei ihm vermutet hätten.

Eine weiterführende Aktivität war, das Gedicht mit einer Collage, Ausstanzung oder anderen Techniken aus dem Bereich der bildenden Kunst zu verzieren.

Kunst
In diesem Teil werden alle Blätter im A4-Format mit Zeichnungen, Bildern oder Collagen gesammelt. Am beliebtesten war das Ausmalen von Mandalas (S. 164). Eine Frau hatte ein wunderbares Farbempfinden. Sie liebte es, in ihrem Buch zu blättern, sich ihre Arbeiten anzuschauen und sie anderen zu zeigen.

Gästebuch
Es kam vor, dass ein Heimbewohner traurig war, weil er auf einen Besuch wartete, der bereits stattgefunden hatte. Eine Frau, die auf den Besuch ihres Bruders wartete, wurde zunehmend unruhig, als die Betreuer ihr sagten, er habe sie gestern schon besucht. Ihr war für einen Augenblick bewusst, dass die Erinnerung daran vollständig ausgelöscht war, und sie war verärgert über die Betreuer, weil diese sie «angelogen» hatten. Hätte der Bruder eine Nachricht mit dem Datum seines Besuches in das Buch geschrieben, hätte dies seine Schwester vielleicht beruhigt. Es ist jedoch genauso gut möglich, dass sie dies auch nicht verstanden oder nicht akzeptiert hätte, denn es wäre der Beweis gewesen, dass mit ihrem Gedächtnis etwas nicht stimmt.
Im Allgemeinen ist ein Gästebuch jedoch eine gute Sache, besonders wenn Familienmitglieder aus weiter entfernten Landesteilen regelmäßig zu Besuch kommen. Ich habe ein Gästebuch gesehen, in das die vier Töchter einer Frau Details über die Besuche bei ihrer Mutter schrieben: was sie an dem betreffenden Tag mit ihrer Mutter unternommen hatten, Gesundheitszustand und Aussehen der Mutter und was die Mutter gesagt hatte.

Sonstiges
In diesem Teil wird alles andere gesammelt, was zur Identität des Betroffenen gehört. Hier könnten beispielsweise ein wichtiger Brief, Geburtstagskarten oder andere Dinge eingeklebt werden, die eine Auszeichnung oder Wertschätzung des Betroffenen zum Ausdruck bringen. Ich habe in diesen Teil Mitbringsel von Spaziergängen, gepresste Blumen, Kreuzworträtsel oder andere Puzzles eingeklebt, die der Betroffene gelöst hat, usw.

Übungen

1. Denken Sie sich drei Themen für die Sitzung *Ich stelle mich vor* aus (Tipps: Musik, Hobbys usw.).
2. Haben Sie Interessen, die sich mit einem Bereich aus der Vergangenheit der Person decken? Als Kalligrafin hat mich beispielsweise interessiert, wie sie schreiben gelernt haben. Ich habe ihr Gedächtnis mit alten Füllfederhaltern und Tinte angestoßen.
3. Wenn Sie in einem Pflegeheim wären, welche aktuellen Gegenstände wären dann (sagen wir mal in 30 Jahren) alt? Welche Gegenstände hätten Ihrer Meinung nach dann eine nostalgische Bedeutung für Sie?
4. Welche alten Dinge können Sie mitbringen, um dem Gedächtnis der Heimbewohner auf die Sprünge zu helfen? (Tipp: altmodische Konserven- oder Süßigkeitendosen)
5. Mit welchem Musikstück könnten Sie die Heimbewohner in alte Zeiten zurückversetzen?
6. Denken Sie sich drei Themen im Zusammenhang mit «Zuhause» aus, um in Erinnerungen zu schwelgen.
7. Denken Sie sich drei Themen im Zusammenhang mit Arbeit aus, um in Erinnerungen zu schwelgen (Tipp: Büro, Bau, Restaurant usw.).
8. Denken Sie sich drei Themen im Zusammenhang mit Reisen aus, um in Erinnerungen zu schwelgen.

Gemeinschaftliches kreatives Schreiben

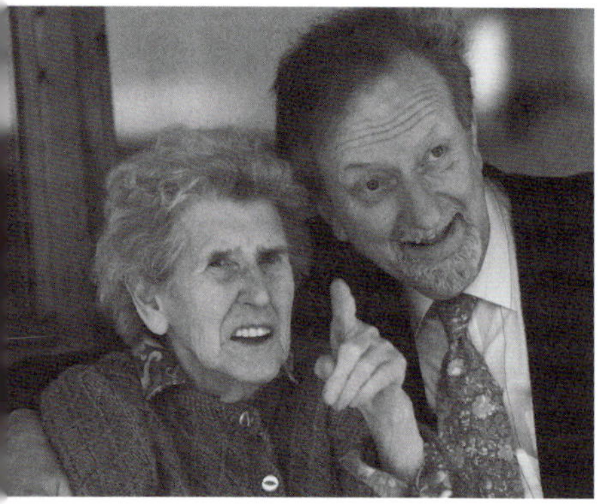

«Wer Menschen mit Demenz Zeit und Aufmerksamkeit schenkt und ihnen genau zuhört, zeigt, dass er sie ernst nimmt, sich für sie interessiert und sie wertschätzt. Der nächste Schritt, das Aufschreiben ihrer Worte, steigert die Wertschätzung noch. Für Menschen mit Demenz ist dies eine seltene Erfahrung, wenn nicht gar eine, die sie zum ersten Mal machen. Das Vertrauen von John Killick in ihr Kommunikationsvermögen (auch das der schwer Beeinträchtigten) wurde belohnt durch klare und präzise Äußerungen von Menschen, die nach Einschätzung des Pflegepersonals kaum sprechen konnten.» Sue Benson, Vorwort zu You Are Words (Killick, 1997).

Als ich zum ersten Mal von John Killicks Pionierarbeit hörte, gemeinsam mit Menschen, die Demenz haben, Gedichte zu schreiben, war ich so beeindruckt, dass ich sofort Kontakt zu ihm aufnahm. Er erklärte sich freundlicherweise mit meinem Besuch einverstanden, und so flog ich nach Schottland und traf mich mit ihm in der Universität von Stirling, wo er für kreative Projekte und Demenzpflege zuständig war.

Als Dichter und Schriftsteller ist John in der Lage, kreativ mit Sprache umzugehen. Doch mit entsprechender Anleitung, Unvoreingenommenheit und Kreativität ist jeder dazu fähig.

John macht aus den Gesprächen, die er mit den Menschen führt, Gedichte. Er verändert ihre Worte nicht, sondern lässt sie entweder so, wie sie sind oder reduziert die Aussage allenfalls auf ihre eigentliche Bedeutung.

Einschätzung der verbalen Fähigkeiten

Es ist Ihre Aufgabe, die verbalen Fähigkeiten der betroffenen Menschen einzuschätzen. Seien Sie aufmerksam und achten Sie darauf, ob sie lesen können und ob sie verstehen, was sie lesen. Sie können sie beispielsweise bitten, Ihnen beim Entziffern gedruckter Wörter zu helfen und sie dann fragen, was sie bedeuten. Häufig können Menschen, die Schwierigkeiten bei der Formulierung von Sätzen haben, gesprochene Sprache sehr viel besser verstehen als selbst formulieren.

Achten Sie darauf, dass die Betroffenen nicht durch ein Radio oder einen Fernseher in der Umgebung gestört werden.

Die Vorgehensweise

Wenn ich Texte für Menschen mit Demenz aufschreibe, zeichne ich das Gespräch auf, kürze längere Passagen und bringe sie in eine poetisch anmutende Form:

Ein Beispiel:
«Da war ein Haus am Wasser, gleich hinter Kantens, fast schon in Rottum. Unsere Fabrik war auch am Wasser, aber sie ist nicht mehr da.»

Daraus wird:

Da war ein Haus
am Wasser
gleich hinter Kantens
fast schon in Rottum.
Aber
es ist nicht mehr da.

Es geht darum, die Aussage des Sprechers nicht nur zu erhalten, sondern sie durch die Anordnung der Worte noch zu verstärken. Die Arbeit ist zwar eine Gemeinschaftsproduktion, aber die Aussage bleibt die der Person, von der die Worte stammen.

Das Gedicht übernimmt die nüchternen, prosaischen Worte zu ihrem Nennwert. «Unsere Familie hatte ein Haus» bedeutet genau das.
Doch oft ist die Kommunikation nicht so rational, und genau an diesem Punkt kommt Ihre Kreativität ins Spiel.

Ich denke, dass meine Erfahrungen mit den Höhen und Tiefen kreativer Arbeit mir geholfen haben, meinen Umgang mit irrationaler Sprache und scheinbar sinnlosen Äußerungen zu verbessern.
Dieser unkonventionelle Umgang mit Sprache ist ein mutiger Versuch, sich auszudrücken. Als solchen verstehe ich ihn auch und versuche nicht, die Sprache von betroffenen Menschen zu korrigieren (es sei denn, sie bitten mich darum). Wenn ich die wörtliche Bedeutung nicht verstehe, versuche ich zu erspüren, was sie damit meinen. Und wenn ich es dann immer noch nicht verstehe, erkläre ich ihnen, es sei mein Fehler.
Wenn Sie die erweiterte Bedeutung von Wörtern betrachten, entsteht ein neuer Kontext mit verschiedenen Ebenen, die Sie als Ausgangspunkte für Ihre Arbeit nutzen können.
Alle nachfolgenden Auszüge stammen aus dem Buch von Killick (1997) *You Are Words.*

Wörter und ihre poetische Bedeutung und Bildersprache

Auszug aus dem Gedicht «You Are Words»:

Ich möchte dir danken, dass du zuhörst.
Denn du bist Worte.
Worte können dir guttun oder wehtun.
Manchmal hören die Leute nicht zu,
Sie geben dir Worte zurück,
Und sie sind völlig kaputt, zusammengestückelt.

Poetische Merkmale – repetitiver Sprechrhythmus

Auszug aus «Bell Lane»:

Petzende Plaudertasche
Deine Zunge wird gespalten
Und alle Hunde in der Stadt
Werden ein Stück erhalten.

Wohin soll'n wir laufen?
Die Glockengasse hoch.
Ich werd's dem Lehrer sagen
Und du wirst geschlagen.

Oder: Auszug aus «Probleme»:

Bist du sicher, dass da nichts ist?
Es muss in einem andern Raum gewesen sein.
Es muss in einem andern Haus gewesen sein.
Es muss ein anderer Rock gewesen sein.

Worte als symbolischer Ausdruck einer Stimmung oder Idee

Auszüge aus «Heim»:

Diese Tür quietscht. Sie hat nicht sehr viel Verstand.
Man fragt sich, wer sich um sie kümmert.
[…]
Ich finde es schade, dass all diese Leute hier drin sind.
Sie halten sich nicht so gut wie draußen.

Worte als Kunst

Worte als Selbstzweck – Unsinn für uns, aber sie drücken höchst individuelle Empfindungen aus.

Der folgende Auszug stammt aus: «Writing it down»:

Du siehst deine Familie
jetzt nicht so oft: so wie eine Einkaufstasche
auf deinem Rücken, so oder so.
Aber du kannst sie nicht anrempeln oder anrichten –
Alles in allem war sie doch gut.

Präsentation

Wenn Sie den Text aufgeschrieben haben, sollten Sie die Ergebnisse auch präsentieren. Wenn Sie für die Aktivitäten zuständig sind oder zum Personal gehören, können Sie der Familie mit einem handgeschriebenen oder ausgedruckten Gedicht oder Gespräch ein Geschenk machen. Sie zeigen damit, dass Sie den Betroffenen wertschätzen, so wie er jetzt ist. Vielleicht erreichen Sie damit, dass auch die Familie bei ihrem Angehörigen mehr auf die Potenziale als auf die Defizite schaut, sich an Ihnen ein Beispiel nimmt und ebenfalls Geschichten über ihren Angehörigen aufschreibt. Anleitung für die Herstellung des hier abgebildeten Büchleins finden Sie im *Handbuch der 100 Aktivitäten*, im Kapitel *Gedichte schreiben* (S. 131).

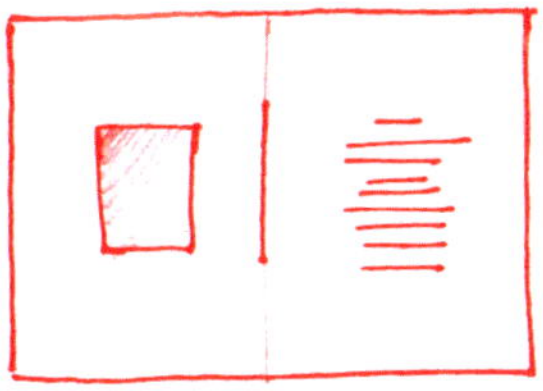

Übungen

1. Schwelgen Sie mit den Betroffenen in Erinnerungen, notieren Sie, was sie sagen, und machen Sie ein Gedicht daraus. (Tipps für Themen: ein altes Lebensmittelgeschäft, ein Bauernhof, Seen, Flüsse, Ausflüge)
2. Wie werden Sie zum Schreiber für einen Betroffenen? Angenommen, Sie hätten Demenz und könnten nicht schreiben, hätten aber das Bedürfnis, sich auszudrücken – was würden Sie einen anderen in Ihrem Auftrag schreiben lassen und wie würden Sie ihm das verständlich machen? Notieren Sie drei Ideen für eine Aktivität zu diesem Thema. (Tipp: Brief an einen Freund)
3. Wenn Sie das nächste Mal in Urlaub fahren, schicken Sie einem Heimbewohner eine Karte. Denken Sie sich drei Dinge aus, die sicherstellen, dass der Heimbewohner weiß, was es mit der Karte auf sich hat und von wem sie ist. (Tipp: eine Skizze oder ein Cartoon von etwas, das Sie beide kennen)
4. Wie können Sie Worte mit Musik kombinieren? (Tipp: ein einfaches Lied oder ein einfacher Reim)
5. Haben Sie ein Talent oder Hobby, um die Äußerungen der Betroffenen zu verzieren, wenn Sie sie aufschreiben? (Tipp: Kalligrafie, Découpage, Desktop-Publishing, Fotografie)
6. Gedichte schreiben für ältere Menschen (s. *Handbuch der 100 Aktivitäten* auf S. 131)
   a. Schreiben Sie selbst drei Gedichte mithilfe der Tipps aus Koch (1997): I never told anybody. Teaching poetry writing to old people. New York: Teachers & Writers Collaborative.
   b. Schreiben Sie anschließend mithilfe der gleichen Tipps drei Gedichte mit einem Betroffenen.

«Holding» und der Umgang mit konkreten Dingen

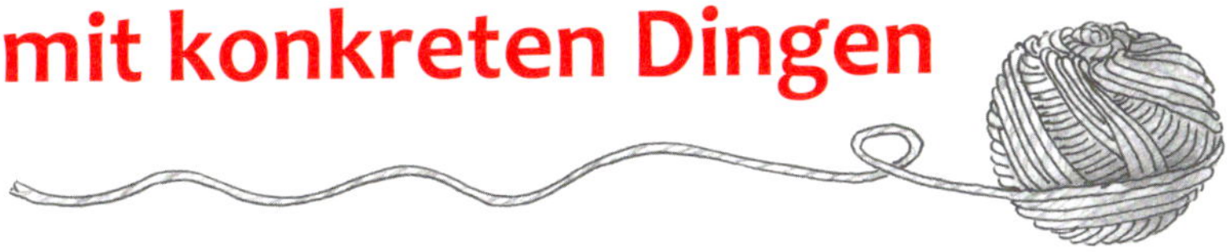

Vielleicht haben Sie, genauso wie ich, mit Menschen zu tun, deren Krankheit so weit fortgeschritten ist, dass sie die Handlungsabläufe nicht mehr verstehen, geschweige denn das Ziel einer Aktivität begreifen können.
Stattdessen tun sie möglicherweise «merkwürdige» Dinge, versuchen, Arbeitsmaterialien zu essen, oder verstecken Nahrungsmittel in Büchern oder Möbeln.

Wir sollten dabei stets bedenken, dass dieses Verhalten für die betroffenen Menschen irgendeine Bedeutung hat. Auch wenn ihr Verhalten für uns unverständlich ist, bleibt uns immer noch die Möglichkeit, ihre Gestik (oder Laute oder sprachliche Äußerungen) als Anhaltspunkte zu nutzen, um sie auf der Ebene zu unterstützen, auf der sie sich befinden.
Das bedeutet: Anstatt ihr Verhalten wortwörtlich zu verstehen, sollten wir es wenn möglich als Ausgangspunkt für eine kreative Beschäftigung einsetzen.

Ein Beispiel:
Frau J. war früher Näherin gewesen. Sie war ziemlich wählerisch und wollte sich an keiner Aktivität beteiligen. Als ich ihr Nähutensilien anbot, zeigte sie oberflächliches Interesse, schob sie jedoch beiseite, sobald sie aufgefordert wurde, etwas damit zu «machen».

Ich brachte ihr verschiedene Stoffreste mit und legte Schere und Nadeln in ihre Reichweite. Als sie sich selbst überlassen war, begann sie, die Gegenstände nach eigenem Gutdünken zu benutzen. Einmal umwickelte sie eine Nadel mit so viel Garn, dass sie nicht mehr zu sehen war. Sie tat sehr geheimnisvoll und versteckte das Resultat, als ich kam und es mir ansehen wollte (s. Foto S. 105).

Es machte ihr anscheinend auch Spaß, die Nähutensilien auf dem Tisch einheitlich auszurichten, auch wenn sie sie nicht auf die übliche Art «benutzte».

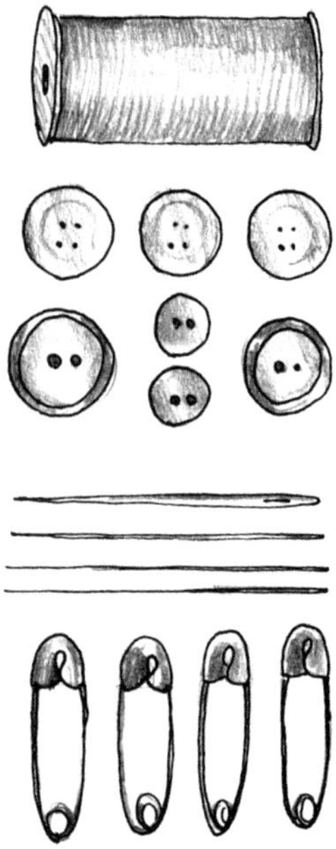

Dieses Beispiel macht deutlich, dass es bei den Aktivitäten nicht darum geht, «eine Aufgabe zu Ende zu bringen» oder «etwas herzustellen», sondern dass die freie Untersuchung und Handhabung von Gegenständen an und für sich für die Betroffenen einen Zweck darstellen kann.
Um solche Aktivitäten zu fördern, sollten Sie den Betroffenen unterschiedliche Materialien zum Anfassen, Einwickeln, Abdecken, Verstecken, Greifen, Untersuchen, Schmecken und Erforschen anbieten. Selbst der Raum lässt sich interaktiv nutzen: Man kann sich gegen Wände stemmen oder an geschlossenen Türen ziehen. Solche Aktivitäten sind genauso wertvoll wie das begeisterte Ordnen von und Spielen mit Gegenständen, das zeigt, dass es für die Betroffenen eine Bedeutung hat.

Holding

Für Menschen, die solche Aktivitäten bevorzugen, ist eine Begleitung wichtig, die als «Holding» bezeichnet wird: eine wohlwollende und aufmerksame, aber nicht intervenierende Präsenz.
Vielleicht übernehmen Sie die Rolle des Beobachters, oder der Betroffene fordert Sie durch Anreichen eines Gegenstandes oder durch einen entsprechenden Blick zum Mitmachen auf. Hier können Sie Ihre Fähigkeiten hinsichtlich des Spiels, der Spontaneität und der Improvisation unter Beweis stellen.
Alles, was in der Zeit geschieht, in der der Betroffene Materialien untersucht oder ordnet, findet im Kontext der Beziehung zwischen Ihnen und ihm statt.
Ein Beispiel: Wenn Sie Frau S. einen Stapel von Materialien geben, um ihn durchzusehen, ist es unangebracht, den Raum zu verlassen, nachdem Sie einmal die Aktivität eingeleitet haben – auch wenn es so aussieht, als hätte Frau S. Sie vergessen.
Manchmal lernt man durch die Beobachtung der Aktivitäten den Betroffenen besser kennen, obwohl die Aktivitäten primär keine therapeutischen oder diagnostischen Ziele verfolgen. Es geht vielmehr darum, dass der Betreuer dem Betroffenen, der sich einer für ihn sinnvollen und vergnüglichen Aktivität widmet, volle Aufmerksamkeit schenkt.

Übungen

1. Schreiben Sie zehn verschiedene weiche Materialien auf, die die Betroffenen untersuchen und ordnen können (Tipp: Stoffreste, Noppenfolie).
2. Schreiben Sie zehn verschiedene harte Materialien auf, die die Betroffenen untersuchen und ordnen können (Tipp: glatte Steine, Holzklötzchen).
3. Nennen Sie drei Läden, wo es preisgünstige Materialien gibt, die die Betroffenen halten und untersuchen können (Tipp: Haushaltwarengeschäfte, Läden für Innenausstattungsbedarf).

! (Aus Sicherheitsgründen sollten Sie bei der Auswahl der Materialien und Utensilien überlegen, ob die Betroffenen sie in den Mund stecken oder sich an scharfen Gegenständen schneiden könnten.)

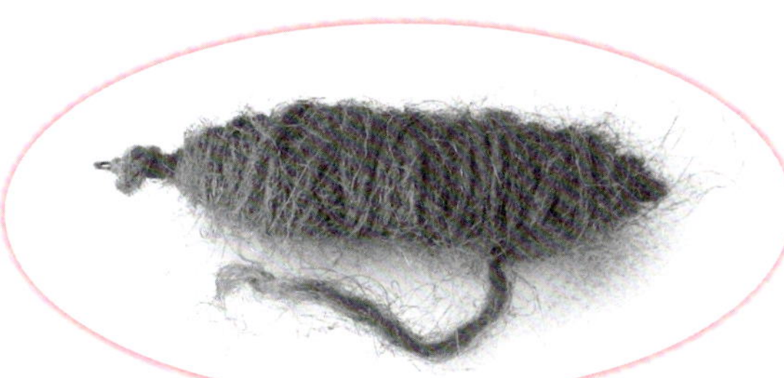

Holen Sie die Menschen da ab, wo sie sich befinden

Aktivitäten, die aus Handbewegungen und anderen Gesten abgeleitet sind

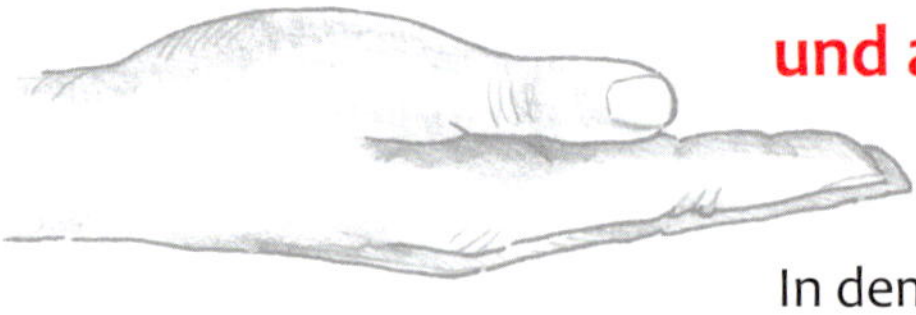

In dem Teil des Heims, in dem ich arbeitete, gab es mehrere Menschen mit Demenz, die nicht mehr in der Lage waren, sich auf eine Art zu unterhalten, zu denken oder zu interagieren, die ich verstehen konnte. Ich stand da mit meiner Materialkiste und konnte manchmal nur zuschauen, wie sie Dinge taten, die für mich völlig unverständlich waren.
Die Aktivitäten in diesem Teil des Buches sind das Ergebnis meiner konsequenten Versuche herauszufinden, wie ich diese Menschen so teilhaben lassen konnte, wie sie waren. Anstatt sie von ihrem Tun abzulenken, versuchte ich, die Bedeutung ihres Verhaltens intuitiv zu erfassen. Ich fragte mich, warum Herr B. beispielsweise mit seinem Arm unaufhörlich auf die Sessellehne klopfte? War es ein Versuch zu kommunizieren? Das Klopfen konnte Ungeduld ausdrücken, aber weshalb? Einmal bedeutete es, dass er dringend zur Toilette musste. Ursache und Wirkung waren nicht immer erkennbar; dann klinkte ich mich respektvoll in die Welt des Betroffenen ein und machte die gleichen Gesten und Geräusche wie er, z. B. klopfte ich im gleichen Rhythmus wie Herr B. auf den Tisch oder probierte einen anderen Rhythmus aus. Oder ich bot ihm einen Holzdübel als Instrument an.

Frau G. spricht nicht; sie wischt immer wieder über den Tisch vor ihr, hin und her, hin und her. In informellen Begegnungen habe ich ihre Bewegungen für Aktivitäten genutzt:

a. Ich gab ihr Stoffstücke aus verschiedenen Materialien und blieb bei ihr, während sie sie ausprobierte (es gefiel ihr).

b. Ich baute Plastikspielzeug und andere Hindernisse auf dem Tisch auf (sie wurden mit einer energischen Bewegung ärgerlich weggefegt).

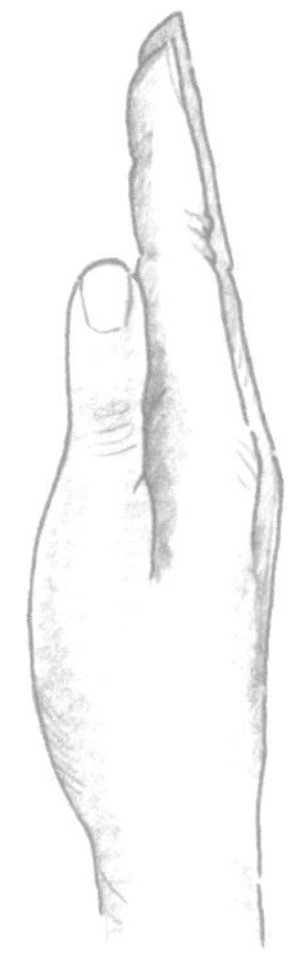

c. *Ich setzte mich ihr gegenüber und ahmte die Wischbewegungen vorsichtig nach (sie reagierte nicht, abgesehen davon, dass sie einige Male versuchte, meine Hand vom Tisch zu entfernen – der gehörte nur ihr).*
d. *Ich legte meine Hand auf ihre und machte die Wischbewegungen mit (manchmal ließ sie es zu, manchmal ignorierte sie es, manchmal zog sie ihre Hand weg).*

Solche Aktivitäten sind wertvoll, weil die Betroffenen so akzeptiert werden, wie sie sind. Sie werden weder abgestempelt, noch wird der Versuch unternommen, sie von ihrem Tun abzubringen.

Die folgenden Bewegungen habe ich im Laufe meiner jahrelangen Arbeit mit Menschen mit Demenz in Pflegeheimen häufig beobachtet:

klopfen, tätscheln
streichen/streicheln
drücken
ziehen
Handinnenfläche
zupacken/ergreifen
falten
reiben
rollen
aufwickeln
einwickeln, kaschieren
winken, schwenken.

Das Thema wird im *Handbuch der 100 Aktivitäten*, im Kapitel *Aus Gesten abgeleitete Aktivitäten* (S. 168) ausführlicher behandelt, doch zunächst sollten Sie die folgende Übung durchführen.

- Wählen Sie drei der oben aufgeführten Bewegungen aus und entwickeln Sie für jede verschiedene Aktivitäten.

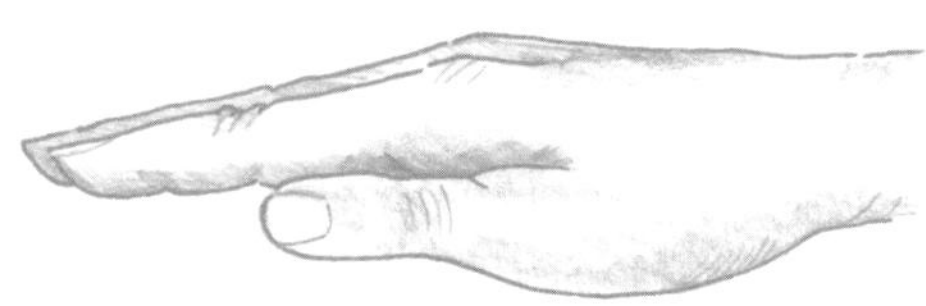

Begleiten – wenn man nichts *tun* kann

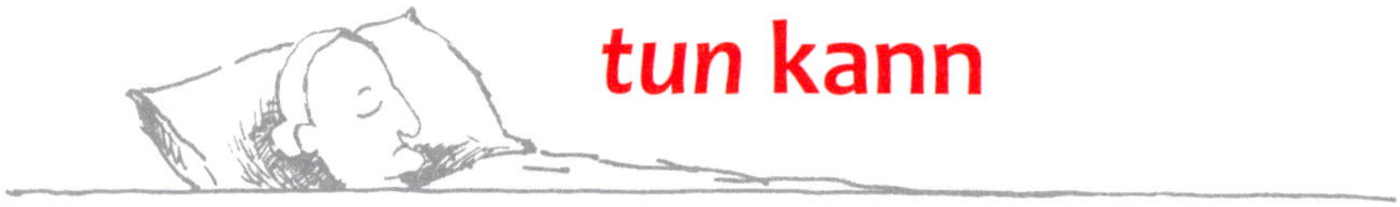

In den ersten Monaten meiner Arbeit im Pflegeheim begegnete ich unverhältnismäßig vielen Menschen, die in der Endphase ihres Lebens waren. Zuerst war ich ratlos, weil ich so gut wie nichts tun konnte. Doch im Laufe der Zeit stellte ich fest, dass meine bloße Anwesenheit den Menschen guttat und mir auch.

Kreative Gesten

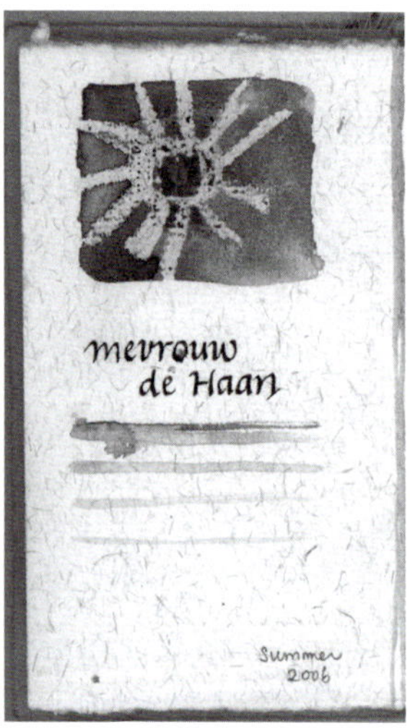

Eine Seite aus meinem Gedenkbuch

In den ersten sechs Monaten meiner Arbeit auf der Station starben fünf Menschen. Da ich das Gefühl hatte, aus Anlass ihres Todes ein Zeichen setzen zu müssen, legte ich ein faltbares Gedenkbuch an (S. 139). Darin gedachte ich jeder einzelnen Person mit einer persönlichen visuellen Erinnerung in Form einer Zeichnung oder Collage. In den vier Jahren meiner Tätigkeit in dem Heim starben viele Menschen, und die Seiten in meinem Buch waren für mich eine Erinnerung an ihre einzigartige Persönlichkeit und an die Dankbarkeit, die ich empfand, dass ich ihre Bekanntschaft machen durfte.
Für mich war diese kreative Geste eine wichtige Möglichkeit, schwierige und oft belastende Situationen zu verarbeiten. Ich bin überzeugt, dass kreative Gesten wie diese den Betreuern helfen können, den Todesfällen, mit denen sie regelmäßig konfrontiert werden, «einen Platz einzuräumen».

Begleiten

Manchmal kann man für einen Menschen nichts anderes mehr tun, als ihn «begleiten». Dies ist eine Haltung, die deutlich macht, dass man die Situation akzeptiert und nicht versucht, sie zu verändern.
Sie können sich zu dem betroffenen Menschen setzen und seine Hand halten oder – falls Sie eine vertraulichere Beziehung zu ihm haben – seinen Arm, seine Wange oder sein Haar streicheln. Sie können ihm leise etwas vorsingen oder etwas auf einem Instrument vorspielen. Sie können ihm eine Geschichte erzählen, mit ihm beten oder meditieren.

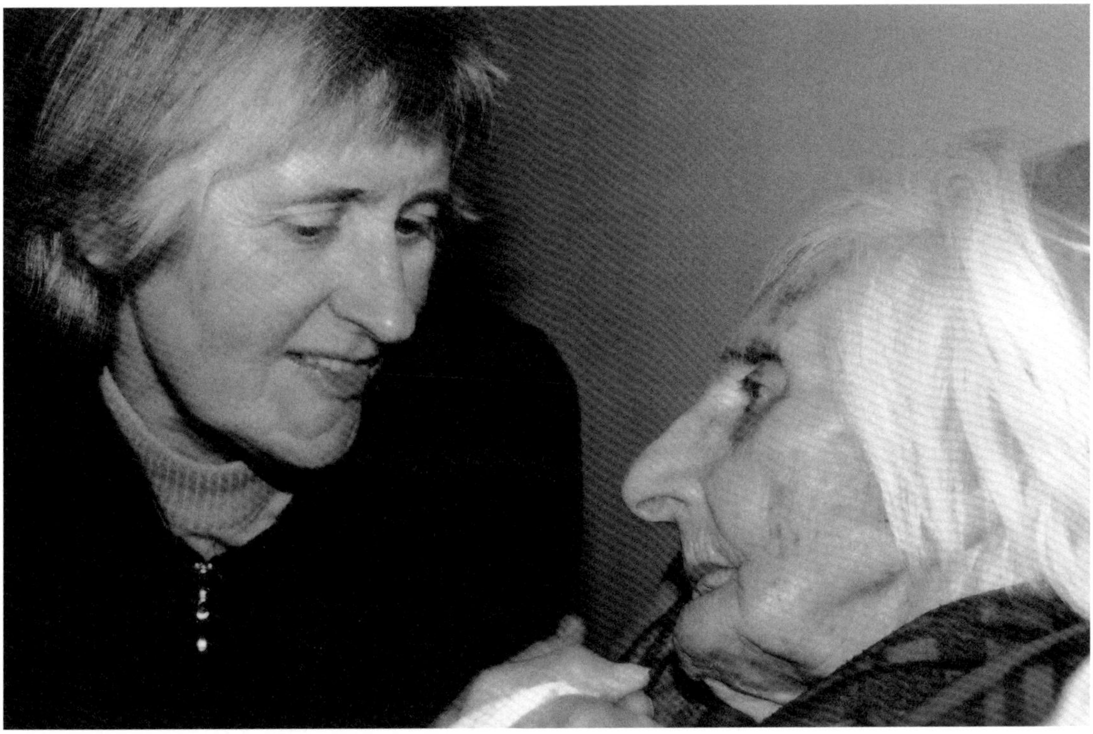

Einen Menschen zu begleiten bedeutet auch, auf Ordnung und Ästhetik in seinem Raum zu achten; auch wenn der Betroffene dies nicht wahrzunehmen scheint, ist dies eine angemessene und wohltuende Form der Zuwendung.

Das niederländische Wort «Snoezelen» steht für sanfte Stimulation der Sinne, beispielsweise durch angestrahltes sprudelndes Wasser, leise Musik oder auf Wände projizierte Lichteffekte.
Ob solche Stimuli als angenehm empfunden werden oder nicht, hängt vom Hintergrund und vom aktuellen Zustand der Person ab. Einige Menschen finden sie entspannend, andere halten sie für lästig und machen dies durch entsprechende Laute oder Bewegungen oder durch Abwenden deutlich.

Oft ist leise Musik, die der Betroffene mag, genau das Richtige.

Manchmal wirkt die Gegenwart eines friedlichen Hundes beruhigend.
Während Sie Zeit mit dem Betroffenen verbringen, können Sie leichte Arbeiten machen, die Ihre Aufmerksamkeit wenig beanspruchen, etwa nähen, ausbessern oder eine Schublade aufräumen. Behalten Sie den Betroffenen dabei jedoch immer im Blick, sprechen Sie leise mit ihm oder seien Sie einfach nur da.
Während ihrer letzten Stunden auf dieser Welt habe ich ruhig bei vielen Patienten gesessen. Ganz für sie da zu sein, auch wenn sie Schmerzen oder andere Beschwerden haben, ist innige Begleitung und Pflege zugleich.
Im gleichen Rhythmus wie der Betroffene zu atmen, ist sehr hilfreich. John Killick und Kate Allan haben ihre Erfahrungen mit dieser Methode in der Zeitschrift *Journal of Dementia Care* dokumentiert (Killick und Allan, 2005).
Wenn Sie betroffene Menschen begleiten, ob mit Worten oder wortlos, signalisieren Sie ihnen, dass sie nicht allein sind und dass sie Ihnen etwas bedeuten. Manchmal ist das das Einzige, was wir tun können.

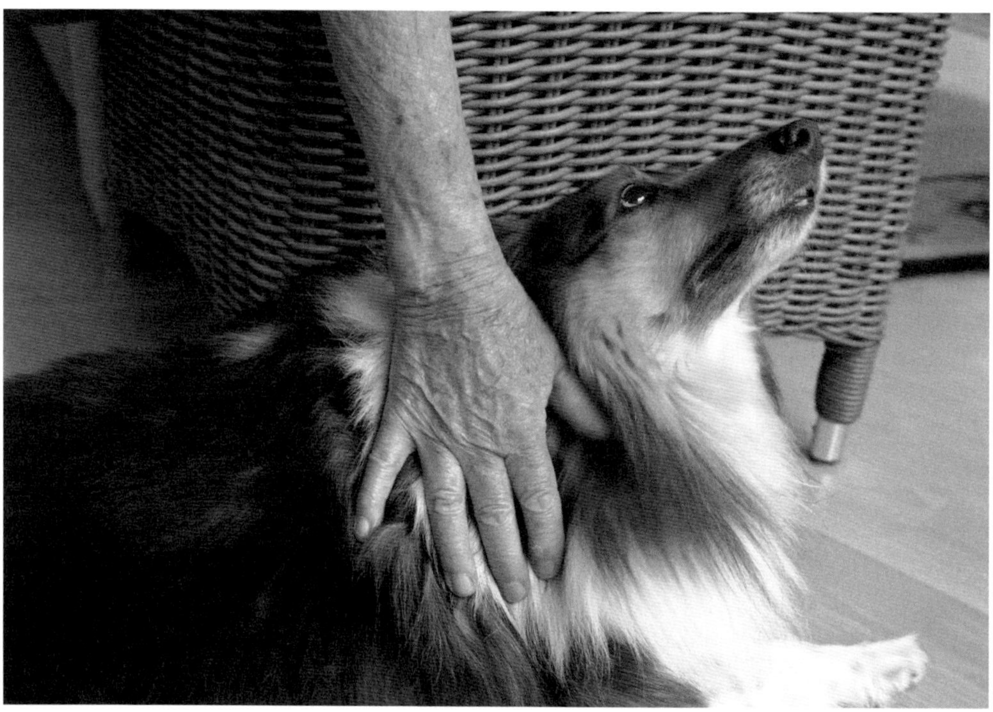

Übungen

1. Was empfinden Sie bei dem Gedanken, mit einem Menschen zusammen zu sein, ohne etwas zu tun? Wenn Sie sich unbehaglich dabei fühlen, nennen Sie drei Gründe, weshalb das so ist. (Hinweis: «Ich werde fürs *Tun* bezahlt und nicht fürs Rumsitzen.»)
2. Nennen Sie unter Berücksichtigung dieser Gründe drei Dinge, die Sie tun könnten, damit Sie sich in dieser Situation wohler fühlen. (Hinweis, wie Sie Abhilfe schaffen können: Machen Sie sich klar, dass oft die bloße Anwesenheit eines Menschen genügt, damit ein anderer sich wohlfühlt.)
3. Schreiben Sie drei Dinge auf, die Sie tun können, um den Raum (in der Einrichtung) zu verschönern. (Tipp: Basteln Sie ein Mobile aus Grußkarten, die Sie bekommen haben, und hängen Sie es auf, s. S. 122)
4. Macht der Zimmergenosse der Person, die Sie gerade betreuen, Geräusche oder störenden Lärm? Schreiben Sie drei Möglichkeiten auf, wie Sie dies unterbinden oder einschränken können. (Tipp: Musik, Ohrstöpsel, Schutzwand)
5. Notieren Sie drei Möglichkeiten, was Sie tun können, damit ein bettlägeriger Patient im Pflegeheim, wo persönliche Dinge wie Stereoanlagen oft «verschwinden», Musik hören kann. (Tipp: Nehmen Sie einen Freund mit, der singt oder ein Instrument spielt.)
6. Kennen Sie jemanden mit beruflichen Fähigkeiten, die ein bettlägeriger Patient als angenehm empfindet? Laden Sie ihn oder sie ein. (Tipp: alternativer Heiler oder Masseur)
7. Welche Fähigkeiten, die die Beschwerden der Betroffenen lindern oder die die Betroffenen als angenehm empfinden, möchten Sie sich aneignen? (Tipp: s. Frage 6.)
8. Schreiben Sie drei nicht zu aufwändige Dinge auf, die Sie tun können, um sich eine dieser Fähigkeiten anzueignen. (Tipp: Informieren Sie sich, ob Massagekurse in Ihrer Nähe angeboten werden.)
   a. heute
   b. diese Woche
   c. diesen Monat

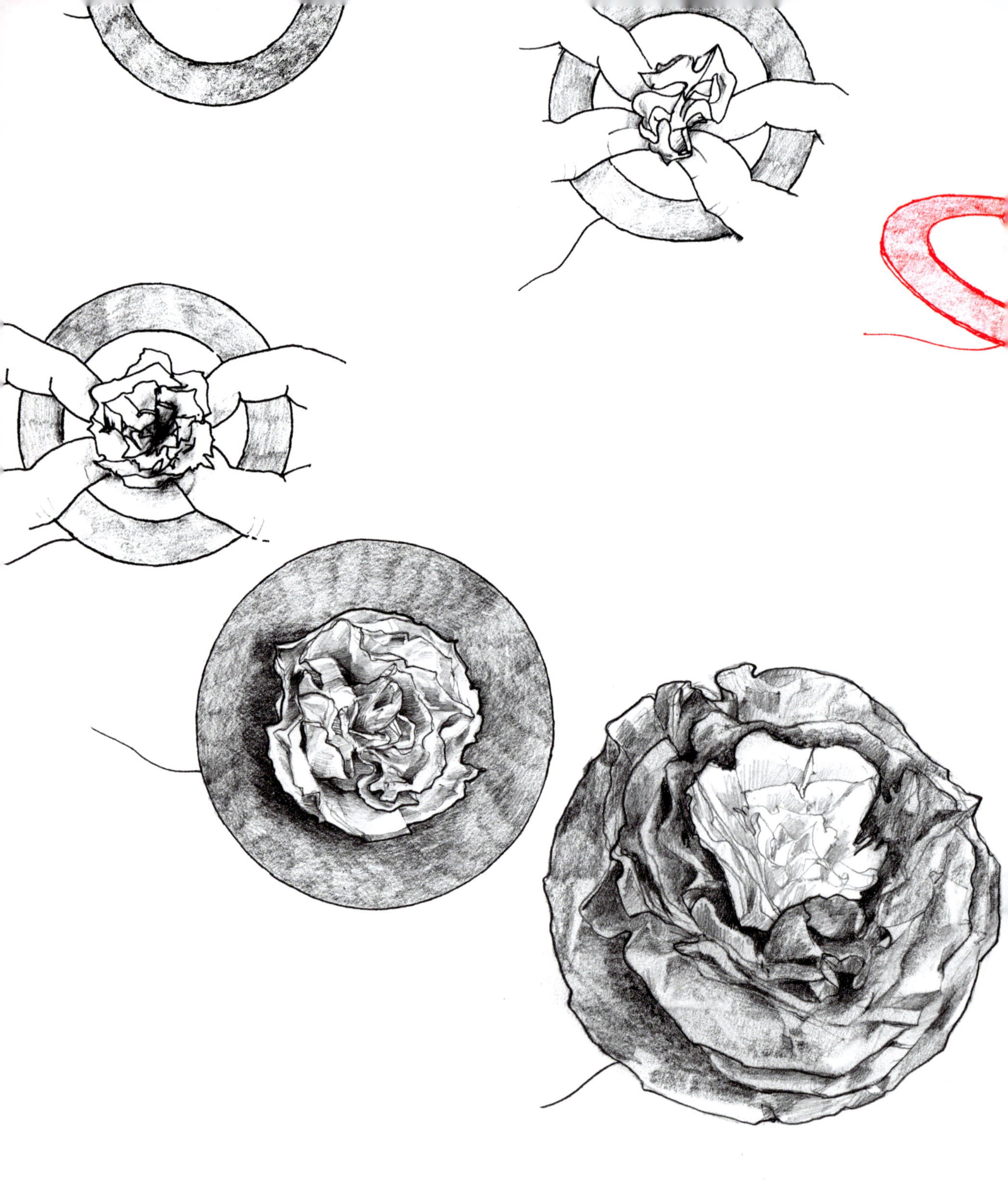

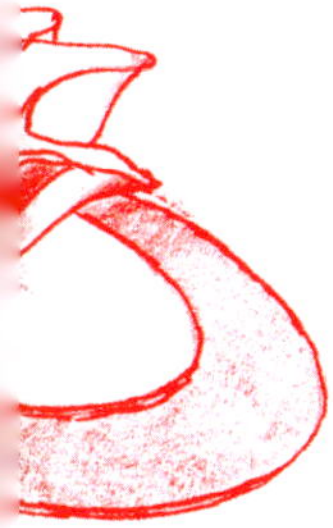

4 HANDBUCH DER 100 AKTIVITÄTEN

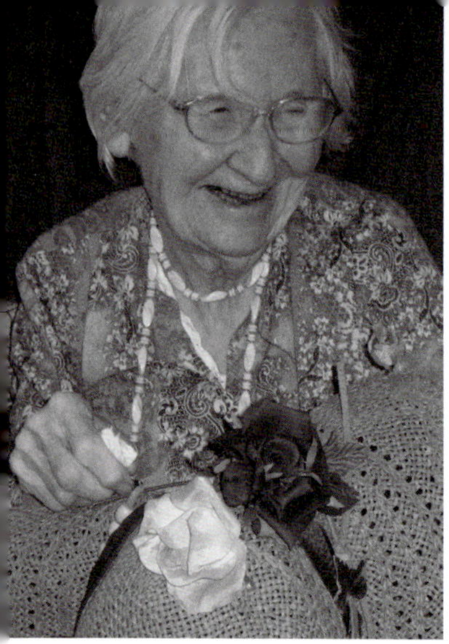

Einführung in das Handbuch der 100 Aktivitäten

Wenn Sie das Buch bis hierher mehr oder weniger systematisch durchgearbeitet haben, sollten Sie in der Lage sein, Aktivitäten selbst zu entwickeln und zu implementieren. Sie können Ihr kreatives Denkvermögen einschätzen und haben gemerkt, wie viel Freude es macht, eigene Ideen umzusetzen. Sie wissen über die Anpassung von Aktivitäten Bescheid und sind in der Lage, Ihre Motivation aufrechtzuerhalten und die betroffenen Menschen da abzuholen, wo sie sich befinden.

Anmerkung zu den in diesem Buch verwendeten Maßen:

Größen werden in Zentimetern/Millimetern angegeben. In Europa hat ein Blatt Papier (zum Drucken und Kopieren usw.) das Standardformat A4 (210 mm × 297 mm). Die Papierstärke wird in Gramm pro Quadratmeter (g/m²) angegeben. Achtzig Gramm/Quadratmeter (80 g/m²) ist die Standardstärke zum Drucken und Kopieren, 160 g/m² ist die Stärke von Kartonpapier. Dazwischen liegt die Stärke von 120 g/m², die sich leichter falten lässt als ein 160 g/m² starkes Kartonpapier.

Wenn Sie auf der Suche nach Ideen zuerst diesen Teil durchgeblättert haben, sollten Sie unbedingt auch das Kapitel über den kreativen Ansatz in Teil 1 (S. 18) lesen.

In Teil 3 *Eigene Aktivitäten entwickeln* stand die Entwicklung eigener Ideen für die einzelnen Kategorien im Vordergrund.

Dieser Teil 4, das *Handbuch der 100 Aktivitäten*, präsentiert spezifische Aktivitäten, die Schritt für Schritt durch Abbildungen und Instruktionen erläutert werden.

Die Aktivitäten mögen auf den ersten Blick zu schwierig für Menschen mit Demenz erscheinen. Allerdings ist die korrekte Durchführung auch nicht der Hauptzweck. Die Herstellung von Dingen, die schön oder funktional (oder beides!) sind, ist eine angenehme und zugleich produktive Möglichkeit, betroffenen Menschen Gesellschaft zu leisten. Wenn das Interesse der Betroffenen geweckt ist, zieht die Aktivität sie in ihren Bann, und je mehr sie sich aktiv mit dem Thema oder den Materialien beschäftigen, desto größer sind die Vorteile, wie zum Beispiel ein besseres Selbstwertgefühl (s. auch *Anpassung der Aktivitäten*, S. 50 sowie *Ziele und Merkmale der Aktivitäten*, S. 42.)

Aktivitäten, die nichts oder wenig kosten, und Materialien zum Befühlen und Ertasten

Die einfachsten Ideen sind oft die besten und zudem die preisgünstigsten. In diesem Kapitel werden taktile und visuelle Gegenstände/Spiele vorgestellt, die zum Befühlen und Ertasten einladen.

Eines meiner effektivsten «Tischplattenspiele» war das Auffädeln von Gegenständen auf eine Schnur. Eine Frau aus meiner Gruppe spielte und sprach stundenlang mit dem fertigen Produkt und ließ es nicht aus den Augen. Sie wurde schließlich in ein anderes, mehrere Kilometer entferntes Heim verlegt, und als ich sie Monate später besuchte, sprach sie immer noch mit ihrem «Spielzeug». Siehe *Kordel zum Anfassen und Erforschen* auf der nächsten Seite.

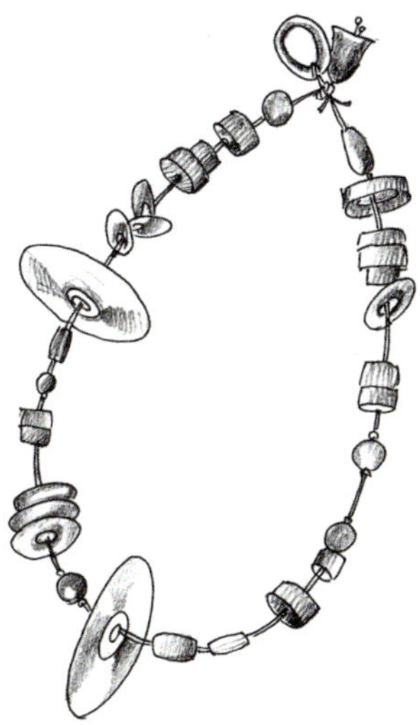

Viele dieser Aktivitäten sind so konzipiert, dass sie mehr als einen Sinn ansprechen. Dies erhöht die Chance, dass die Patienten sich dafür interessieren. Die *Kordel zum Anfassen und Erforschen* beispielsweise spricht in erster Linie den Gesichts- und den Tastsinn an, und wenn sich die CDs und oder Flaschenverschlüsse berühren, entsteht zusätzlich noch ein Geräusch. Auch die *Überraschungsröhre* (S. 117) erzeugt ein Geräusch, wenn man sie wie ein Instrument schüttelt, so dass der Inhalt rasselt.

Diesen multisensorischen Aspekt sollten Sie für die Entwicklung eigener Aktivitäten oder für die Arbeit mit den hier vorgestellten Ideen im Hinterkopf behalten.

KORDEL ZUM ANFASSEN UND ERFORSCHEN

MATERIAL

Lochzange (wird normalerweise in der Lederverarbeitung benutzt)

unterschiedlich große Verschlusskappen von Plastikflaschen (Saft, Bratöl etc.)

große Holzperlen

Holzringe

Schnur oder Kordel aus Plastik oder Nylon (ca. 1½ m)

alte CDs

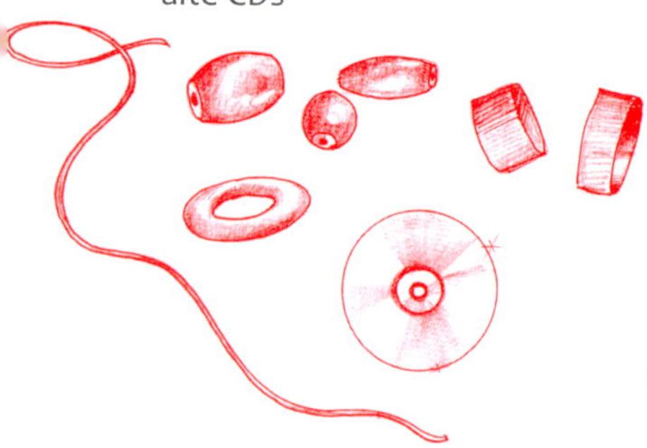

1. Ausreichend große Löcher in die Verschlusskappen stanzen, damit sie leicht auf die Schnur gefädelt werden können.

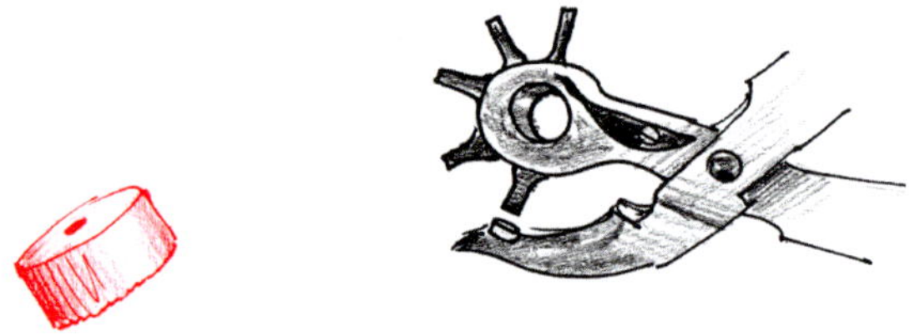

2. Nehmen Sie ein Stück Schnur/Kordel und fädeln Sie verschiedene Gegenstände auf. Einige müssen Sie festknoten, damit sie an ihrem Platz bleiben, andere nicht.
   Fädeln Sie die Verschlusskappen abwechslungsweise mit der offenen und mit der geschlossenen Seite auf.
   Verknoten Sie zum Schluss die Enden der Schnur und schneiden Sie die überstehenden Teile ab. Die Länge der Schnur bestimmen Sie.

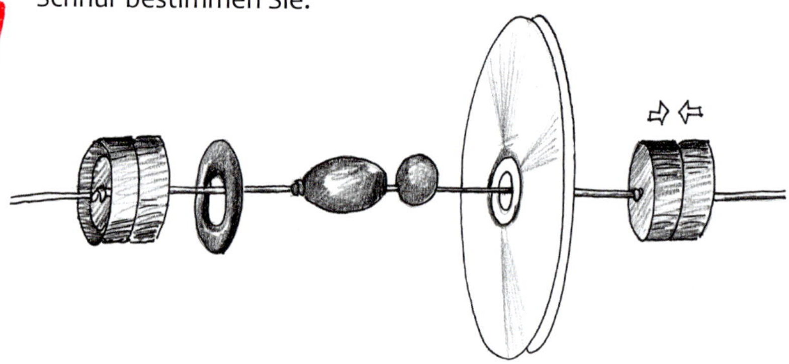

Tipp: Überlegen Sie, wie Sie die Gegenstände so anordnen können, dass Überraschungen und Entdeckungen möglich sind. Man kann die zwei Verschlusskappen beispielsweise so platzieren, dass die offenen Seiten sich gegenüberliegen und, wenn sie zusammengeschoben werden, eine dritte, kleinere Kappe umschließen.

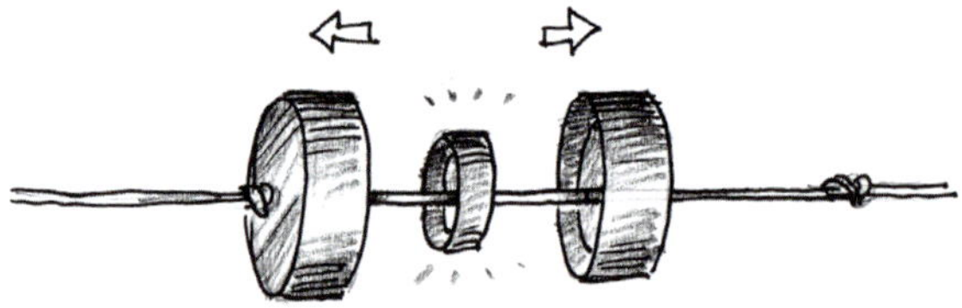

ÜBERRASCHUNGSRÖHRE

Verzieren Sie einen röhrenförmigen Versandbehälter aus Pappe mit selbstklebender Dekofolie (z. B. Silber- oder Glitzerfolie). Auf der Außenseite der Röhre können Dinge befestigt werden, die beim Anfassen interessante Erfahrungen ermöglichen. Sie kann auch mit Gegenständen gefüllt werden, die für Überraschungen sorgen und beim Schütteln je nach Inhalt immer andere Geräusche erzeugen.

MATERIAL
röhrenförmiger Versandbehälter aus Pappe, 25 cm lang

Stoffreste

Bänder

selbstklebende Dekofolie

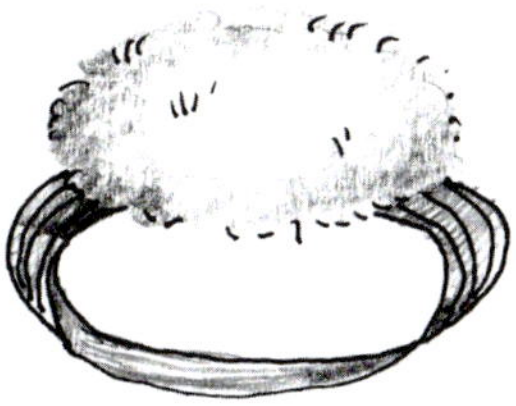

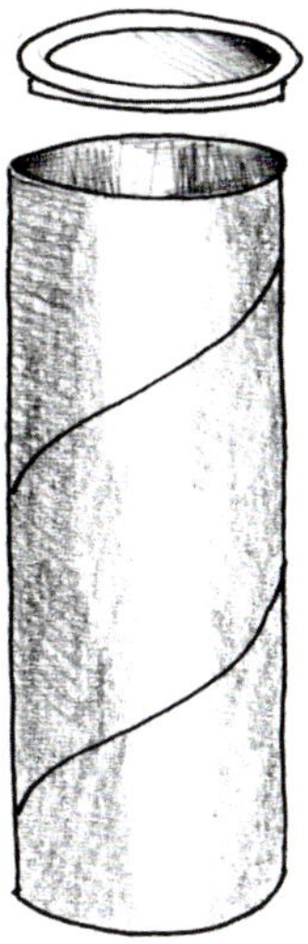

Vorschläge für die Verzierung der Außenseite der Röhre

- Basteln Sie ein «Armband» aus Schaffell oder einem anderen weichen, pelzartigen und natürlichen Material und Gummiband. Die Personen können es über die Röhre streifen, es wieder abstreifen oder tragen.
- Wickeln Sie eine Vorhangkordel um die Röhre und verknoten Sie sie locker, so dass der Knoten leicht geöffnet werden kann.
- Streifen Sie mehrere dicke Gummibänder über die Röhre.

Vorschläge für die Füllung der Röhre

- alte Schlüssel an einem Schlüsselring
- kleiner Ball für Handübungen
- ein Säckchen mit Münzen
- abgeschmirgelte, auf eine Schnur gefädelte Holzfiguren (keine, die wie Babyspielzeug aussehen).

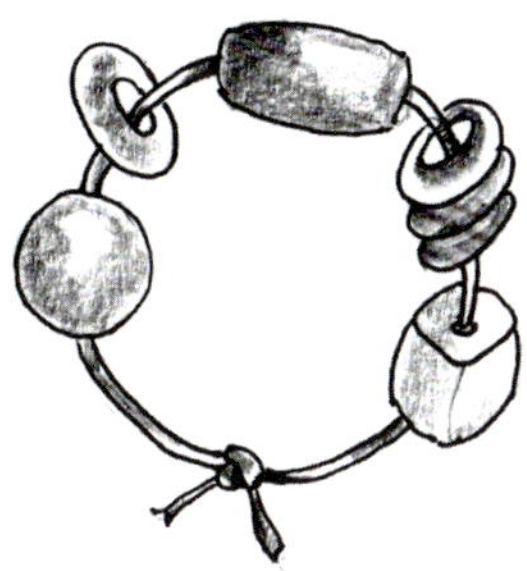

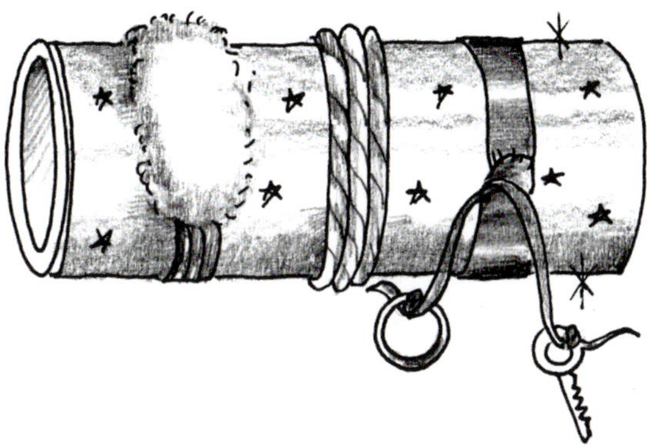

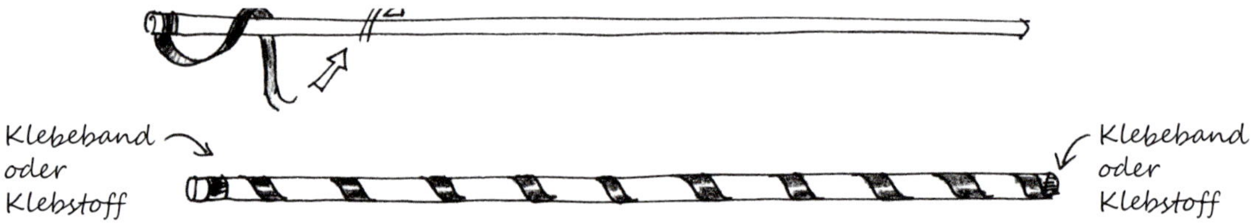

STAB FÜR MUSIK UND BEWEGUNGEN

1. Umwickeln Sie ein Bambusrohr oder einen Holzdübel mit Dekoband.

MATERIAL
Holzdübel oder Bambusstab, Mindestlänge 30 cm

Dekoband

Bänder

Klebeband

Klebstoff

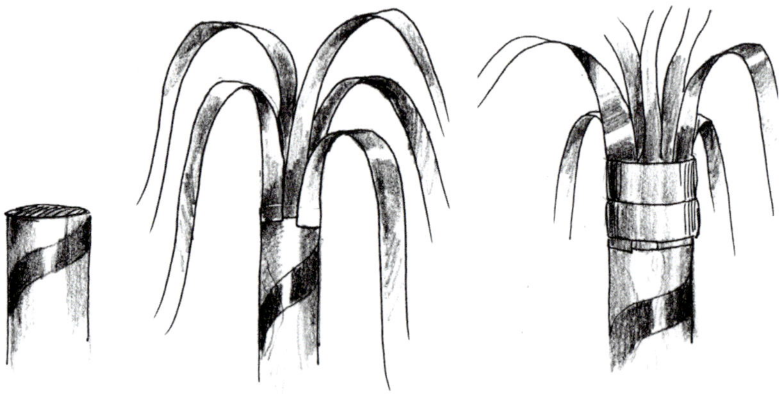

2. Befestigen Sie mit Klebeband oder Klebstoff bunte Bänder am Ende des Stabes.

Verwendungszweck: den Stab gemeinsam im Takt der Musik schwingen; an einem windigen Tag mit nach draußen nehmen; mit oder ohne Musik in der Gruppe mit dem Stab weit ausholende, anmutige Armbewegungen machen.

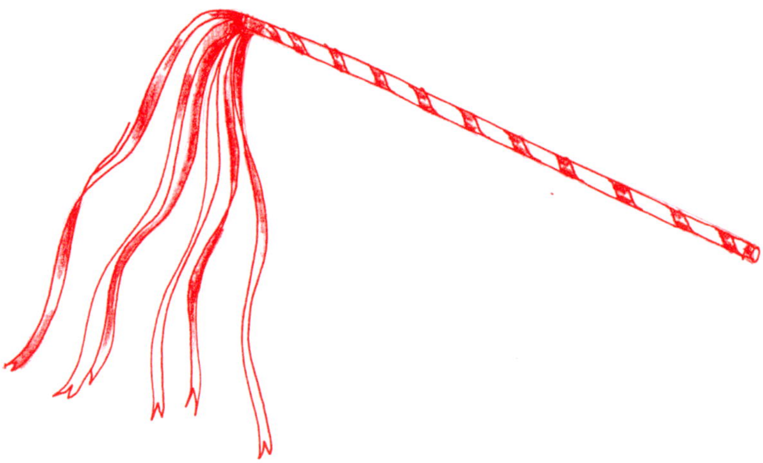

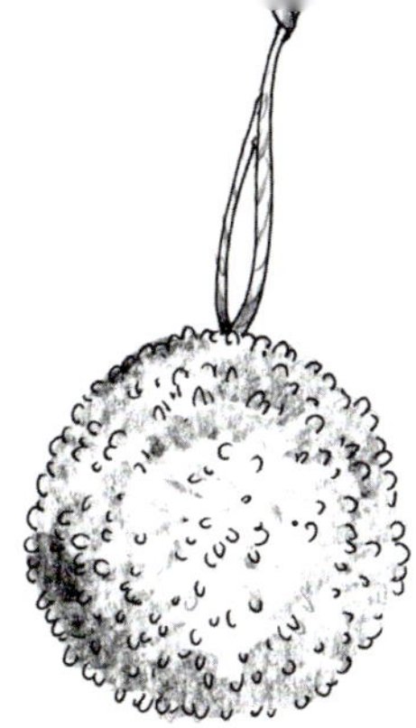

WEICHES TUCH

Ein weiches Tuch mit interessantem Druck zum Abwischen der Tischplatte oder zum Staubwischen. Es kann auch ein Gefährte sein.

SOFTBALLS

Sie sind aus verschiedenen Materialien erhältlich. Man kann sie auf dem Tisch von einer Person zur nächsten rollen, wie einen Basketball in einen Eimer auf dem Boden oder auf dem Tisch werfen oder versuchen, sie aufzufangen.

WOLLPUSCHEL

MATERIAL
Pappe

Garn

Stopfnadel

Schere

(ätherisches Öl)

1. Aus Pappe zwei Ringe ausschneiden (Durchmesser äußerer Kreis: ca. 9 cm; innerer Kreis: ca. 3 cm).

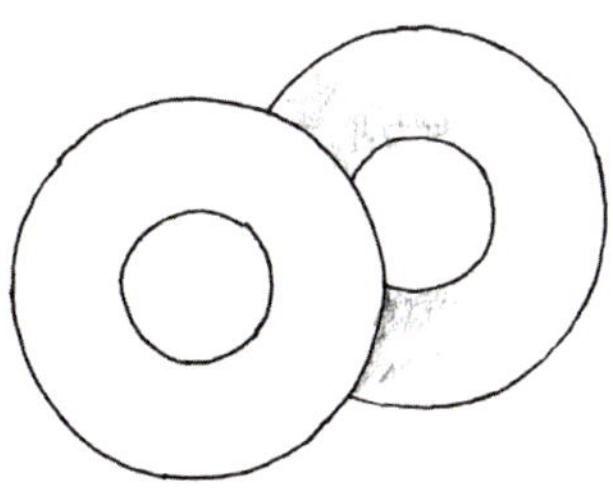

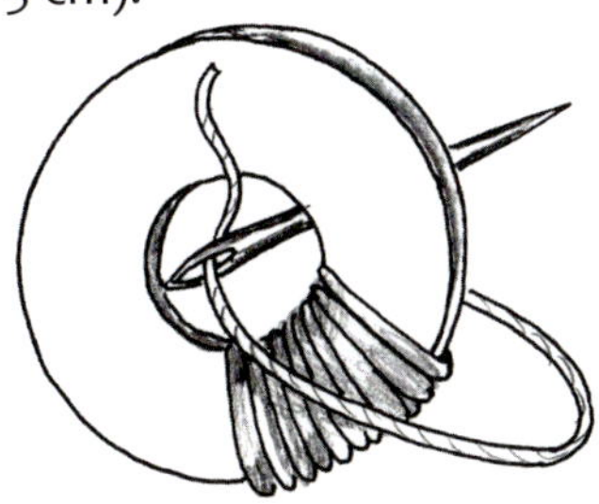

2. Garn in eine Stopfnadel fädeln und beide Ringe so lange umwickeln, bis das Loch in der Mitte fast ganz ausgefüllt ist.

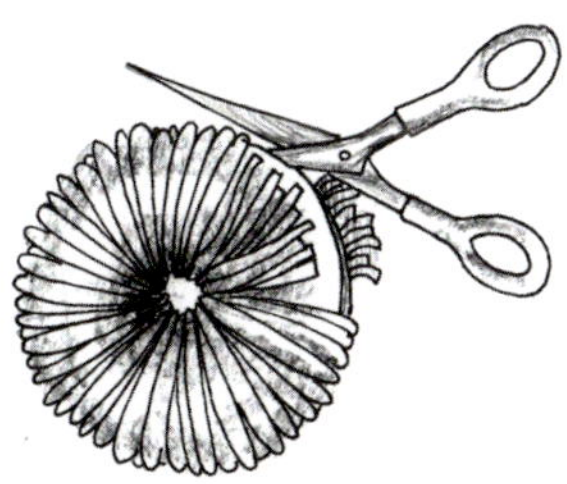

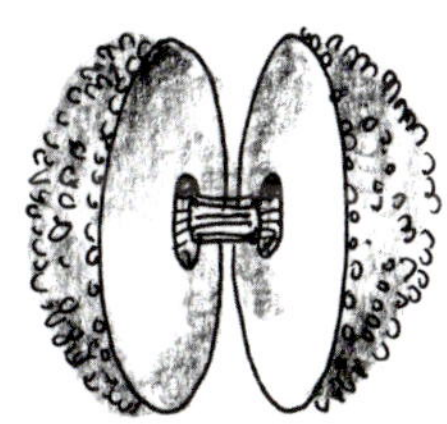

3. Die Spitze der Schere zwischen den beiden Ringen einführen und das Garn rundherum durchschneiden. Einen Doppelfaden (s. Zeichnung) um das Garn zwischen den beiden Ringen schlingen und verknoten. Die Ringe vorsichtig herausziehen (manchmal müssen sie herausgeschnitten werden).

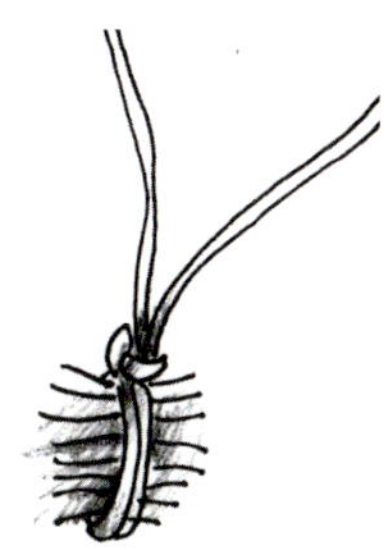

Basteln Sie zusammen einen Wollpuschel und benutzen Sie ihn als Softball oder Knuddelspielzeug. Sie können ihn auch mit ein paar Tropfen reinen ätherischen Öls, z. B. Rose oder Vanille, parfümieren.

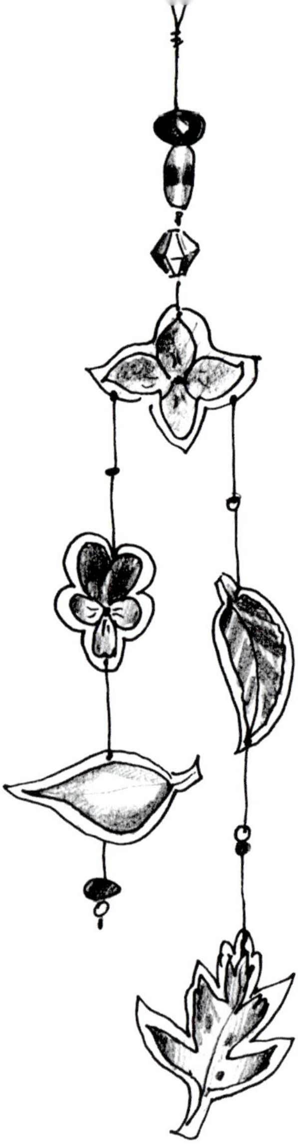

Raumschmuck

Auch diese Aktivitäten kosten wenig order nichts und sind für die Arbeit mit Einzelpersonen oder Gruppen geeignet. Ich mache sie oft für Menschen, die ihre Hände nicht mehr richtig benutzen können. Die Produkte verschönern jeden Raum. Sie können sie in der Zeit anfertigen, die Sie mit einem bettlägerigen Menschen verbringen. Die Mobiles und Hängedekos können an Vorhänge, Decken, Infusionsständer, Anschlagtafeln und sonstige Flächen gehängt, geklebt, geheftet, genäht oder auf andere Art befestigt werden.

Die Dekorationen sollten nach Möglichkeit eine persönliche Note bekommen: Hängen Sie ein dekoratives Namensschild an ein Mobile oder benutzen Sie die Lieblingsfarben, -düfte oder -fotos des betreffenden Menschen.

HÄNGEDEKOS UND MOBILES AUS BLUMEN

Legen Sie getrocknete Blumen oder Blätter zwischen transparenten selbstklebenden Kunststoff und stabiles Acetat (kaufen oder aus den Gemüseverpackungen aus dem Supermarkt ausschneiden). Oben und unten Löcher stanzen und wie auf der Zeichnung links miteinander verbinden.

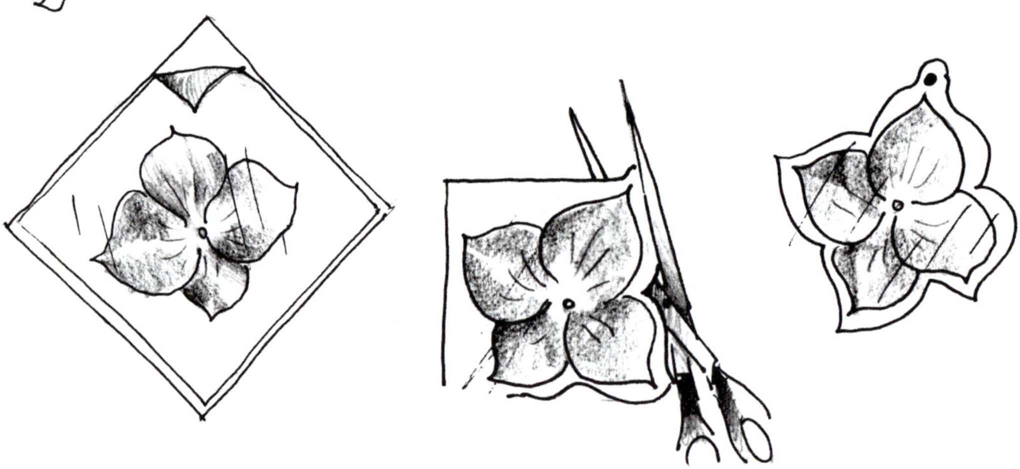

KLEINE MANDALAS

Auch kreisförmige Zeichnungen oder andere Dekorationen können auf die gleiche Art wie die Blumen-Hängedekos hergestellt und aufgehängt werden. Siehe *Mandalas* (S. 164).

POTPOURRI-TASCHEN

So entsteht eine einfache Potpourri-Tasche:

1. Runde Stoffstücke mit einer Zickzackschere ausschneiden, damit die Ränder hübsch aussehen.

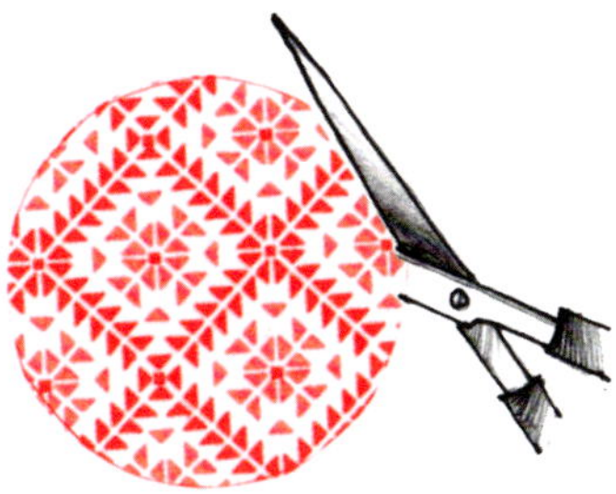

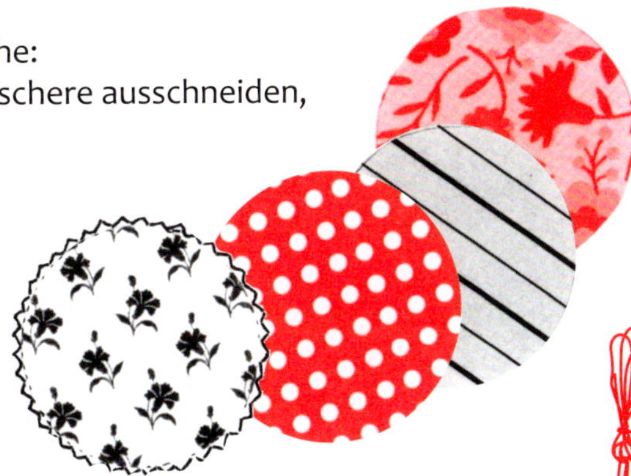

2. Mit langen Vorstichen in einigen Millimetern Abstand vom Rand zusammennähen.

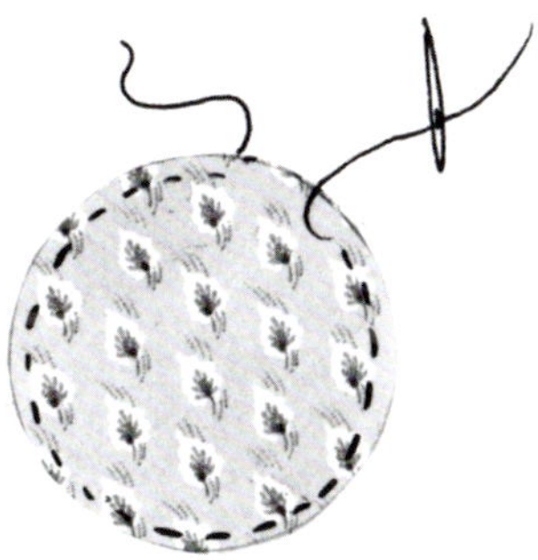

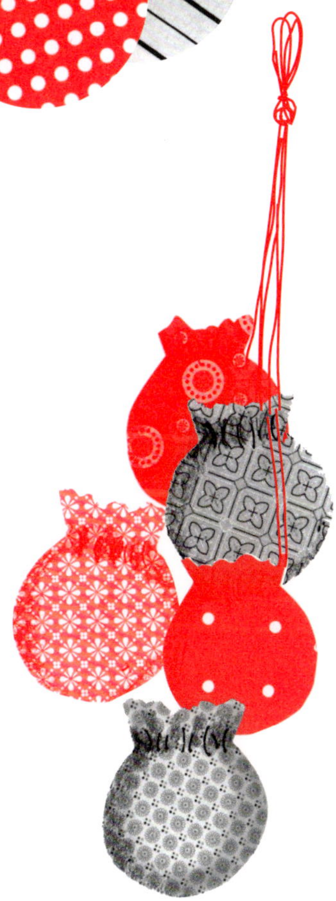

3. Raffen und mit Potpourri-Mischung füllen. Mehrere Taschen dekorativ zusammenbinden und aufhängen.

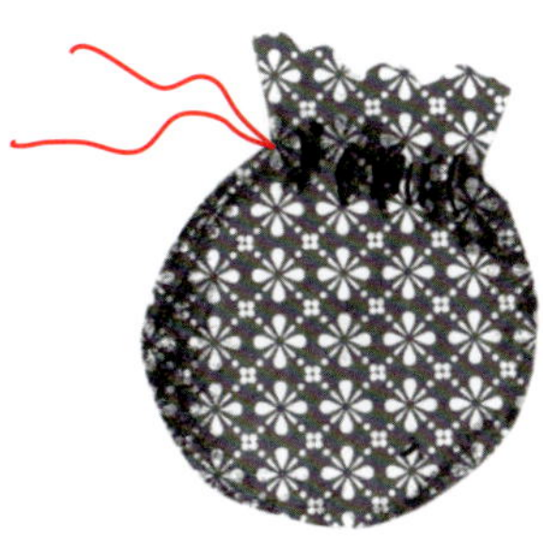

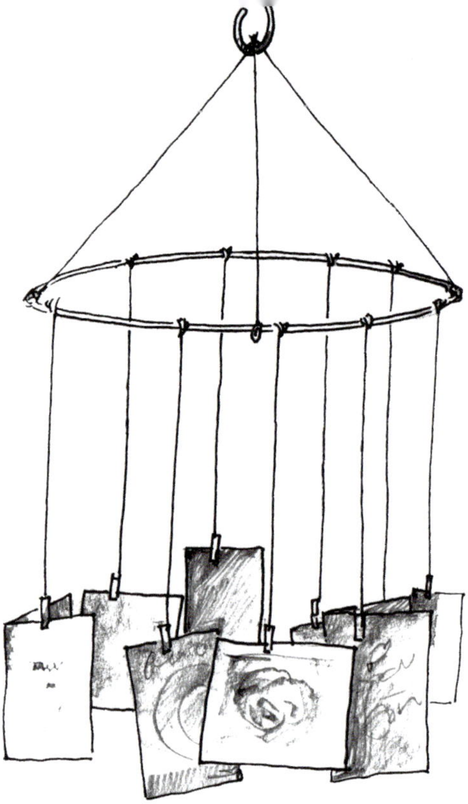

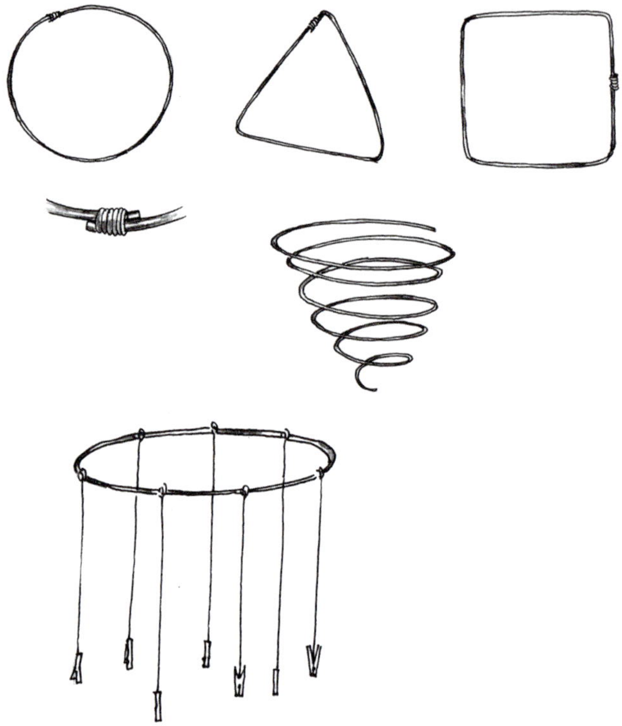

KARTEN-MOBILE

MATERIAL
dicker Draht

dünner Draht

Faden oder Schnur

Büroklammern oder Mini-Wäscheklammern

Drahtzange zum Biegen des Drahtes

Ein Karten-Mobile ist besonders für bettlägerige Patienten eine hübsche Idee und eine sinnvolle Entgegnung auf die Tatsache, dass Anschlagtafeln meistens hinter den Betten der Patienten angebracht sind und damit außerhalb ihres Gesichtsfeldes liegen. Dieses Mobile sollte über dem Bett am Fußende aufgehängt werden.

Biegen Sie dicken Draht zu einem Kreis oder einer anderen Form (ca. 24 cm Durchmesser). Zur Verschönerung können Sie den Draht mit farbigem Papier, Bändern oder einer Schnur umwickeln. Hängen Sie in regelmäßigen Abständen Schnüre oder Fäden (Stickgarn oder Dekokordel) an den Draht (s. Zeichnung). Befestigen Sie Mini-Wäscheklammern oder Büroklammern an den Schnurenden und hängen Sie die Karten daran auf. Wenn die Person, für die Sie das Mobile basteln, keine Karten bekommt, sorgen Sie dafür, dass sich das ändert!!

«GLASMALEREI»

Verwenden Sie dickes schwarzes Papier (es kann auch eine andere Farbe sein) und Seiden- oder Drachenpapier anstelle des «Glases».

1. Falten Sie das schwarze Papier einmal und malen Sie mit einem weißen Stift ein Muster darauf.

2. Schneiden Sie mit einem Tapeziermesser oder Cutter oder einem Skalpell das Muster (aus *beiden* Lagen) aus.

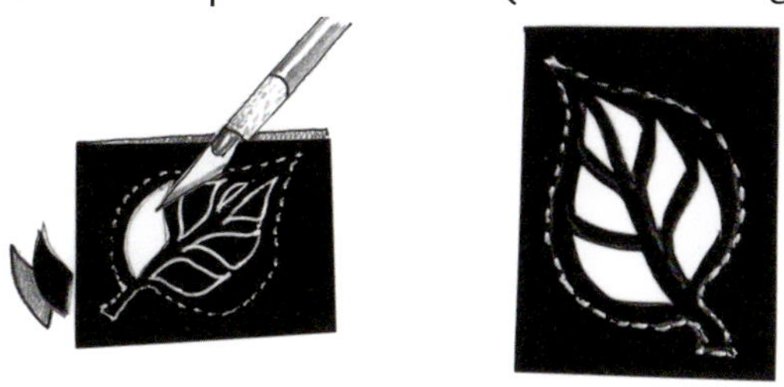

3. Falten Sie das Papier auseinander und kleben Sie ein Blatt farbiges Transparentpapier zwischen die beiden Schichten.

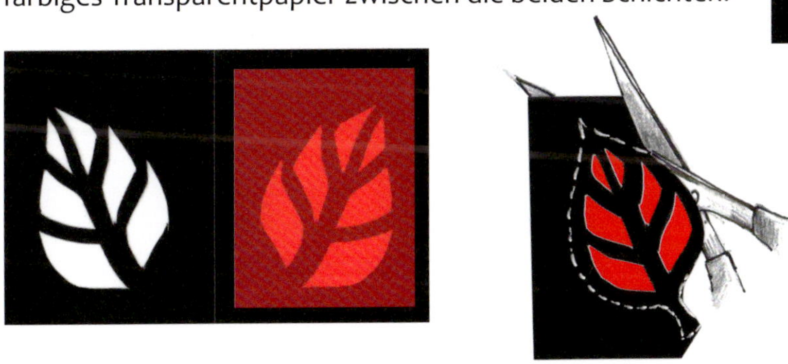

4. Tragen Sie rund um das Muster Klebstoff auf den Rand auf und schließen Sie die beiden Hälften. Danach schneiden Sie die Form aus, wobei Sie einen großzügigen Rand von schwarzem Papier rund um das Muster stehenlassen (s. Zeichnung).

Hängen oder stellen Sie die «Glasmalerei» in die Nähe einer Lampe oder eines Fensters, damit Licht durch das Transparentpapier fallen kann.

MATERIAL

Schwarzes oder eingefärbtes Papier, 120 g/m^2 oder dicker

Seiden- oder Drachenpapier in verschiedenen Farben

Weißer Stift

Tapeziermesser

Schere

Klebstoff

Faden zum Aufhängen

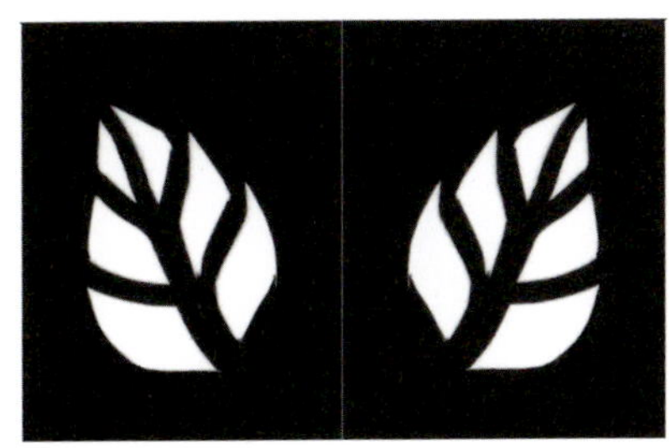

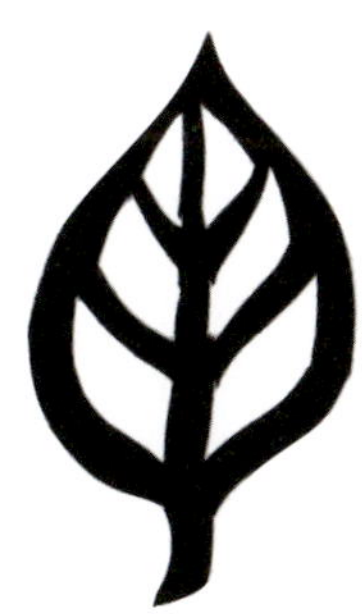

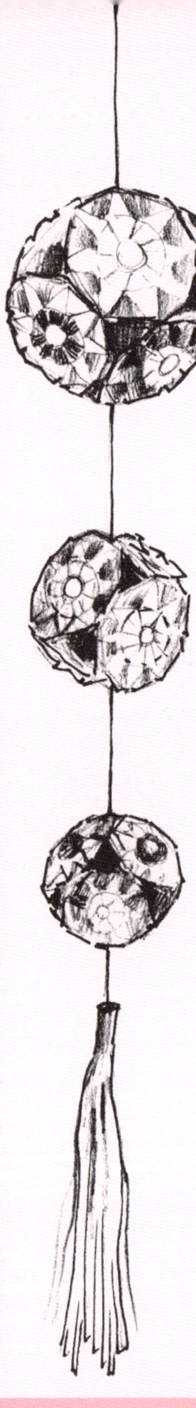

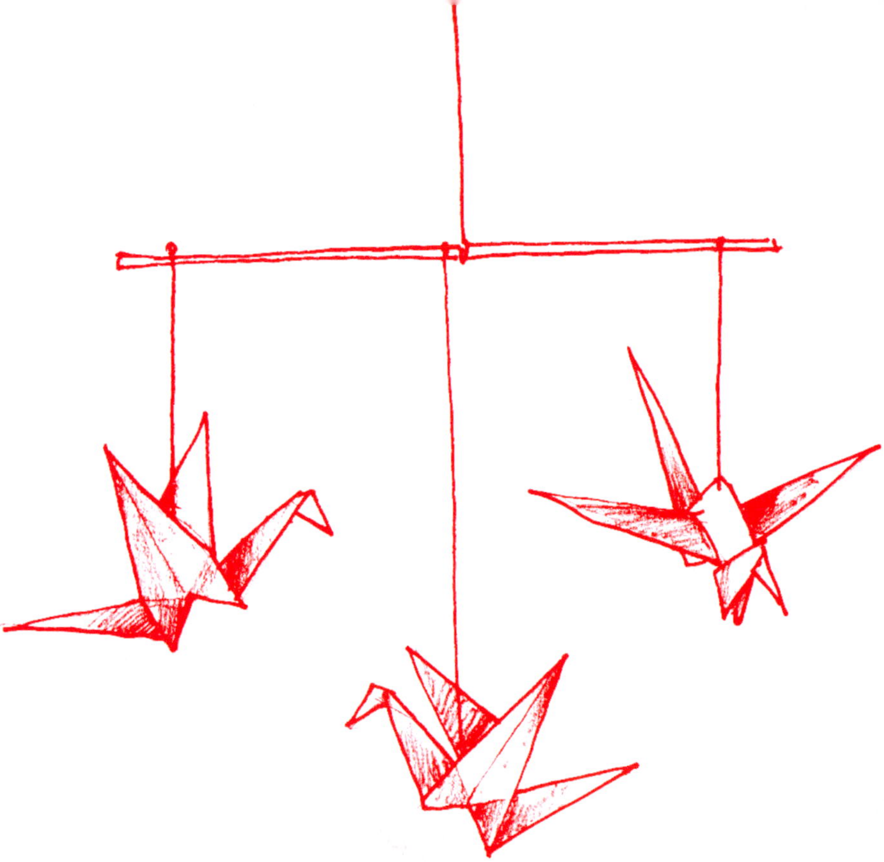

ORIGAMI-VÖGEL UND KUSODAMAS

Suchen Sie in einem Bastelbuch oder im Internet nach Anleitungen für Origami-Tiere oder geometrische Formen. Machen Sie aus den gefalteten Objekten ein Mobile.

FOTOCOLLAGEN

Ein hübscher Schmuck für Wände oder Anschlagtafeln. Wählen Sie ein Thema dafür aus: *ein Ausflug/Urlaub, Haus und Garten und Umgebung, Freunde* usw.

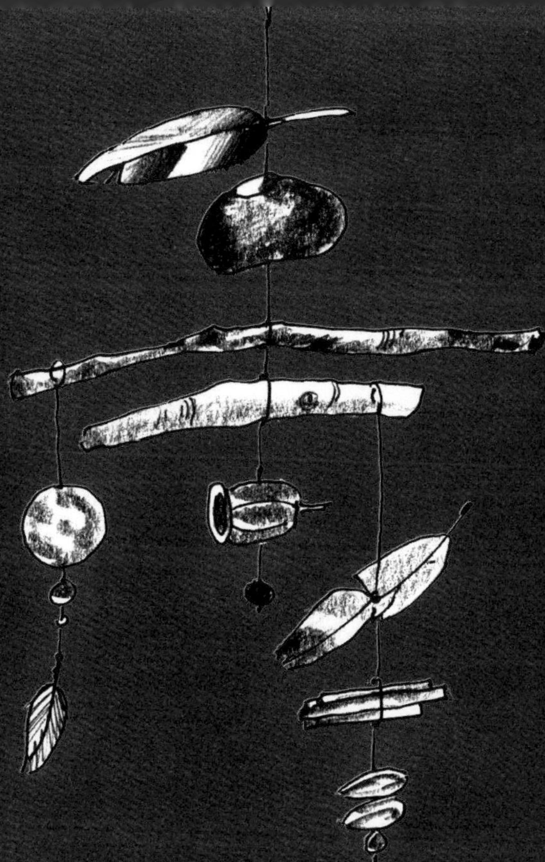

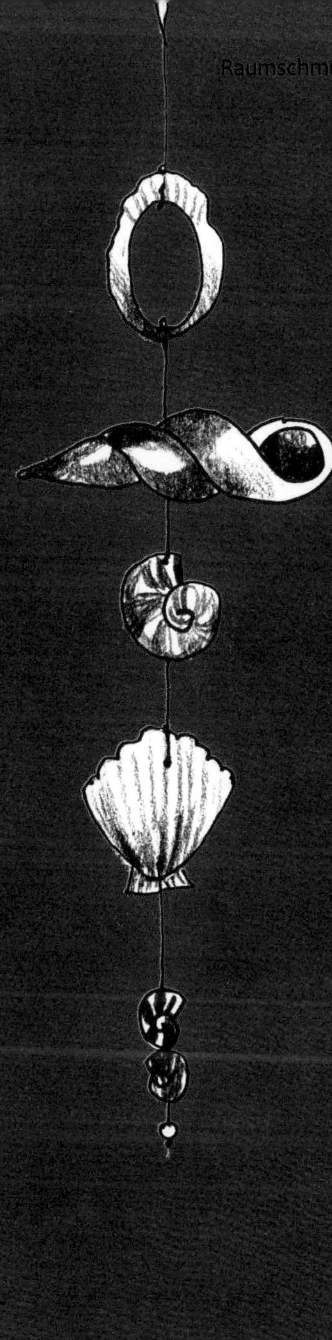

HÄNGEDEKOS AUS NATURMATERIALIEN

Machen Sie aus Blättern, Blumen, Samenkapseln, Zweigen, Federn und Holz-, Kork-, Stoff- oder Papierperlen ein Mobile oder eine Hängedeko.

HÄNGEDEKOS AUS NAMENSSILHOUETTEN

Anleitung unter *Buchstaben und Handschriften* (S. 146).

Papierblumen zur Verzierung von Lampen, Infusionsständern, Vorhängen, Anschlagtafeln, Rollstühlen usw.

KNITTER-BLUMEN

MATERIAL
Nadel oder Ahle, um Löcher zu bohren

dünner Draht für den Stängel

Seidenpapier in verschiedenen Farben

Schere

Bleistift

Storchschnabelzange (Flachrundzange) (wahlweise)

1. Schneiden Sie aus Pappe zwei Kreise als Schablone aus, die eine mit 8 cm, die andere 10 cm Durchmesser.
2. Falten Sie helles Seidenpapier solange, bis Sie sechs Schichten haben, legen Sie dann die kleinere Schablone darauf und schneiden Sie durch alle Schichten.

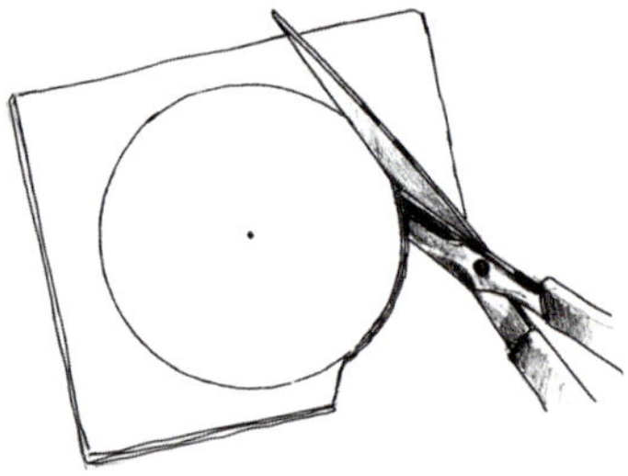

3. Wiederholen Sie den Vorgang mit dunklem Seidenpapier und der größeren Schablone. Sie haben jetzt zwei Stapel Kreise mit je sechs Schichten Papier.

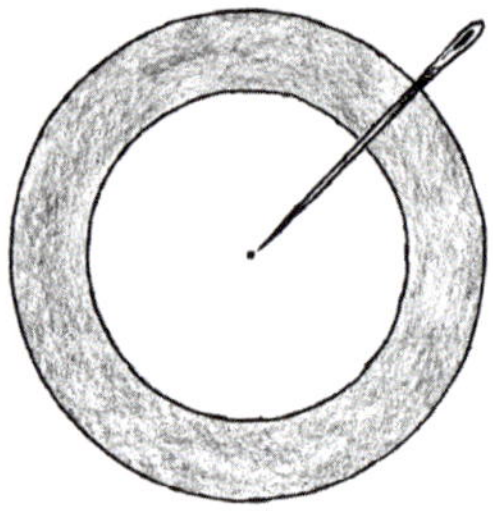

4. Legen Sie die Kreise aufeinander, den kleinsten zuoberst. Bohren Sie mit einer Nadel ein Loch in die Mitte, ziehen Sie ein Stück Draht (ca. 14 cm lang) durch und rollen Sie ein Ende mit einer Drahtzange auf, damit die Papierkreise nicht herunterfallen.

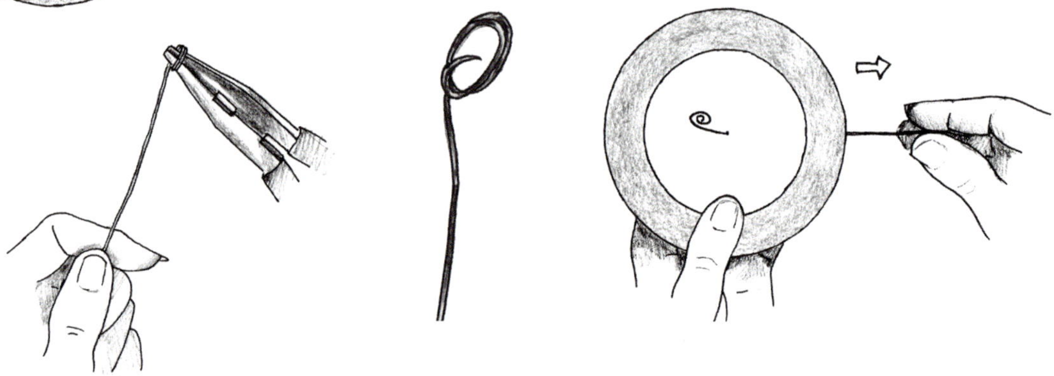

5. Rollen Sie den Draht dicht bei der Rückseite der Blume auf (s. Zeichnung), damit die Schichten nicht auseinanderfallen.

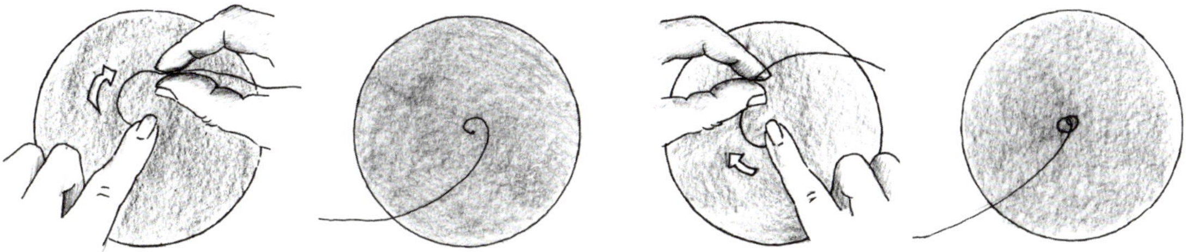

6. Drehen Sie die Blume um, sodass der kleine Kreis oben liegt (s. Zeichnung). Kräuseln Sie die «Blütenblätter» einzeln, nicht zu stark und nicht zu schwach. Es macht nichts, wenn Ihre Blume anders aussieht als die hier abgebildete, sie sieht bei jedem anders aus.

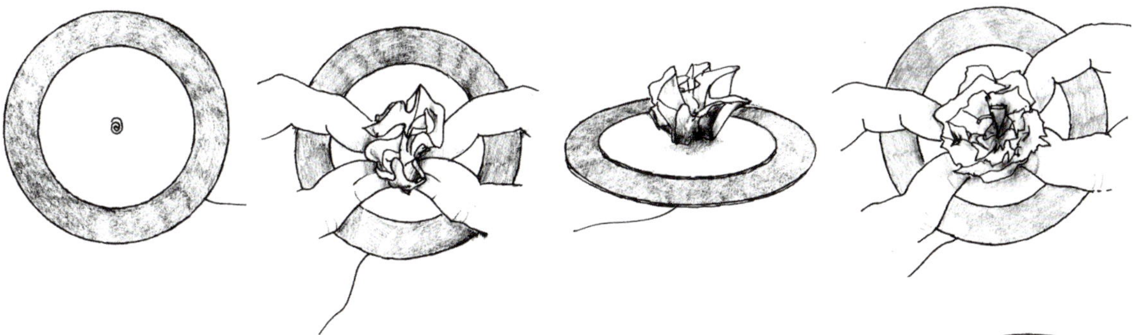

7. Sie werden die Blütenblätter wahrscheinlich etwas zurechtzupfen müssen, damit die Blume schön voll aussieht. Sind die Blütenblätter zu stark gekräuselt, ziehen Sie sie vorsichtig auseinander. Sind sie schwach gekräuselt und haben keine Ähnlichkeit mit einer Nelke, werden Sie sie stärker kräuseln müssen.

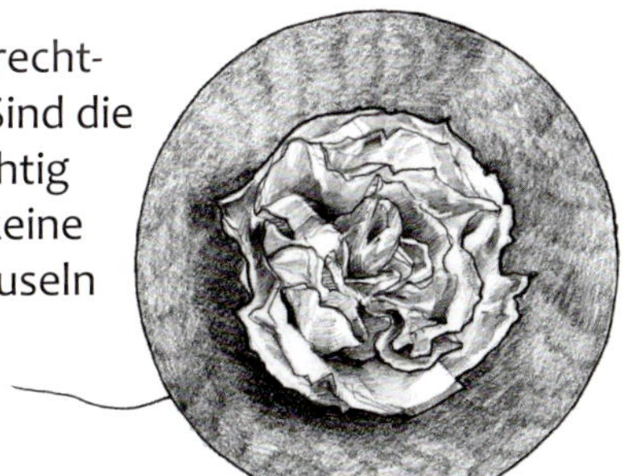

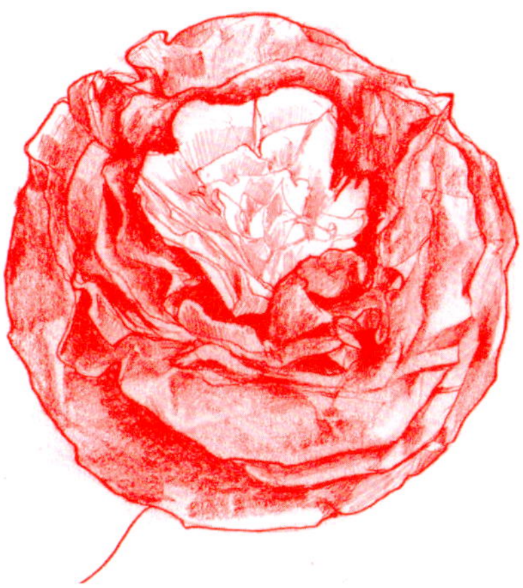

Vom früheren Beruf abgeleitete Aktivitäten

Bei Aktivitäten, die mit dem früheren Beruf zu tun haben, ist Vorsicht geboten. Für uns ist klar, dass jemand, der früher Schneider war, gern mit Nadel und Faden hantiert, doch nicht immer trifft dies zu – oft ist sogar das Gegenteil der Fall. Die betroffenen Menschen, die einen Teil ihrer Fähigkeiten verloren haben, sind manchmal frustriert, wenn sie daran erinnert werden, was sie früher alles gut konnten. Aber Sie können solche Aktivitäten trotzdem anbieten, wenn Sie die Akzente anders setzen: Materialien und Sinneseindrücke anstatt reale Aufgaben und Objekte.
In meiner Gruppe im Pflegeheim war auch eine ehemalige Näherin. Ich bot ihr verschiedene Nähutensilien an, und sie freute sich über den Anblick.
Sie nähte nicht, aber sie beschäftigte sich auf ihre Art damit, zum Beispiel indem sie immer wieder kleine Stoffreste auf ihrem Schoß glättete.

Die folgenden Vorschläge für Aktivitäten haben nur entfernt etwas mit dem früheren Beruf zu tun:

MANAGER ODER ANDERE EINFLUSSREICHE POSITION

Beteiligen Sie die betroffene Person an Entscheidungsfindungsprozessen, lassen Sie sie gegebenenfalls Meetings beobachten und behandeln Sie sie so respektvoll, als hätte sie immer noch eine Führungsposition inne. Im Pflegeheim können Sie sie über die Abläufe in ihrem Bereich mitentscheiden lassen. Machen Sie ein Clipboard für sie.

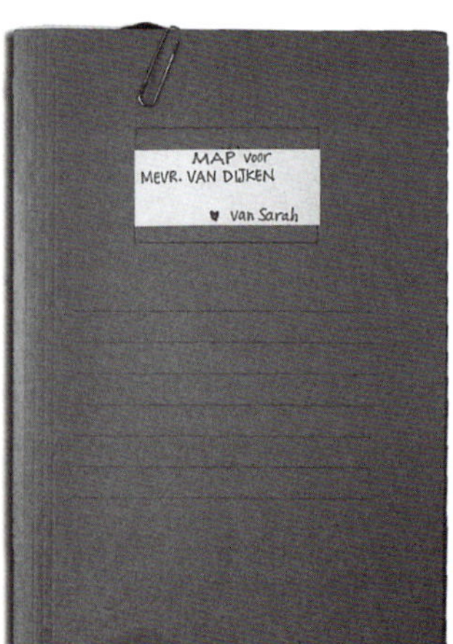

SEKRETÄRIN, BÜROASSISTENTIN

Stellen Sie der Person Büromaterial zur Verfügung. Vielleicht bietet sich die Möglichkeit, dass sie hin und wieder Anrufe über den Hausapparat entgegennimmt. Übertragen Sie ihr kleine Aufgaben, z. B. Dinge in einen Umschlag verpacken oder eine Ankündigung ans Schwarze Brett heften. Siehe «Büromappe» weiter unten.

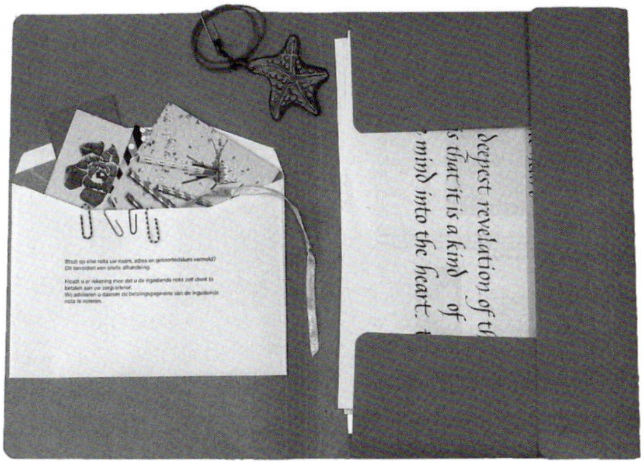

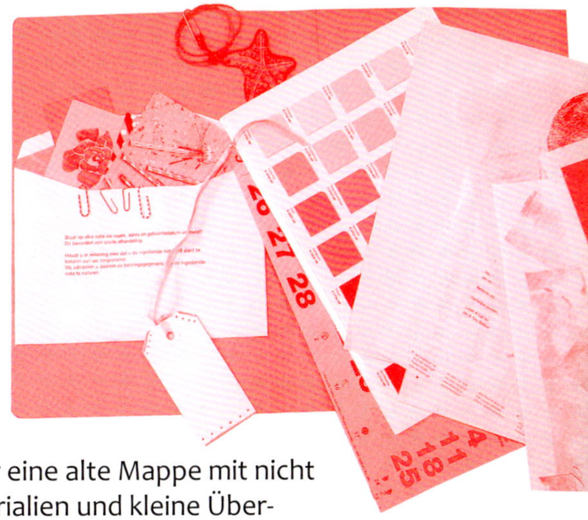

Die Büromappe: Füllen Sie ein altes Notizbuch oder eine alte Mappe mit nicht mehr aktuellen Unterlagen. Fügen Sie Schreibmaterialien und kleine Überraschungen hinzu. Meine Mappe für Frau van D. enthielt: alte dekorative Geschenkanhänger, Holzschnittskizzen, Farbmusterkarten, Kalligrafieübungsblätter, glitzernde Karten und Bänder, Aufkleber und andere Materialien aus meinem Studio. Schreiben Sie den Namen der Person vorn auf den Ordner und machen Sie ihm ein dekoratives Namensschild zum Anstecken (s. auch Geschichte auf S. 45 f.).

LEHRER

Stellen Sie der Person eine Wandtafel, Kreide und andere Schulmaterialien zur Verfügung: unbeschriebenes Papier, Notizbuch, Bleistifte, Anspitzer. Lassen Sie einen Anspitzer montieren und bringen Sie Bleistifte mit, die sie regelmäßig anspitzen kann. Organisieren Sie gemeinsam Vorratsräume oder -schubladen. Achten Sie darauf, ob die Person Interesse an Landkarten oder Lehrbüchern hat. Bitten Sie sie um Hilfe bei einfachen Aufgaben, z. B. Papiere lochen. Oder fragen Sie sie um Rat bei Dingen, von denen Sie wissen, dass sie sich damit auskennt.

ELEKTRIKER, INSTALLATEUR

Stellen Sie der Person Werkzeuge, Rohre und Kunststoff ummantelten Draht zur Verfügung. Einige große Plastikschläuche können auf verschiedene Art und Weise spielerisch miteinander verbunden werden. Geben Sie der Person ein Gerät, das sie auseinandernehmen oder reparieren kann. Stellen Sie ihr Fragen zu den Werkzeugen oder Teilen.

Manche Leute entfernen gerne mit einer Abisolierzange die Ummantelung von Kupferdrähten oder schneiden die Drähte in kleine Stücke. Abgesehen davon lassen sich die Drähte auch in verschiedene Formen biegen. Dabei entstehen oft sehr originelle Gebilde.

NÄHERIN

Geben Sie der Person Nadel, Faden und Stoffreste und lassen Sie sie einfache Aufgaben durchführen wie ausbessern, Knöpfe annähen oder Puppenkleider nähen. Sie kann auch mit den Materialien spielen oder sie sortieren.

Machen Sie einfache Potpourri-Taschen (S. 121):
Runde Stoffstücke ausschneiden, mit langen Vorstichen in einigen Millimetern Abstand vom Rand zusammennähen, raffen und mit Potpourri-Mischung füllen. Die Taschen können in der Nähe des Bettes, am Infusionsständer, im Schrank oder in einer Zimmerecke aufgehängt werden.

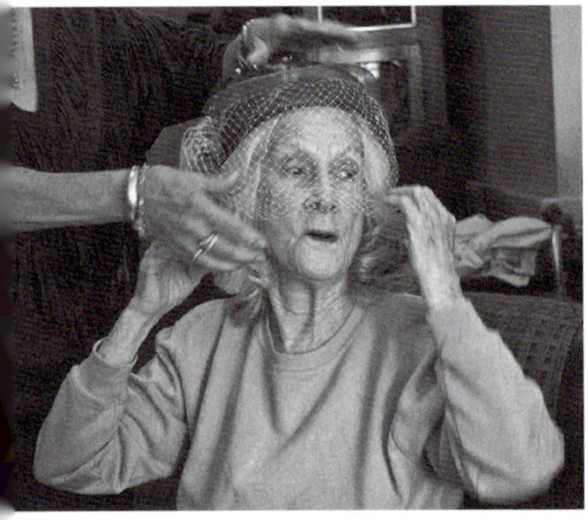

SCHAUSPIELER ODER ANDERE DARSTELLER

Bringen Sie Theaterkostüme und Make-up mit – veranstalten Sie Fotosessions, geben Sie der Person eine Möglichkeit, etwas aufzuführen. Stellen Sie in einem Schaukasten Bilder aus, die sie im Kostüm und mit Make-up zeigen.

KÜNSTLER

Stellen Sie Material und einen Platz zum Arbeiten zur Verfügung. Wenn die frühere Technik Frustrationen hervorruft, macht eine neue vielleicht mehr Spaß – anstatt zu malen, versuchen Sie es mit Bildhauerei oder Collagen. Bringen Sie Bilder, Kunstbücher, Kataloge und Videos mit und diskutieren Sie darüber oder schauen Sie sich Gemälde an. Gehen Sie zusammen ins Museum. Nutzen Sie Bilder von berühmten Kunstwerken für ein «Konzentrations- oder Gedächtnistraining».

PFLEGEPERSON, ARZT, ANDERE GESUNDHEITSBERUFE

Verwickeln Sie die Person in einfache Diskussionen über Behandlungsmöglichkeiten, lassen Sie sie Verbandmaterial halten oder bei anderen Routinebehandlungen helfen. Übertragen Sie ihr die Organisation eines Erste-Hilfe-Kastens.

BAUARBEITER, ARBEITER

Geben Sie der Person große Gegenstände, die sie transportieren und stapeln kann. Verschaffen Sie ihr Bewegung: wandern, eventuell tanzen oder andere sportliche Betätigungen. Stellen Sie ihr Materialien zur Verfügung, die sie mit den Händen bearbeiten kann: Holz, Steine oder Ton.

LANDSCHAFTSARCHITEKT, GÄRTNER

Legen Sie einen Miniaturgarten oder ein Terrarium an, um den/das die Person sich nach Belieben kümmern kann. Lassen Sie sie die Fische im Aquarium pflegen. Übertragen Sie ihr im Haus kleine Aufgaben wie Pflanzen umtopfen, pflegen und aussäen. Bei schönem Wetter können diese Arbeiten auch ins Gewächshaus oder nach draußen verlegt werden.

Gedichte schreiben

Dieses Kapitel ist die Fortsetzung von *Gemeinschaftliches kreatives Schreiben* (S. 98). «Gedichte schreiben» und «Menschen mit kognitiven Beeinträchtigungen» sind zwei Welten, die auf den ersten Blick unvereinbar erscheinen. Doch entsprechende Projekte sind nachweislich erfolgreich und inzwischen sehr verbreitet.

Ich führe regelmäßig mit meiner Gruppe solche Sitzungen durch und stütze mich dabei auf das Buch *I Never Told Anybody, Teaching Poetry Writing to Old People* von Kenneth Koch. Einige sind beeindruckend und sehr produktiv, andere weniger. Ausschlaggebend für den Erfolg oder Misserfolg einer Sitzung sind Faktoren wie die Stimmung der Teilnehmer, meine Kreativität und die Bereitschaft der Teilnehmer, sich auf etwas völlig Neues einzulassen.

Menschen,
die Gedichte schreiben,
entdecken Dinge
in sich,
die ihnen verborgen
waren;

Indem sie Gedichte
schreiben,
machen sie daraus
Kunst.
Koch (1997)

Dennoch habe ich die Erfahrung gemacht, dass selbst Menschen in den fortgeschrittenen Stadien der Demenz mit geduldiger Unterstützung so viel über ein Thema zu erzählen wussten, dass ich ihre Worte aufschreiben und sie ihnen anschließend in Gedichtform vorlesen konnte.

Als Einstieg schlage ich meistens ein attraktives Thema wie «meine Lieblingsfarbe» vor und bitte die Teilnehmer, den Namen dieser Farbe in jeder Zeile ihres Gedichts zu erwähnen. Wenn sie Schwierigkeiten bei der Entscheidung für eine Farbe haben, lasse ich sie aus verschiedenfarbigen Papieren oder Objekten eine auswählen.

Hier ein Beispiel von Frau B.:
Rot ist eine gute Farbe
Rot ist warm
Ich liebe Rot.

An solche «Gedichte» sollten nicht allzu hohe Ansprüche gestellt werden. Sie müssen sich weder reimen noch ein bestimmtes Metrum aufweisen. In Anlehnung an *Gemein-*

schaftliches kreatives Scheiben (S. 98), das auf der Arbeit von John Killick basiert, stelle ich der betroffenen Person gezielte Fragen, führe ihre Antworten durch bestätigende Äußerungen oder zusätzliche Fragen weiter aus und notiere alles, was sie dazu zu sagen haben. Dann bitte ich sie bei der Formulierung um Unterstützung: Ich lese ihnen vor, was sie gesagt haben, und frage sie beim Aufbau der Zeilen nach ihrer Meinung.

Stellen Sie sich vor, Sie wären ...

Ich bin ein Wald, in der Nacht bin ich dunkel, meine Vögel sitzen auf den Ästen, den Kopf unter den Federn versteckt. Der Mond ist so hoch und golden.
Frau G., Heimbewohnerin

Ich bin ein Wald und ich habe auch Tiere. Meine Vögel fliegen manchmal weg, aber sie kommen auch wieder zurück. Ich bin ein friedlicher Ort.
Herr B., Heimbewohner

Ich bin ein Wald ich bin ein lichter Forst, in dem die Sonne scheint und alle Sorgen entschwinden.
R., Pflegeperson in der Ausbildung

Die Aktivität «Gedichte schreiben» ist für Einzelpersonen und Gruppen geeignet. In der Gruppe schlagen Sie ein Thema vor, beispielsweise «Das Zuhause meiner Kindheit», und lassen jeden Gruppenteilnehmer einen Satz beitragen. Lesen Sie das Gedicht mehrmals zwischendurch und zum Schluss der Sitzung vor. Die folgenden Ideen stammen aus dem Buch von Kenneth Koch *I Never Told Anybody. Teaching Poetry Writing to Old People* (Koch, 1997).

GEBEN SIE EIN BESTIMMTES THEMA VOR

Wählen Sie beispielsweise eine Farbe aus und erwähnen Sie sie in jeder Zeile. Stellen Sie den Personen gezielte Fragen: «Was ist Ihre Lieblingsfarbe? Woran denken Sie bei Rot? Hatten Sie schon einmal rote Schuhe oder einen roten Hut? Wie war es für Sie, diese Sachen zu tragen?» Nehmen Sie Stichwörter auf und halten Sie fest, was sie sagen.

STELLEN SIE SICH VOR, SIE WÄREN ...

Beispielsweise: «Stellen Sie sich vor, Sie wären das Meer.» Beginnen Sie jede Zeile mit

«Ich bin das Meer ...
«Ich bin das Meer und ich komme und gehe ...
«Ich bin das Meer, ich bin riesengroß ...
«Ich bin das Meer, ich bin voller Salz ...

Weitere Themenvorschläge: «Ich bin die Stadt bei Nacht, der Wald, der Himmel, der Fluss, die Wüste, der Berg, ein Stein, ein Tiger, eine Katze, ein Vogel, ein Delfin ...»

BRINGEN SIE DINGE MIT, DIE DIE FANTASIE BEFLÜGELN

Muscheln, Blumen, Treibholz, Samt, Spitzen, alte Kleidungsstücke, alte Utensilien, Gartenhandschuhe, alte Verpackungen usw. – sie alle können Erinnerungen wecken. Fragen Sie: «Woran denken Sie, wenn Sie diesen Gegenstand sehen?»

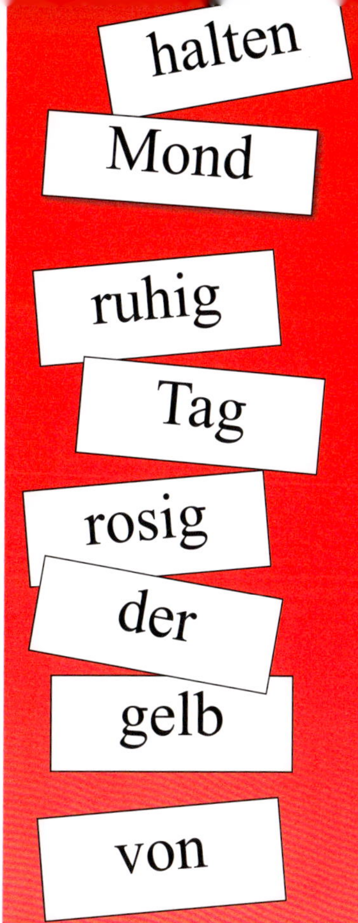

SCHREIBEN SIE MIT DER GRUPPE EIN GEDICHT

Bitten Sie die Teilnehmer, jeweils einen Satz zu einem Thema beizutragen – ein gutes Thema ist «Diese Hände». Ich habe ein Gedicht gelesen, das auf diese Art entstanden ist und sehr bewegend war: «Diese Hände haben mir gute Dienste geleistet, diese Hände haben Babys gehalten und Häuser geputzt, diese Hände haben ein ängstliches Kind besänftigt und das Gesicht eines geliebten Menschen liebkost …»

Weitere Vorschläge: *Das Zuhause meiner Kindheit; Ein Einkauf im Lebensmittelgeschäft, als ich noch klein war; Mein erstes Rendez-vous …*

GEDICHTE FÜR KÜHLSCHRANKMAGNETE

Sie sind fantastisch, machen die Handhabung und Lektüre aufgrund ihrer geringen Größe aber schwierig. Besser ist diese Idee: Verben, Adjektive, Substantive und Partikel auf große Karten schreiben, die Personen aus jedem Stapel eine Karte ziehen lassen und sie bitten, aus der Kombination ein Nonsense-Gedicht zu machen. Das bringt viel Spaß, wie das Gedicht von Frau G. zeigt:

> *«Es regnet Schokolade»*
>
> *Hast du so etwas je gesehen?*
>
> *Es regnet Schokolade,*
> *öffne einfach den Mund*
> *und schlucke!*

POETISCHES PORTRAIT EINES ANGEHÖRIGEN

Themenvorschläge: *Meine Schwester, meine Mutter, mein Mann.* Wenn starke Gefühle dabei hochkommen, ist es völlig in Ordnung; gehen Sie darauf ein und helfen Sie der Person, ihren Gefühlen Ausdruck zu verleihen.

DIE FRIEDLICHSTEN ZEITEN, «DAS FRIEDLICHSTE, WAS ICH KENNE»

Oder «Das Schönste, was ich kenne»; «Das Merkwürdigste, was mir je passiert ist»; «Was ich noch nie jemandem erzählt habe …»; oder «Was ich am liebsten mag …».

Diese Phrasen sollen helfen, zu den Gefühlen und Erfahrungen der Personen vorzudringen.

Hier einige Vorschläge für die Präsentation der Gedichte:

PRÄSENTIEREN SIE DAS GEDICHT ALS KUNSTWERK

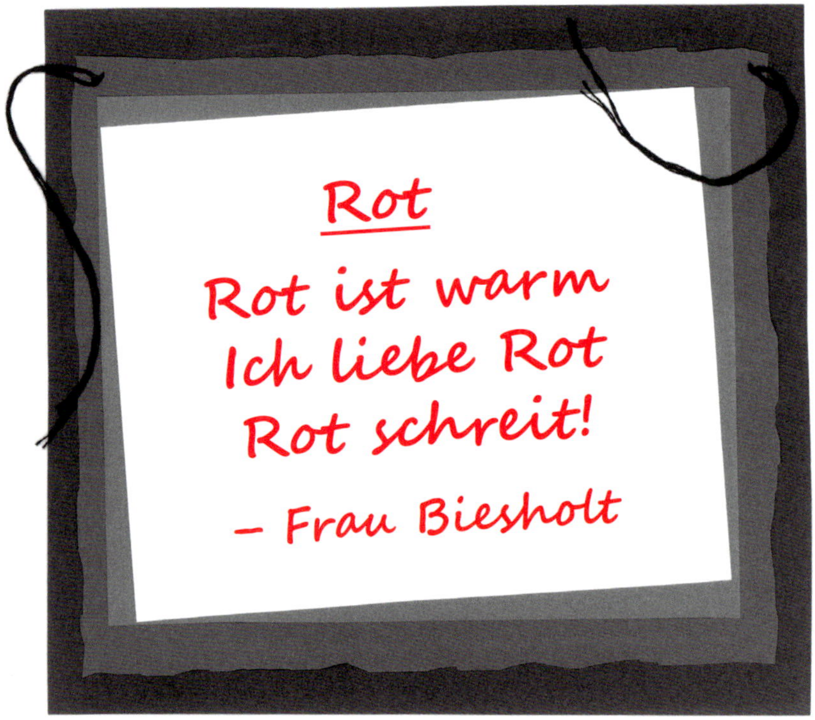
Rot
Rot ist warm
Ich liebe Rot
Rot schreit!
– Frau Biesholt

Das Gedicht von Frau B. wurde in pinselstrichartigen Buchstaben einfach abgeschrieben und auf mehrere Blätter Papier in Rot, Orange und Pink geklebt. Die Ränder der farbigen Blätter sind bewusst inakkurat geschnitten, und das weiße Blatt ist etwas schief aufgeklebt, damit das Ganze interessanter aussieht.

Die roten Fäden haben keine Funktion, sie sind eher pfiffiges Beiwerk. Ich nähe Papier oft zusammen, anstatt es zu kleben, damit es zum Blickfang wird.

PRÄSENTIEREN SIE DAS GEDICHT ALS KLEINES BUCH

MATERIAL
1 Blatt farbiges Papier für den Einband im Format A4, 120–160 g/m²

1 Blatt weißes oder cremefarbiges Papier Format A4, 80 g/m²

Nadel und Faden

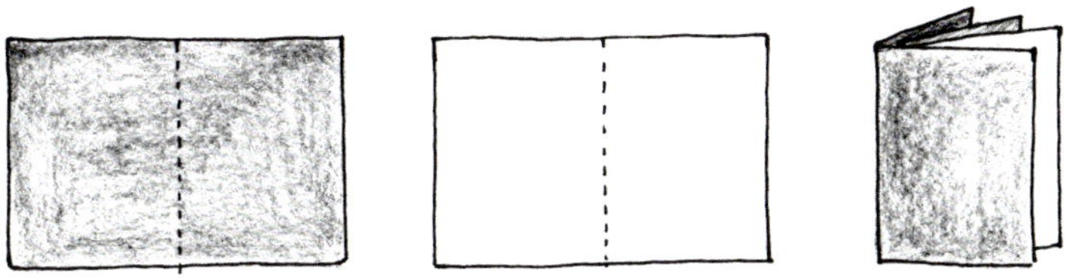

1. Falten Sie den Einband und das Inhaltblatt in der Mitte. Passen Sie das Inhaltblatt in den Einband ein. (Das Gedicht kann schon auf dem weißen Blatt stehen, s. mittlere Zeichnung in der untersten Reihe.)

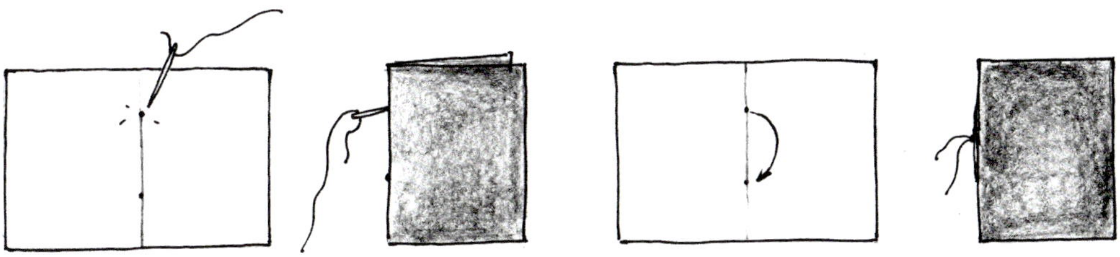

2. Fädeln Sie ein Stück Stickgarn oder dickes Bauwollgarn (ca. 25 cm) ein. Bohren Sie mit der Nadel von innen nach außen zwei Löcher durch alle Schichten (noch nicht nähen) und halten Sie die Schichten fest. Dann nähen Sie, indem Sie den Faden *von außen* nach innen ziehen (s. Zeichnung) und die beiden Enden außen verknoten. Es macht nichts, wenn Sie es andersherum gemacht haben, dann verknoten Sie den Faden eben auf der Innenseite.

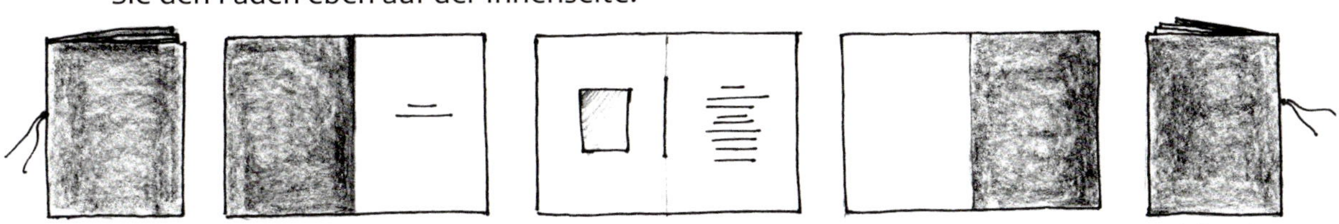

3. Öffnen Sie den vorderen Buchdeckel und schreiben Sie Titel und Autor des Gedichts auf die leere weiße Seite rechts. Blättern Sie auf die mittlere Doppelseite und schreiben oder kleben Sie das Gedicht hinein.

Einfache Bücher

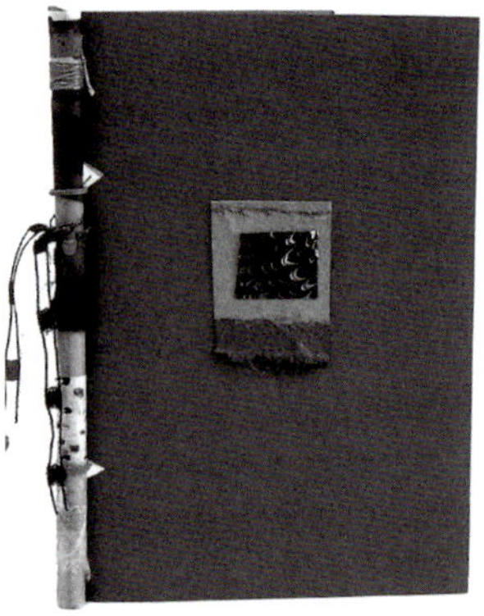

Gummibandbuch
Anleitung s. nächste Seite

Einfache Bücher herzustellen macht nicht nur Spaß, sondern man kann darin auch hervorragend Erinnerungen, Ereignisse oder Gedanken festhalten. Mit einfachen Büromaterialien erzielt man gute Ergebnisse, aber das Buch wirkt ungleich ansprechender, wenn man erlesene Materialien verwendet.

Für die inneren Blätter eignet sich cremefarbiges dickeres Zeichenpapier mit (unbeschnittenem) Büttenrand und für den Einband schönes handgeschöpftes Papier oder dickes farbiges Zeichenpapier.

THEMENVORSCHLÄGE

Geburtstagsgeschenk – Eine Sammlung von Skizzen, Botschaften, Fotos usw. von Freunden

Sammelalbum anlässlich der Geburt eines Kindes – Dokumentation wichtiger Ereignisse, z. B. der erste Schultag usw.

Reisetagebuch – Tickets, Notizen, Fotos usw. von einem Urlaub oder Tagesausflug

«Poesiealbum» – Gedichte aus einem der vorigen Kapitel abschreiben oder kopieren und einkleben. Sie können auch Lieblingsgedichte sammeln und einkleben, die von anderen stammen.

Präsentation – Ein Gedicht, eine Karte oder irgendetwas anderes kann in einem Buch aus vier Seiten präsentiert werden. Siehe *Präsentieren Sie das Gedicht als kleines Buch* (S. 135).

Wichtige Erinnerungen – «Dinge, die ich nicht vergessen will», zu benutzen als Notizbuch oder, um besondere Erlebnisse festzuhalten.

Album – für Briefmarken, Blätter oder Fotos aus Zeitschriften von Lieblingsthemen: Tiere, Kleidung, Inneneinrichtung, Kunst usw. All dies kann in einem Leporello untergebracht werden (S. 140).

GUMMIBANDBUCH

Das Schöne an diesem leicht herzustellenden Buch ist, dass man dafür nur einfache Büromaterialien braucht: Druckpapier, Bleistift und Gummiband. Allerdings sieht das Buch sehr viel ansprechender aus, wenn man gutes Papier, einen schönen Einband und einen zugeschnittenen Bambusstab verwendet.

MATERIAL

A4-Papier für die Seiten

Papier für den Einband, 120–160 g/m²

Bleistift oder Bambusstab

Gummiband

Bleistift

Schere

Zum Verzieren:

Klebstoff

Bänder

hübsches Papier

Stoffreste

Anleitung:

1. Verzieren Sie den Bambusstab, falls gewünscht.

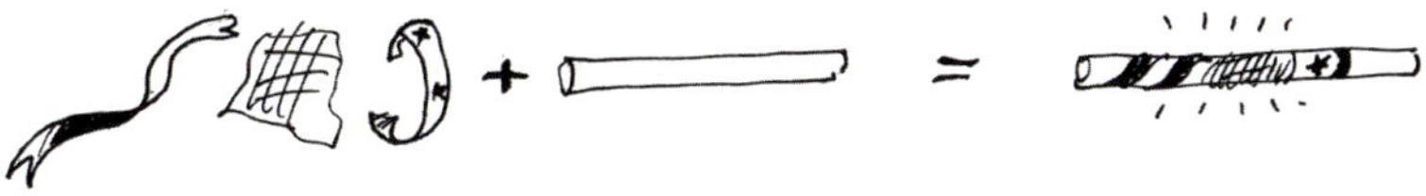

2. Falten Sie den Einband.

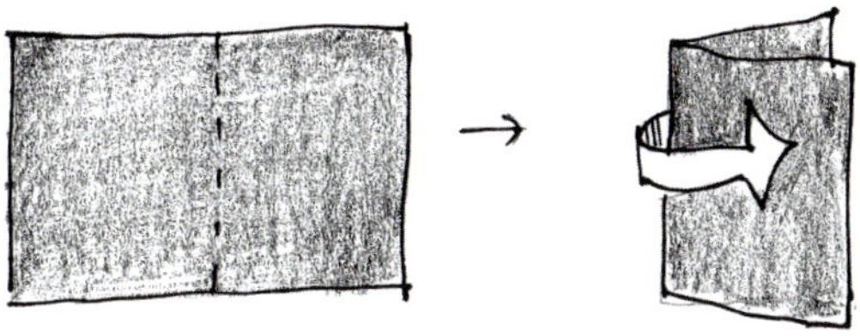

3. Falten Sie die Seiten und fügen Sie sie zusammen (s. Zeichnung).

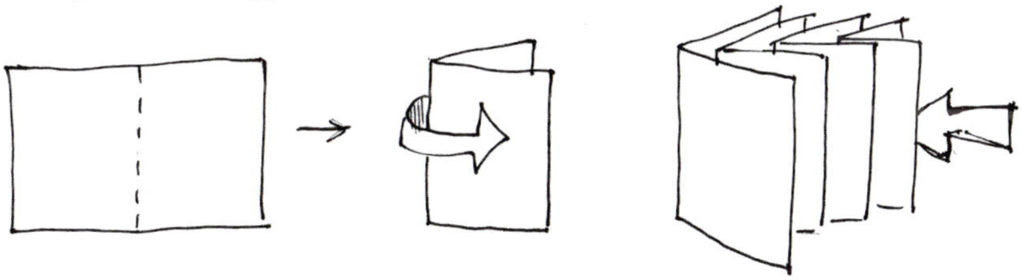

4. Passen Sie die Seiten in den Einband ein. Der Einband sollte etwas größer sein.

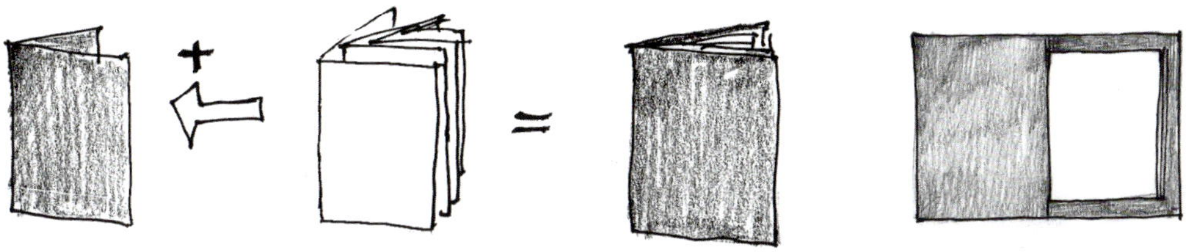

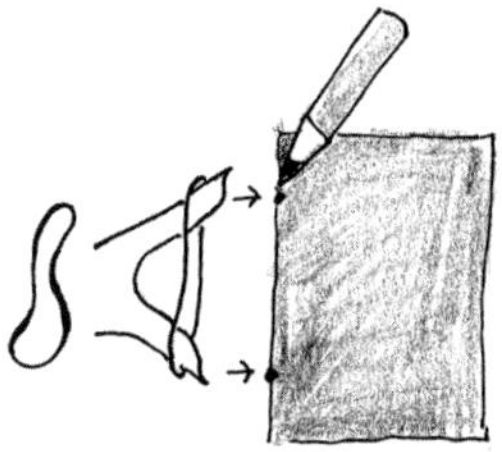

5. Dehnen Sie das Gummiband leicht.

6. Machen Sie zwei V-förmige Schnitte (s. Zeichnung).

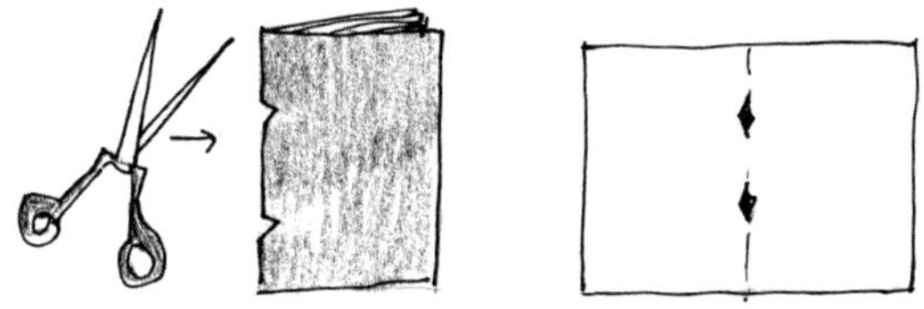

7. Öffnen Sie das Buch und ziehen Sie ein Ende des Gummibands durch das obere Loch (von innen nach außen).

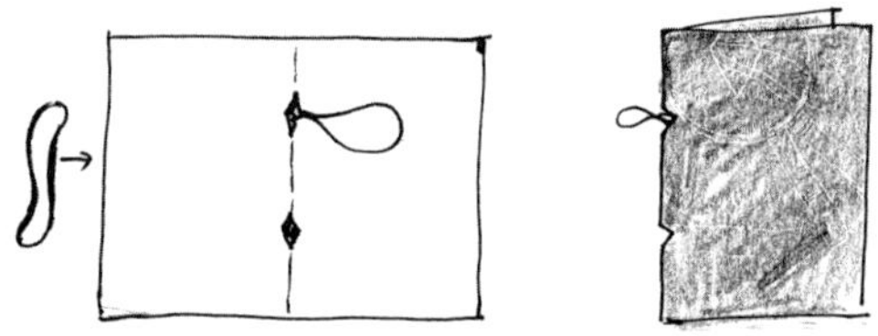

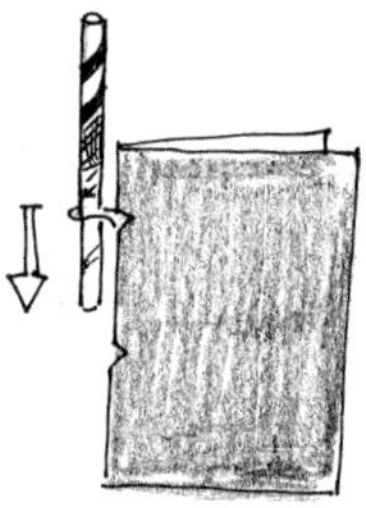

8. Schieben Sie außen nur den unteren Teil des Bambusstabes oder Bleistifts durch die Schlaufe des Gummibands, noch nicht den ganzen Stab oder Bleistift.

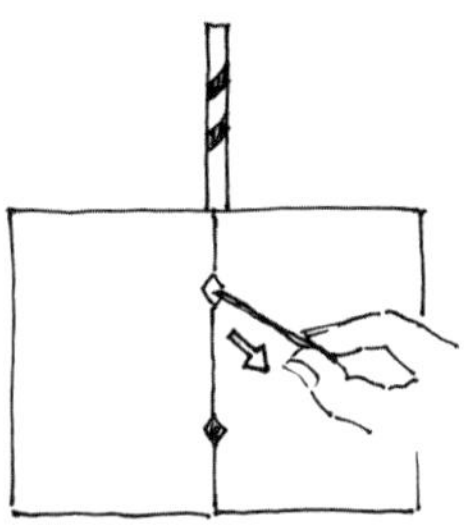

9. Halten Sie den Stab fest und öffnen Sie das Buch. Dehnen Sie das Gummiband innen und schieben Sie es durch das untere Loch. Halten Sie es außen fest.

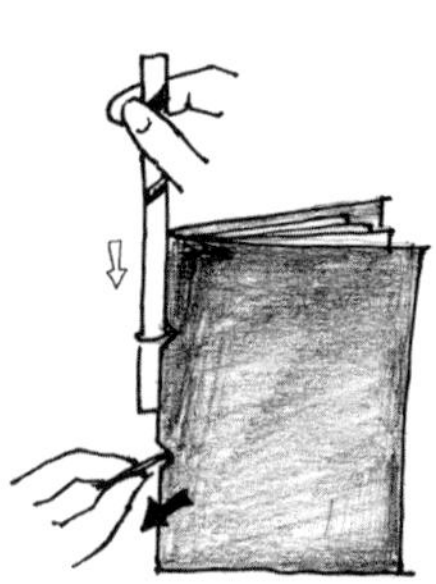

10. Der nächste Schritt kann etwas knifflig sein: Dehnen Sie das Gummiband, während Sie gleichzeitig das Buch teilweise schließen und den Stab vorsichtig nach unten und durch die untere Schlaufe des Gummibands führen. Eine Häkelnadel ist praktisch, um die Schlaufe zu fixieren, während Sie alles andere festhalten.

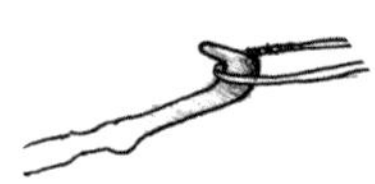

Jetzt kann das Buch verziert werden!

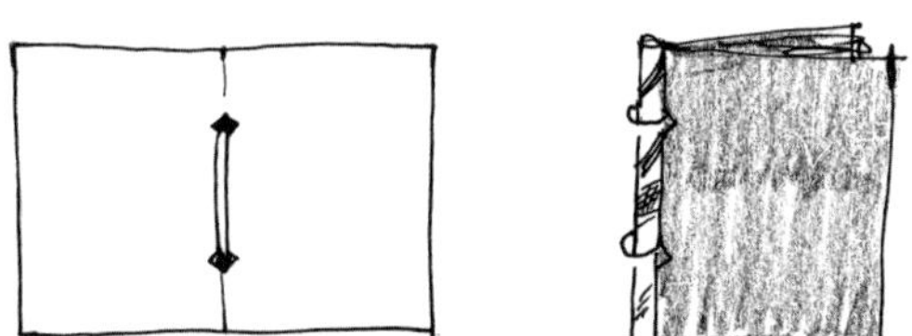

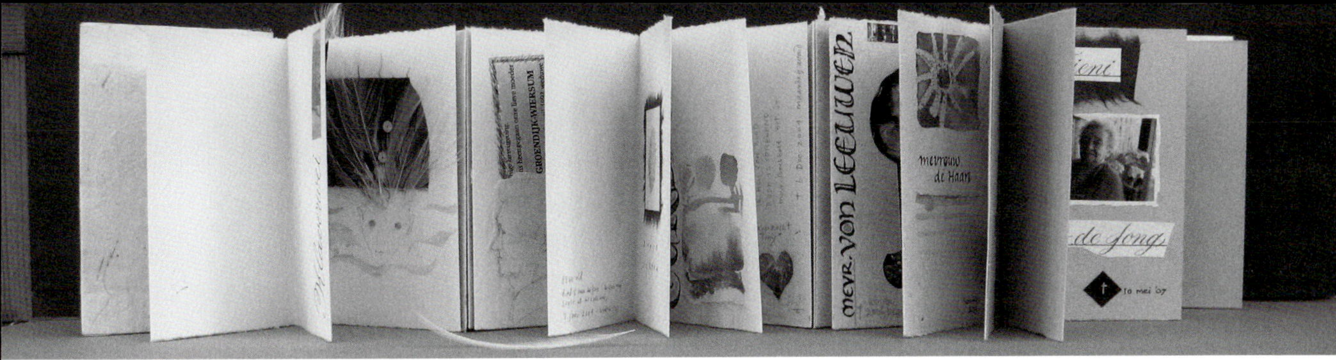

Bücher für Sie

Ich habe dieses Kapitel geschrieben, weil das Herstellen von Büchern eine einfache und kreative Aktivität ist, die ein wichtiges und stärkendes Ritual sein kann.

Während des ersten halben Jahres meiner Tätigkeit als ehrenamtliche Helferin in einem psychiatrischen Pflegeheim starben fünf Menschen auf meiner Station. Mir war klar, dass ich im Laufe der Zeit viele Menschen sterben sehen würde und dass ich keinen dieser einzigartigen Menschen, deren Bekanntschaft ich gemacht hatte, vergessen wollte.

Also machte ich ein Erinnerungsbuch zum Gedenken an jeden Menschen, mit dem ich gearbeitet hatte. Immer wenn jemand starb, begann ich eine neue Seite, schrieb in Kalligrafie seinen Namen darauf und fügte Zeichnungen oder Collagen hinzu, die mich an diesen Menschen erinnerten. Manchmal schrieb ich auf die Rückseite Worte des Dankes. Das Beschriften der Seiten diente nicht nur dazu, den Tod dieser Menschen festzuhalten. Die Gewohnheit, die Erinnerung an jeden einzelnen Menschen mit Worten und Bildern wachzuhalten, wurde vielmehr zu einem tröstlichen Ritual. Es war eine Möglichkeit für mich, die Verstorbenen zu würdigen und ihren Tod zu verarbeiten.

Vielleicht haben auch Sie den Wunsch, so ein kleines Buch zu machen, das Ihnen bei der Bewältigung von Problemen im Zusammenhang mit der Arbeit oder Pflege eines Menschen mit Demenz hilft.

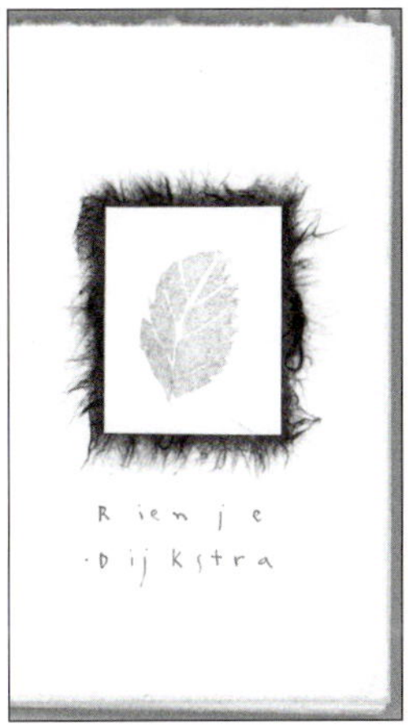

LEPORELLOALBEN ODER FALTBÜCHER

Sie brauchen einen Papierstreifen, dessen Länge ungefähr das Fünffache seiner Breite beträgt, z. B.: 10 cm x 50 cm.

1. Falten Sie den Papierstreifen in der Mitte (s. Zeichnung).

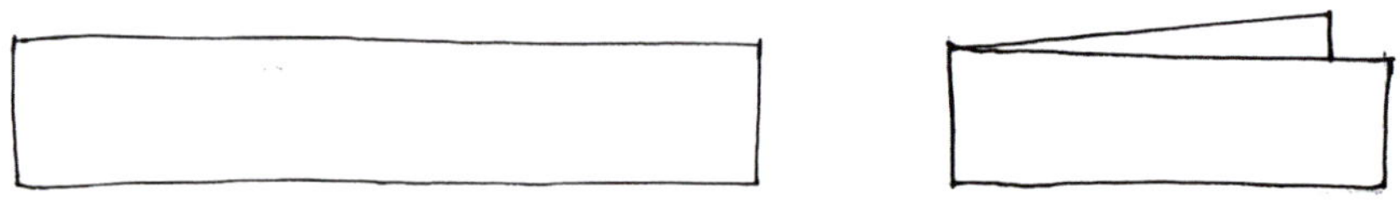

2. Falten Sie die Seiten zur Mitte hin.

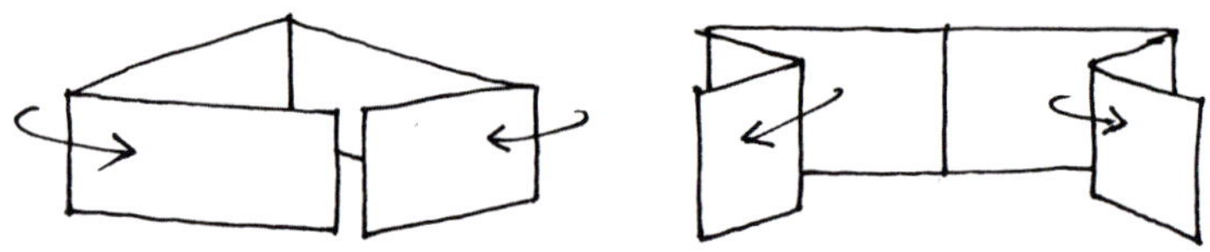

3. Falten Sie die Seiten wieder nach außen, sodass die Ränder genau bündig mit den Falzen sind, die Sie soeben gemacht haben.

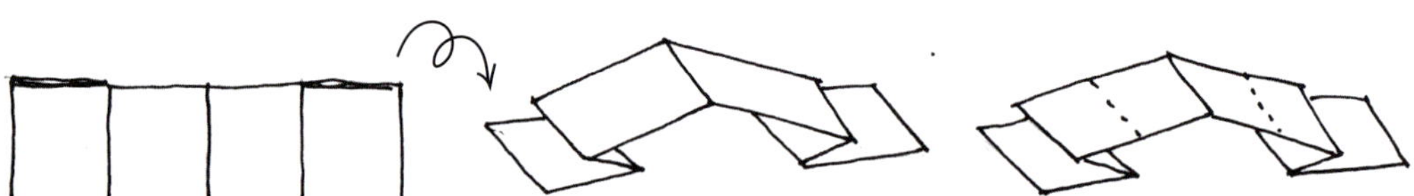

4. Jetzt drehen Sie das Ganze um. Die gestrichelten Linien zeigen die nächsten Falze.

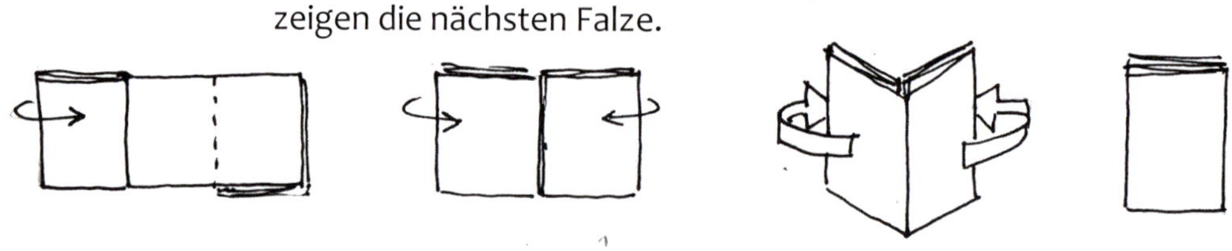

5. Falten Sie die Seiten rechts und links zur Mitte hin (s. Zeichnung).

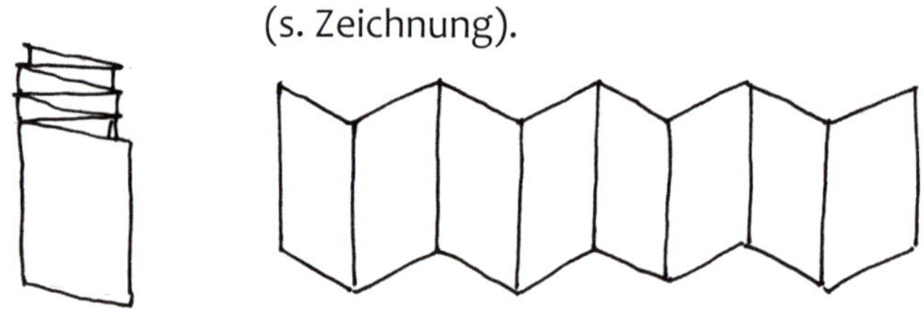

Voilà – fertig ist das Leporelloalbum!

DER EINBAND

Verwenden Sie dickes farbiges Papier. In der Höhe sollte es etwa 5 mm größer sein als das Leporello (bei dem obigen Beispiel wäre es 10,5 cm hoch). Machen Sie zwei Einbände.

MATERIAL

Papier, 80 g/m^2

Papier für den Einband, 120 g/m^2

Papier zum Schmücken

Klebstoff

Lineal

Schere

1. Falten Sie das Papier in der Mitte (s. Zeichnung).

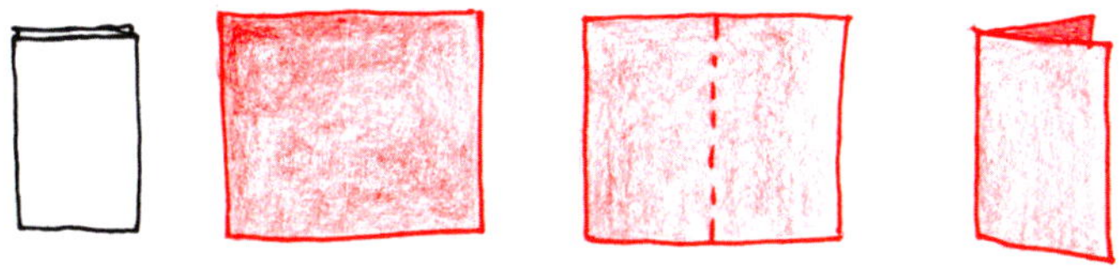

2. Schließen das obere und untere Ende, indem Sie es mit Papier in beliebiger Form oder Farbe zukleben, sodass eine Art Hülle entsteht.

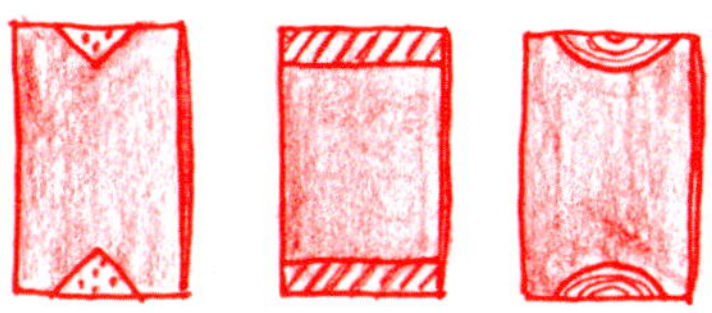

3. Schieben Sie je eine Hülle über die beiden Enden des Leporellos. Wenn Sie mögen, können Sie es mit einem Band verzieren. Jetzt kann es für verschiedene Zwecke genutzt werden (s. Vorschläge auf der nächsten Seite).

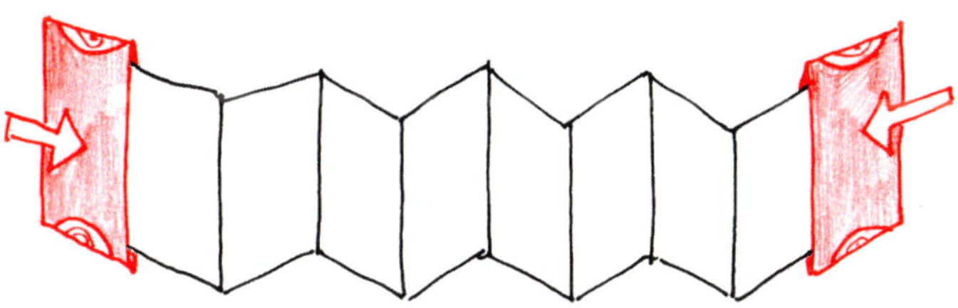

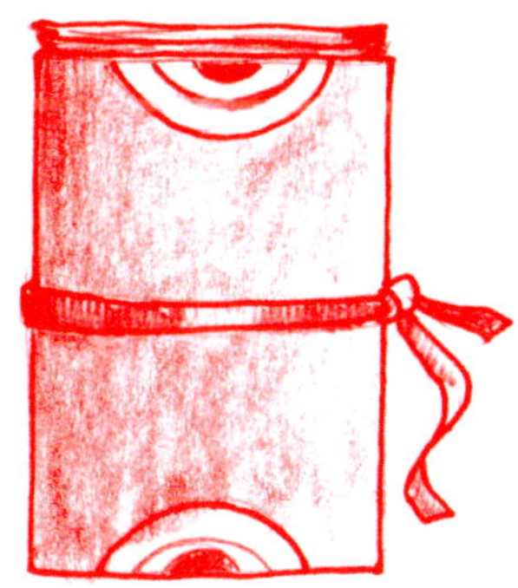

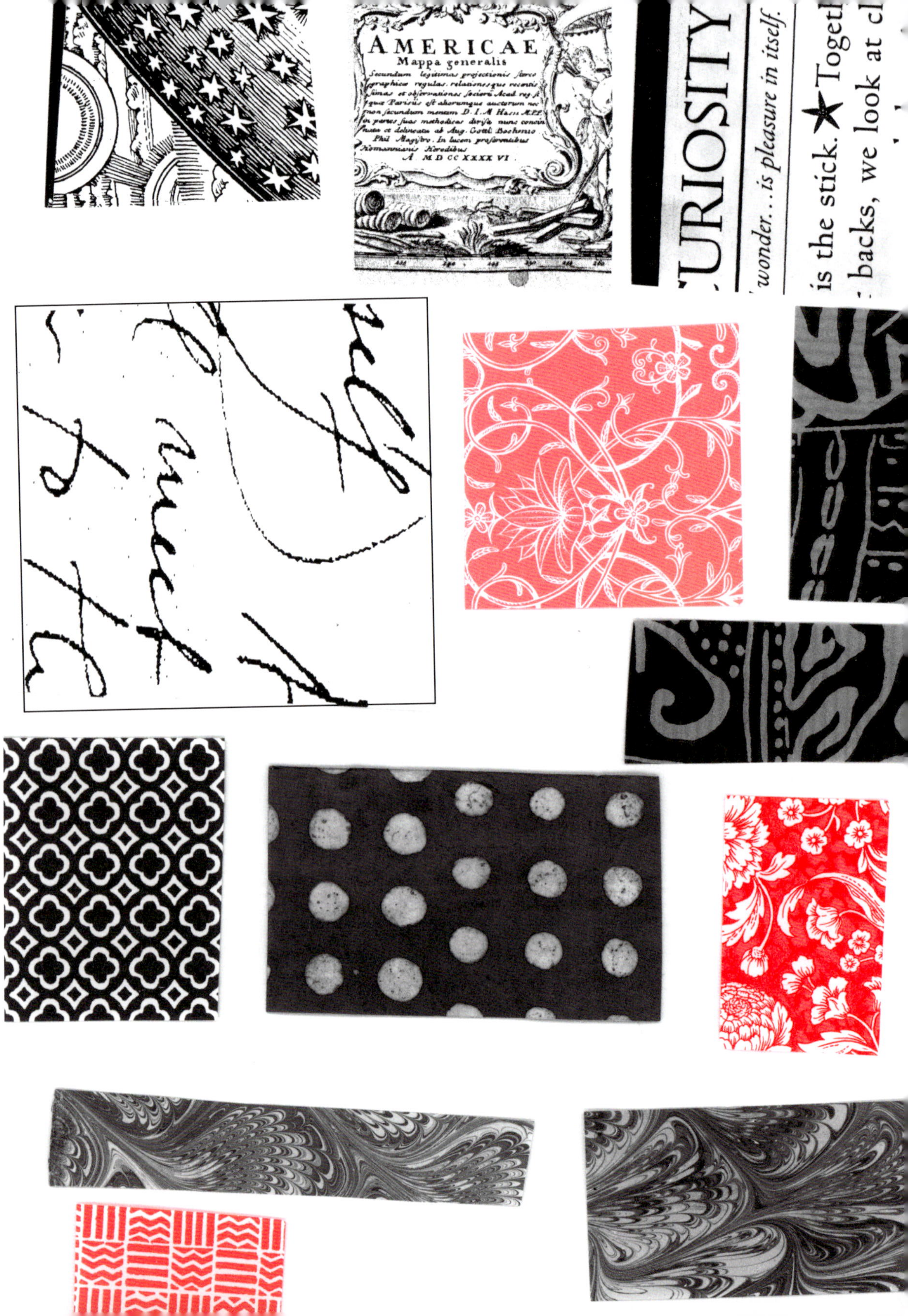
AMERICAE
Mappa generalis
A. MD CC XXXX VI
CURIOSITY
wonder… is pleasure in itself.
is the stick. ★ Togetl
backs, we look at cl

Vorschläge für die Nutzung des Buches

ein Buch, um **Ideen und Anregungen** aus diesem Buch, eigene Erfahrungen und andere Ideen aus anderen Quellen festzuhalten

ein Buch, um **besondere Momente** mit Menschen, mit denen Sie arbeiten oder die Sie betreuen, festzuhalten

ein Buch, für **interessante oder witzige Äußerungen** von Heimbewohnern oder Patienten

Erinnerungen oder Situationen aus der Vergangenheit von Menschen, die Sie für diese festhalten wollen

eigene **Gedanken oder Gedichte**

Skizzen

Zitate und Ideen, die **inspirieren und trösten**

Rezepte von Lieblingsgerichten der Person oder Familienrezepte, die Sie der Nachwelt erhalten wollen

Dinge aus der Natur, Papiere, Bänder und Stoffe, die dieses **dekorative Buch** verschönern

Zur Erinnerung an – wie auf S. 139 beschrieben

Linke Seite:
Wenn Sie dekoratives Papier sammeln, das Sie in Bücher einkleben oder mit dem Sie die Hüllen des oben beschriebenen Leporellos zukleben wollen, sollten Sie auch auf Ausschnitte von interessanten Handschriften, Reproduktionen von alten Stichen und Druckschriften achten.

Buchstaben und Handschriften

Ich habe dieses Kapitel hinzugefügt, weil ich Kalligrafin bin und Aktivitäten entwickelt habe, in denen Buchstaben eine wichtige Rolle spielen.
Sie müssen sich nicht mit Kalligrafie auskennen, um Spaß am Umgang mit Buchstaben zu haben. Meine Erfahrung ist, dass selbst Menschen, die Probleme mit dem Lesen haben, ihren Namen oder einzelne Buchstaben in der Regel lesen können.

Der Schreibvorgang und die entsprechenden Schreibbewegungen werden auch bei gravierenden Gedächtnisproblemen meistens nicht vergessen. Die Vorschläge in diesem Kapitel können für oder mit einem Betroffenen realisiert werden; bei komplizierten Aktivitäten machen Sie den Anfang und verteilen die anderen Aufgaben: Zum Beispiel schneidet jemand Ihre Zeichnungen aus, eine andere Person klebt sie auf.

NAMENSSCHILDER

Schreiben Sie mit einem Marker oder Ihrem Lieblingsstift den Namen der Person groß auf ein Stück farbige Pappe oder auf ein Anhänge-Etikett. Sie können das Schild gestalten, wie in Kapitel über Collagen beschrieben, und es an die Tür kleben oder heften bzw. auch die Gehhilfe damit verzieren.

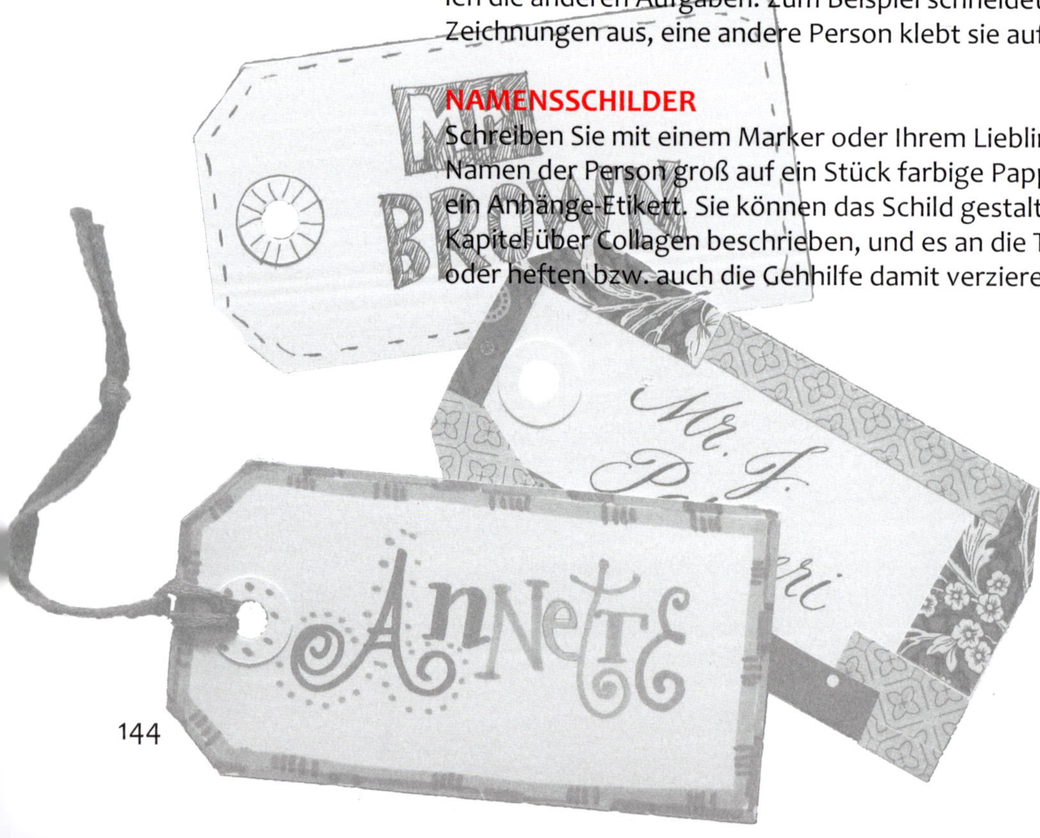

ABCDEFGH
IJKLMN
OPQRST
UVWXYZ

1234567890 &!

abcdefghijk
lmnopqrstu
vwxyz

NAMENSSILHOUETTEN ALS HÄNGEDEKO

MATERIAL
Je ein Blatt weiße und schwarze/dunkle Pappe oder dickes Papier (10 cm × 29 cm)

1 Tapeziermesser

Schere

Nadel und Faden

Perlen (wahlweise)

1. Zeichnen Sie die Buchstaben des Namens der Person auf ein Stück dickes weißes Papier; sie passen nebeneinander auf ein der Länge nach halbiertes Blatt der Größe A4. Sie können das Alphabet auf S. 145 benutzen oder in Kalligrafiebüchern, Schriftmusterbüchern oder im Internet nach Buchstabenvorlagen suchen.
   Schreiben Sie die Buchstaben so eng zusammen, dass sie sich berühren.

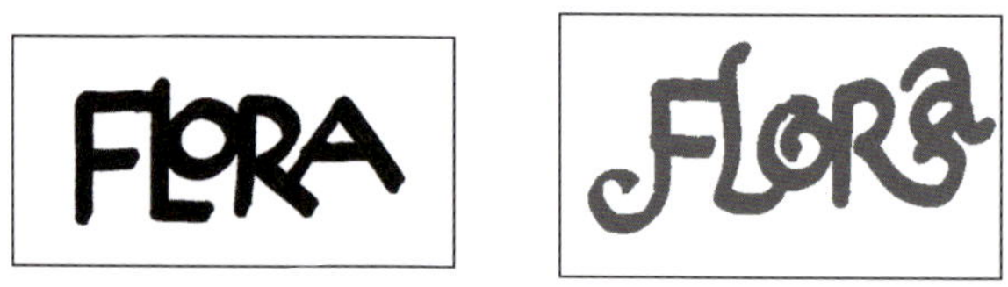

Tipp: Variieren Sie die Größe der Buchstaben, kombinieren Sie kleine und große Buchstaben oder verzieren Sie sie mit Schnörkeln.

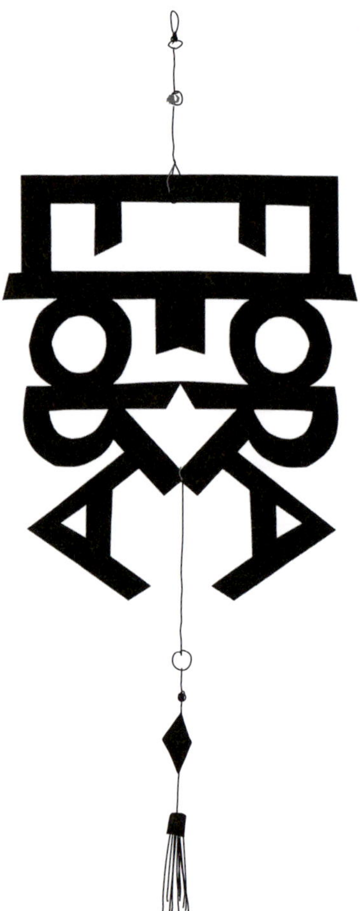

2. Schneiden Sie den Namen *in einem Stück* aus und verwenden Sie ein Messer, um die Innenflächen wie beim «O» und «R» auszuschneiden.

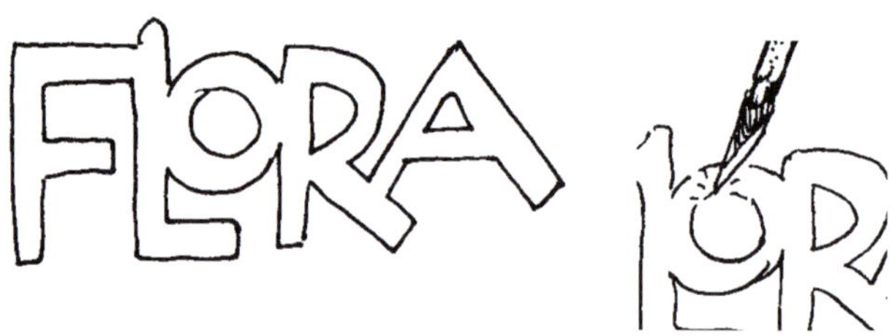

3. Falten Sie ein schwarzes oder dunkel gefärbtes A4-Blatt der Länge nach in der Mitte.

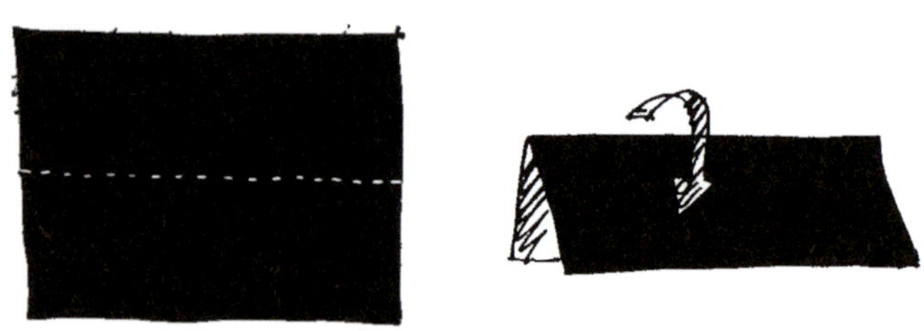

4. Legen Sie die ausgeschnittenen Buchstaben *mit der Unterseite auf den* **Falz** und zeichnen Sie die Konturen mit einem hellen Stift nach.

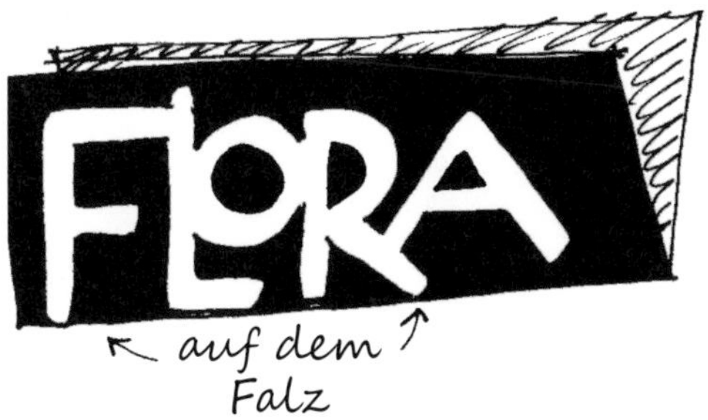

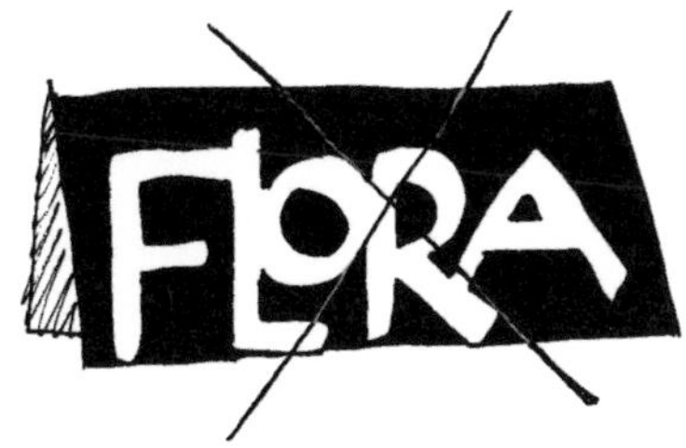

5. Lassen Sie das Papier gefaltet und schneiden Sie wie unter 2. beschrieben die Innenflächen aus. Vergewissern Sie sich, dass Sie durch beide Schichten schneiden.

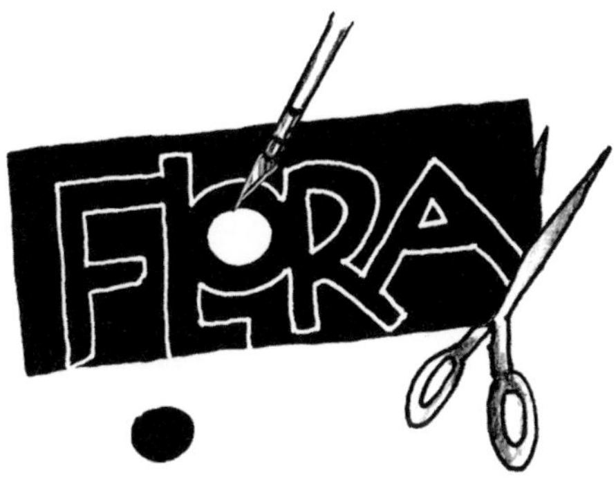

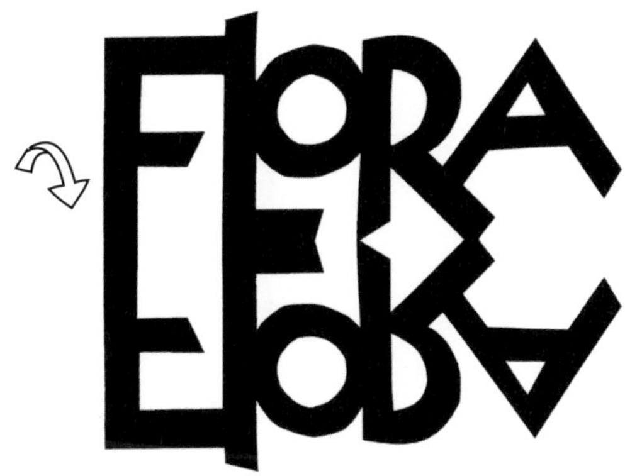

6. Falten Sie das Papier auseinander. Die Namenssilhouette wird als Spiegelbild sichtbar.

   Ziehen Sie einen Faden durch den oberen Teil der Namenssilhouette und hängen Sie sie ins Fenster oder an die Wand. Sie können sie mit Perlen oder ausgeschnittenen Figuren oder Fransen aus Papier schmücken.

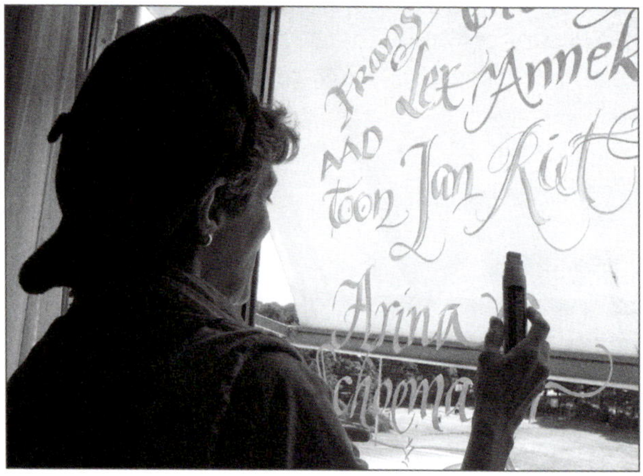

FENSTERDEKORATION

Schreiben Sie mit einem Fensterstift mit breiter Spitze den Namen der Person auf die Fensterscheibe ihres Zimmers. Sie können auch die Namen ihrer Kinder und Enkelkinder in dekorativer Schrift hinzufügen. Die Schrift lässt sich mit einem trockenen oder nassen Tuch gut entfernen, wenn sie nicht länger als ein paar Wochen auf der Scheibe bleibt.

HANDSCHRIFTEN MALEN

Wenn die Person gerne mit einem Stift oder Filzstift schreibt, geben Sie ihr ein großes Blatt Papier und zeigen Sie ihr, wie man geschwungene und kunstvolle Buchstaben malt. Sie müssen nicht unbedingt leserlich und als Buchstaben erkennbar sein. Die Blätter können zum Ausmalen oder für Karten, Collagen oder als Geschenkpapier verwendet werden.

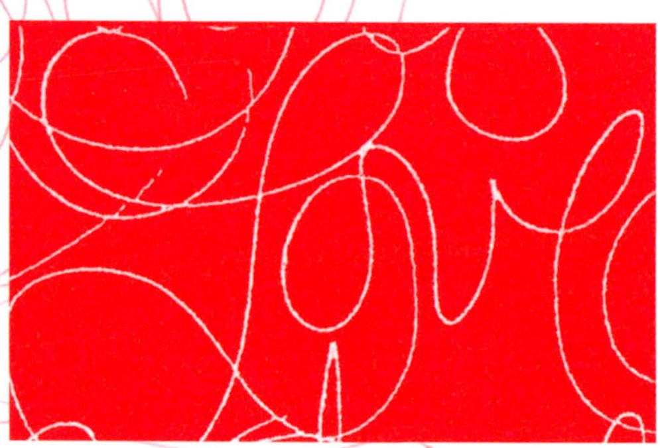

SPIELEREIEN MIT DEM ALPHABET

Schreiben Sie das Alphabet in Großbuchstaben auf, und zwar so, dass die Position der einzelnen Buchstaben sich zu einem gefälligen Gesamtbild fügt. Sie können das Gesamtbild variieren, wenn Sie Buchstaben in verschiedenen Größen malen. Später können sie dann ausgemalt werden.

AUSGESCHNITTENES ALPHABET

Das unten stehende Alphabet habe ich mit einer Schere direkt aus Pappe ausgeschnitten. Ich habe die Buchstaben nicht erst aufgezeichnet, aber Sie können es tun, wenn Sie mögen. Nehmen Sie eine oder mehrere Farben für das Alphabet und kleben Sie die Buchstaben auf einen kontrastierenden Hintergrund auf. Ich habe die Buchstaben gleich beim Aufkleben in ihre endgültige Position gebracht, aber Sie können sie auch erst ausschneiden, verschiedene Positionen ausprobieren und dann aufkleben.

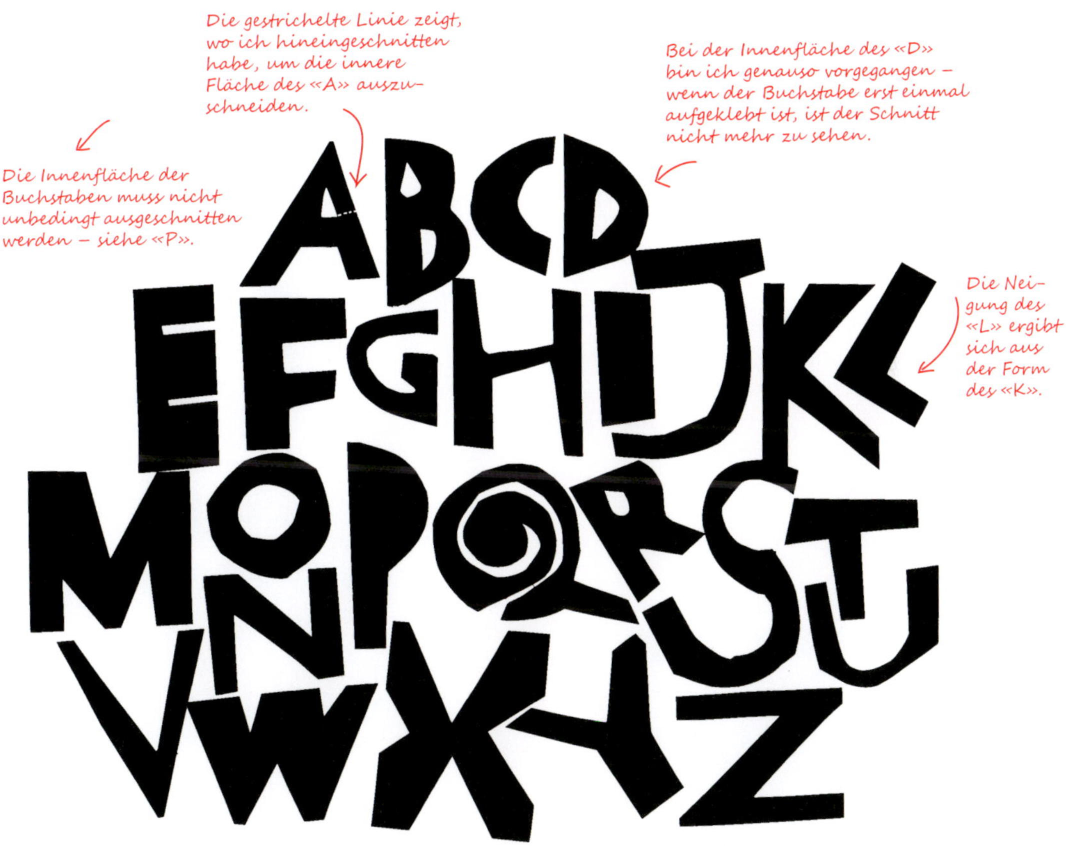
Die gestrichelte Linie zeigt, wo ich hineingeschnitten habe, um die innere Fläche des «A» auszuschneiden.
Bei der Innenfläche des «D» bin ich genauso vorgegangen – wenn der Buchstabe erst einmal aufgeklebt ist, ist der Schnitt nicht mehr zu sehen.
Die Innenfläche der Buchstaben muss nicht unbedingt ausgeschnitten werden – siehe «P».
Die Neigung des «L» ergibt sich aus der Form des «K».

Durch die Neigungen sowie die verschiedenen Größen und Stärken wirken die Buchstaben frech und verspielt. SZ

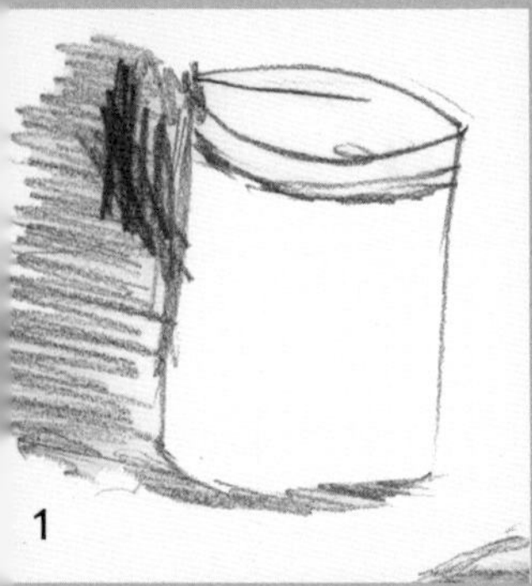

November 2007

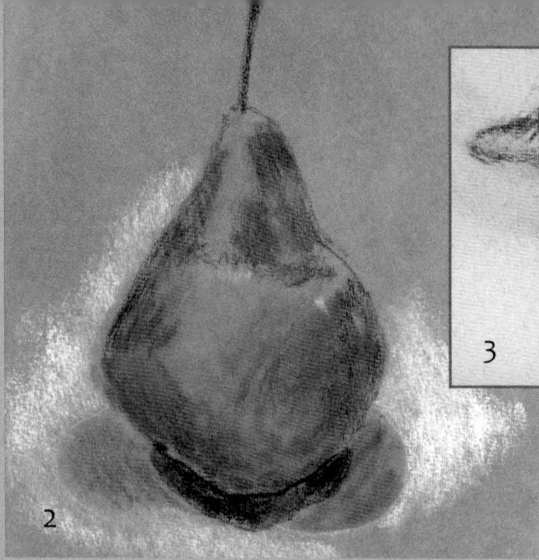

Dezember 2008

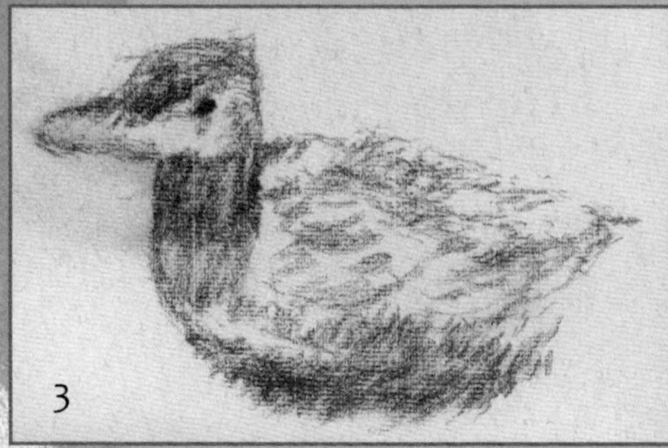

März 2009

Diese Zeichnungen stammen von einem Freund von uns, der über einen Zeitraum von eineinhalb Jahren einmal wöchentlich privat bei mir Zeichenunterricht nahm.

Er hatte eine Hirnschädigung erlitten, und Zeichnen war eine der wenigen Aktivitäten, für die er sich interessierte.

Der Becher war seine erste Zeichnung. Die Nummern 2 und 3 zeigen seine Fortschritte in den folgenden 18 Monaten.

Im Zeitraum von Ende 2008 bis Anfang 2010 verschlechterten sich seine kognitiven Fähigkeiten dramatisch. Er war nicht mehr in der Lage, das, was er sah, auf das Blatt zu übertragen. Daher zeichnete ich die Umrisse für ihn, und er malte sie aus (Nr. 4).

Seine letzte Zeichnung, Nr. 5, ist ein Stillleben, aber als solches nicht mehr erkennbar. Er arbeitete eine Stunde daran, und es machte ihm sichtlich Vergnügen, mit dem weichen Bleistift immer neue Striche auf das Papier zu zeichnen.

Das Ergebnis ist kein «missglückter» Versuch zu zeichnen, sondern kann als sensibles abstraktes Bild gelten mit hübscher Färbung und Struktur.

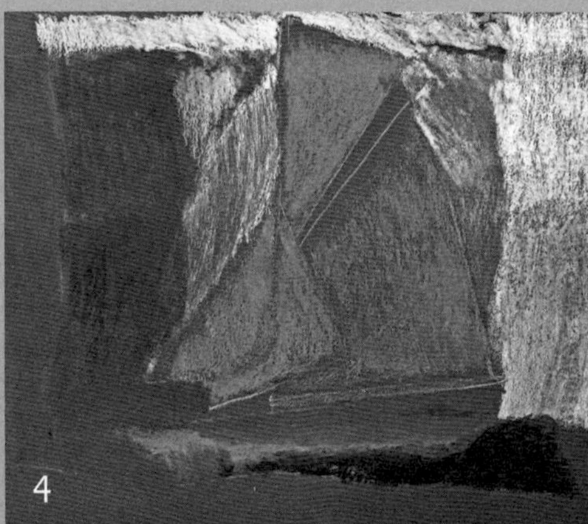

Dezember 2009

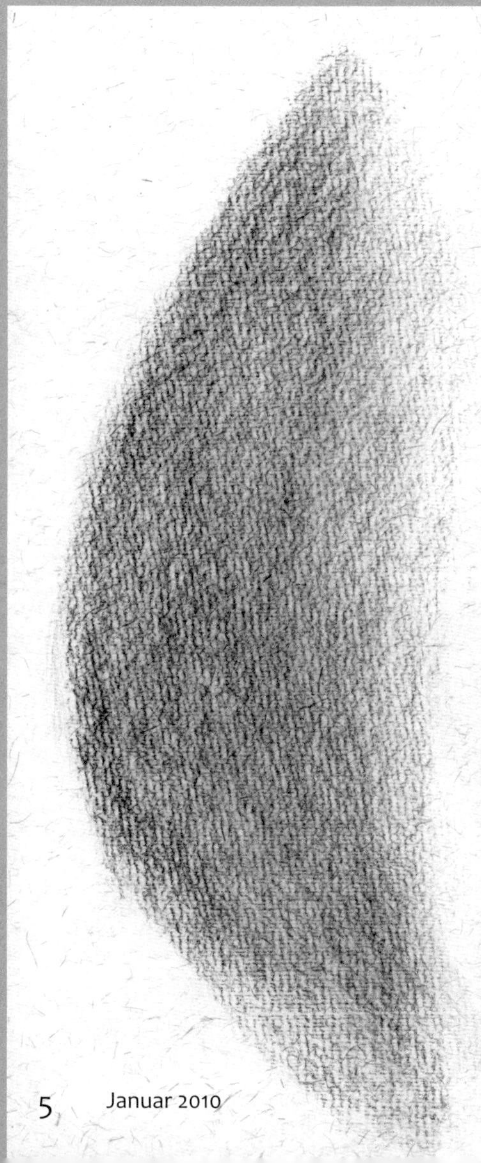

Januar 2010

Zeichnen als visuelle Kommunikation

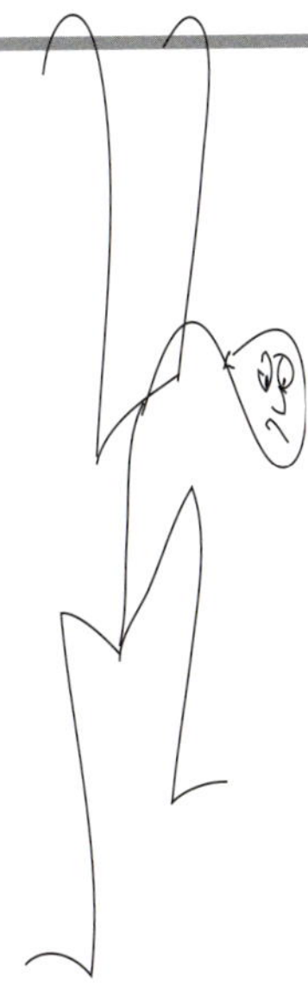

Zeichnen kann man lernen. Doch bereits im frühen Strichmännchenstadium kann es ein wichtiges Kommunikationsmittel sein.
Auch wenn Sie kein begnadeter Künstler/Zeichner sind, können Sie einfache Dinge zeichnen. Jedermann ist in der Lage, den Grundriss eines Raumes oder den Weg zum Supermarkt zu skizzieren; wenn wir etwas erklären wollen und ganz unbefangen eine Zeichnung machen, können wir es, weil niemand (auch nicht unserer innerer Kritiker) prüft, ob es Kunst ist oder nicht! Es gibt keine «schlechten» Zeichnungen, wenn Linien als Kommunikationsmittel genutzt werden.
Sie müssen nicht unbedingt gut zeichnen, ungeschickte Zeichnungen sind sogar oft Anlass für Gelächter und Angebote zu helfen (*Der Charme «unvollkommener» Zeichnungen*, S. 156).
Die Ideen in diesem Kapitel sind insofern interaktiv, als Sie mit der Aktivität beginnen und die Person zur Mitarbeit ermuntern.

G., die nette Dame, von der die auf der nächsten Seite abgebildete Papierpuppe stammt, war künstlerisch begabt, aber sie behauptete hartnäckig, nicht zeichnen zu können.

Ein leeres Blatt kann in der Tat einschüchternd wirken. Um ihr den Einstieg zu erleichtern, gaben wir ihr ein kleines Whiteboard, auf dem sie problemlos korrigieren konnte (Anleitung s. S. 67).
Ich machte den Anfang und zeichnete ein Oval als Gesicht und bat G., die Gesichtszüge zu ergänzen. Immer wenn sie etwas zeichnete, lachten wir, und allmählich wurde sie mutiger und zeichnete krauses Haar, dann den Hals, Arme, Beine und den Rumpf. Ich bewertete die gezeichneten Teile oder Proportionen nicht, sondern sagte nur, was noch fehlte.
Ich nahm das Whiteboard mit zum Kopierer und machte mehrere Kopien von der Figur. Eine klebte ich auf weiße Pappe und schnitt sie aus; dann begannen wir, «Samy» einzukleiden.

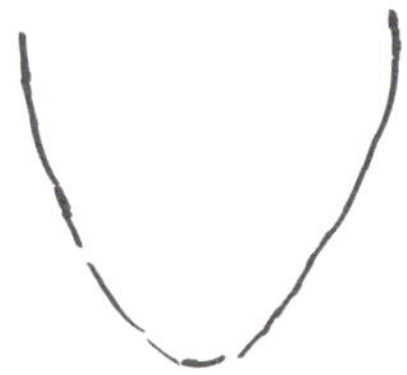

Diese Grundform habe ich für G. vorgezeichnet.

Da die Frau sich schnell überfordert fühlte, wenn sie die Initiative ergreifen sollte, machte ich Vorschläge, welches Kleidungsstück oder Accessoire wir als Nächstes zeichnen könnten, etwa einen Ohrring oder eine Bluse. Wir suchten in Zeitschriften die richtigen Farben und Stoffe für die Puppe aus. Wir hatten von Anfang bis Ende Spaß, und mir gefällt ihre ausdrucksvolle Puppe sehr. Diese Aktivität zog weitere Aktivitäten nach sich: neue Kleidung für Samys Garderobe, einen männlichen Begleiter und Geschichten über die beiden.

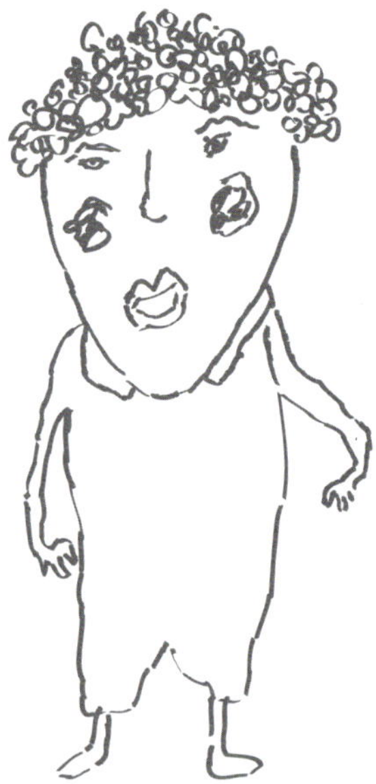

«Samy» ohne Make-up, Ohrringe und Kleidung

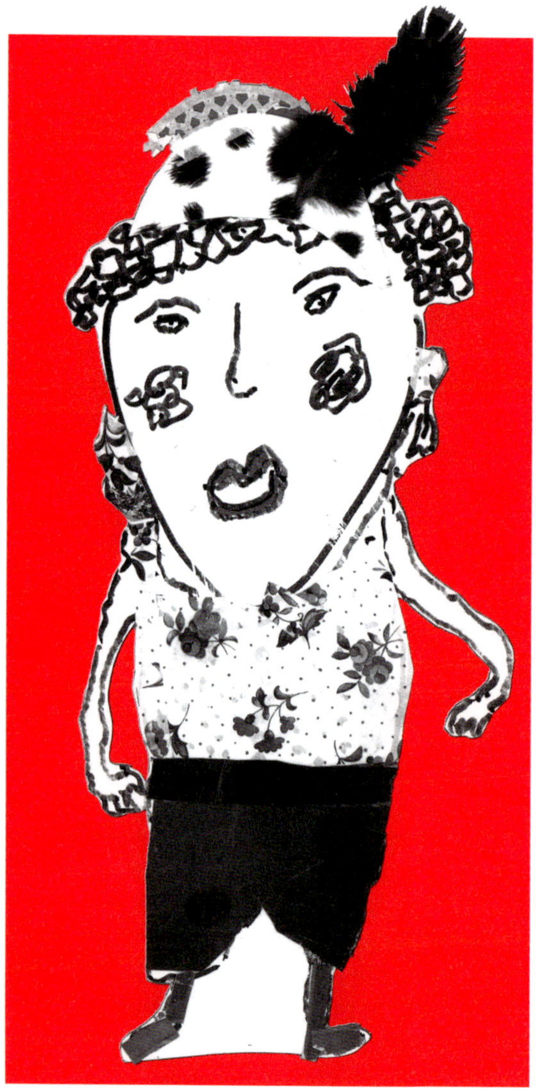

Rechts: «Samy» als Collage und (im Original) angemalt.

GESICHTER

Diese einfache Übung wirkt motivierend.
Zeichnen Sie ein Oval (s. Zeichnung) und bitten Sie jemanden, mit Augen, Nase oder Mund weiterzumachen. Die von Ihnen vorgegebene Form beeinflusst die anderen Gesichtszüge. Zeichnen Sie abwechselnd Teile ein (jeder neu hinzugefügte Teil ist schwarz gezeichnet). Ist die Person motiviert, können Sie Haare, Körper und Kleidung zeichnen (s. unten *Papierpuppen*).

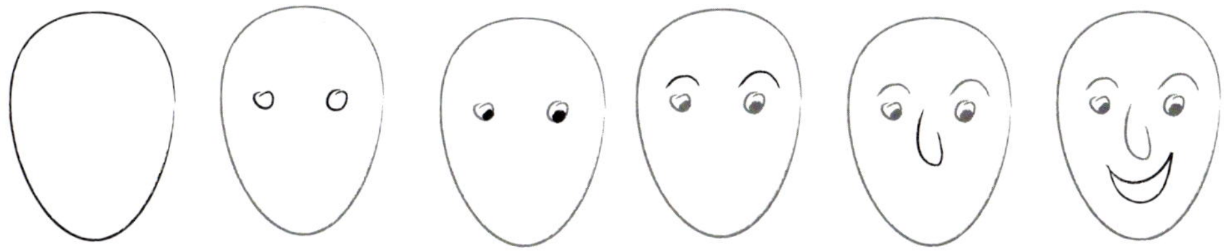

GESICHTER UND EMOTIONEN

Vorschläge zur Abwandlung des Themas *Gesichter:* Zeichnen Sie ein Oval und bitten Sie die Person, einen bestimmten Gesichtsausdruck einzuzeichnen, etwa «Wut» oder «Glück». Auf diese Art und Weise können Sie eine ganze Reihe von Emotionen durchgehen. Sie können die Emotionen aber auch selbst einzeichnen und mit der Person darüber sprechen, sie vielleicht fragen: «Was glauben Sie, wie diese Person sich fühlt?» Oder Sie imitieren den Ausdruck und fordern die Person zum Mitmachen auf.
Hinweis: Die Aktivität soll zum Mitmachen animieren und Spaß machen, gehen Sie also spielerisch an die Aufgabe heran.

Probieren Sie Ovale in verschiedenen Größen aus. Eine Person bevorzugt vielleicht ein Gesicht, das so groß ist wie das ganze Blatt, einer anderen ist eins in der Größe der hier abgebildeten lieber.

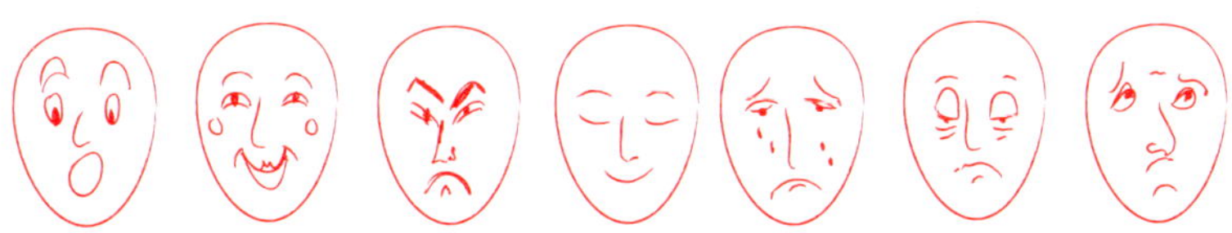

PAPIERPUPPEN

Folgen Sie der Anleitung für die Herstellung der Puppe Samy am Anfang dieses Kapitels. Diese Aktivität eignet sich nicht nur für Frauen, sondern auch für Männer; mit ihnen können Sie Politiker, Bauern, Handelsvertreter, Filmstars darstellen. Außerdem können Sie Accessoires für die Figuren zeichnen, die zu ihrer Rolle passen. Die Kleidung können Sie nach Belieben aufkleben oder einfach so lassen.
Weitere Ideen finden Sie auf Seite 60.

HÄUSER, GÄRTEN UND WOHNGEGEND

Ich habe gehört, dass man mit Menschen mit Demenz besser nicht über Verluste spricht. Nach meiner Erfahrung erzählen viele Menschen jedoch gerne über ihr früheres Zuhause. Solche Gespräche waren auch manchmal traurig, trotzdem war mein Eindruck, dass die Frage nach ihrem Zuhause für sie eine Bestätigung war, dass sie früher ein Zuhause hatten und dass sie gerne in Erinnerungen schwelgten. Wo es angebracht und möglich war, haben wir gemeinsam den Grundriss gezeichnet.

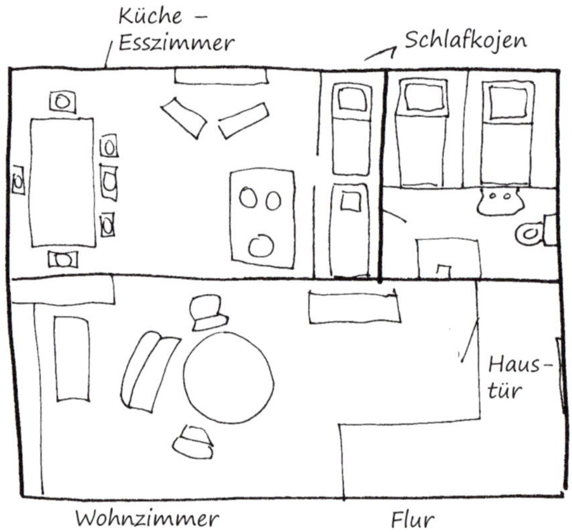

Diese Aktivität macht auch Menschen Spaß, die an das Zuhause ihrer *Kindheit* zurückdenken: «Wo war das Badezimmer, wo haben Ihre Eltern geschlafen, wo haben die Kinder geschlafen? Wo der Hund usw.?» Zeichnen Sie mit Bleistift und Papier den Grundriss der Stockwerke auf.

«Ich lebe mit meiner Mutter und meinem Vater zusammen, mein Bruder lebt immer noch zu Hause, mein jüngerer Bruder Jipp.

Es ist ein altes Haus in der Nähe des Steinbruchs, und es hatte Schlafkojen.

Das Esszimmer grenzte an die Küche. In der Küche gab es einen großen Kohleofen mit Kochplatten, auf denen man kochen konnte, und eine Abdeckung.

Als Erstes machte Mutter morgens immer den Ofen an und ließ ihn den ganzen Tag nicht ausgehen. Die Küche war warm und gemütlich, wir hielten uns alle gern darin auf …»

Erinnerungen von Frau B.

Gärten

Machen Sie eine Zeichnung oder Collage von einem Garten für Menschen, die ihren Garten vermissen. Wenn Sie gerne Blumen, Bäume usw. zeichnen, können Sie dies tun; oder aber Sie können Gartenzeitschriften für eine Collage sammeln und daraus einen Garten zaubern.

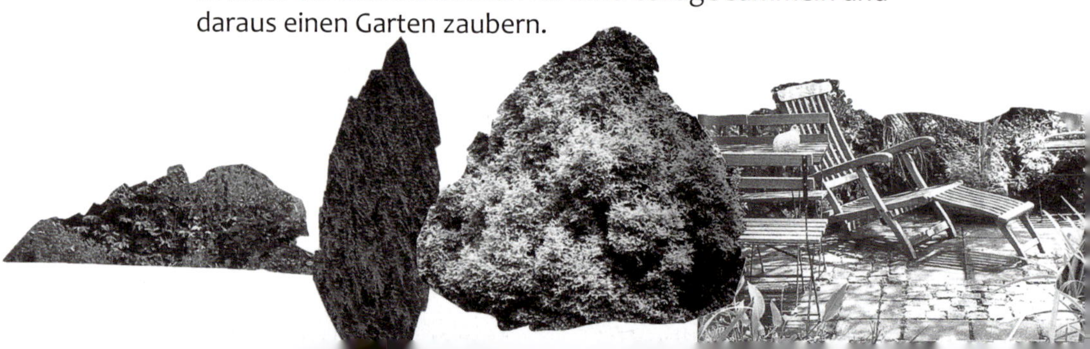

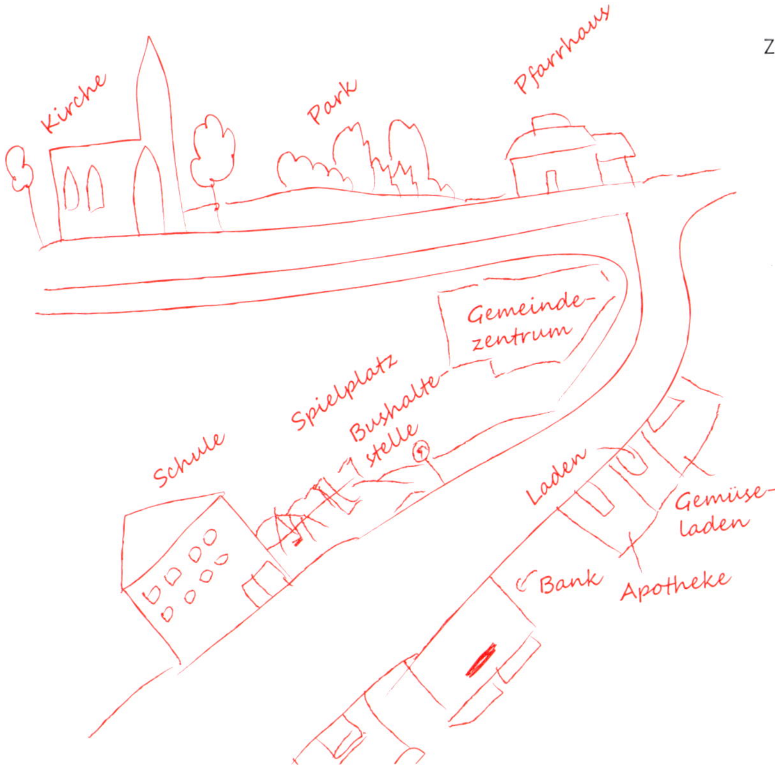

Dörfer und Umgebung

Zeichnen Sie eine Karte von der Umgebung, in der die Person früher gewohnt hat (arbeiten Sie mit Fragen, Hinweisen und Beispielen). Wo war die Kirche, das Lebensmittelgeschäft, der Milchladen usw.? Nehmen Sie sich Zeit für die Aktivität. Vielleicht möchte die Person oder Sie Gebäude oder andere landschaftliche Besonderheiten auf ein separates Blatt zeichnen und auf die Karte kleben. Die Karten können für andere Aktivitäten im Zusammenhang mit Erinnerungen genutzt werden, etwa Schule, Freundschaften, erste Stelle, Zeitungen austragen, usw.

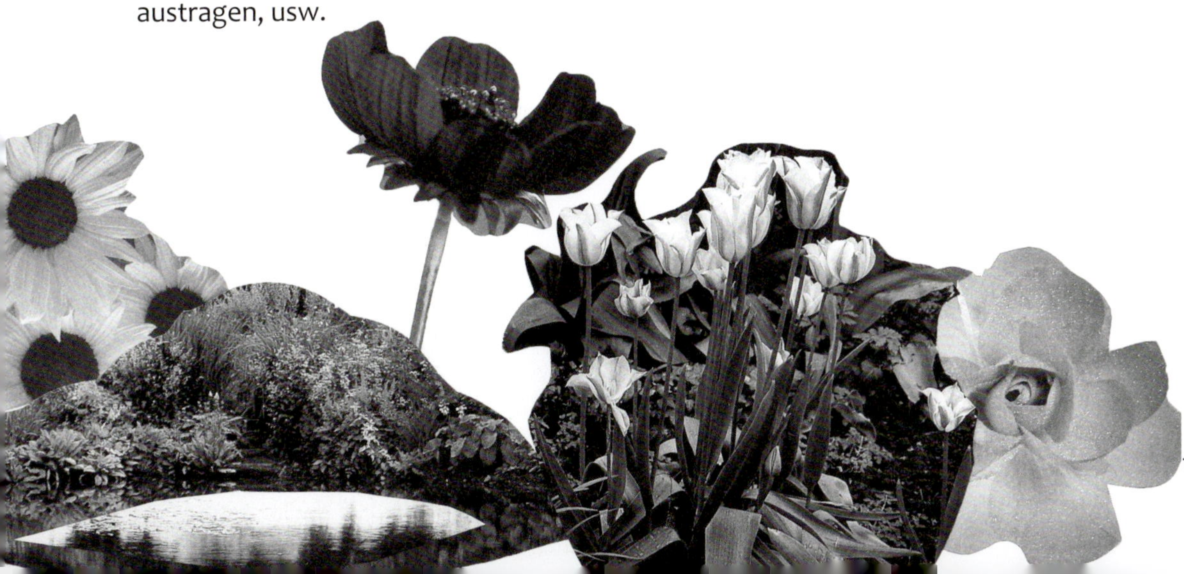

DER CHARME «UNVOLLKOMMENER» ZEICHNUNGEN

Wenn Sie wirklich gar nicht zeichnen können, sollten Sie diesen Umstand zu Ihrem Vorteil nutzen. Zeichnen Sie etwas für die Person, die Sie betreuen, sein Zuhause, sein Dorf, eine bestimmte Situation oder einen Traum, den er verwirklichen möchte; witzeln Sie darüber, dass Sie nicht gut zeichnen können. Zeichnen Sie so schlecht wie möglich und lachen Sie gemeinsam darüber oder fordern Sie die Person auf, eine bessere Zeichnung zu machen. Ein gemeinsamer Versuch kann zu überraschenden Ergebnisse führen.

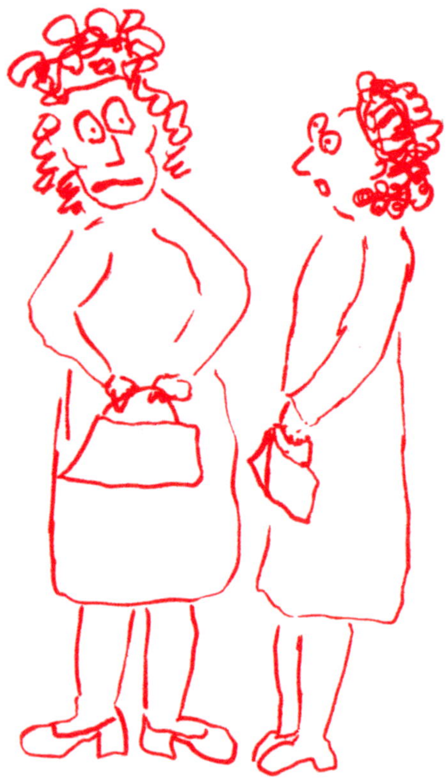

Die herrlichen Zeichnungen auf dieser Seite stammen von unserer Freundin Candy, die kreatives Schreiben lehrt. Man erkennt deutlich, dass die Dame links gerade eine schockierende oder pikante Neuigkeit erfahren hat.
Sie sehen, dass man die Arme, Hände oder das Gesicht nicht unbedingt «richtig» zeichnen muss, um die Qualität einer Begegnung oder ein Gefühl darzustellen.
Diese Zeichnung muss keinen Vergleich mit den Arbeiten vieler professioneller Karikaturisten scheuen, die ausdrucksvolle Linien anstatt realitätsnahe Darstellungen bevorzugen, wenn es darum geht, eine bestimmte Botschaft zu vermitteln.

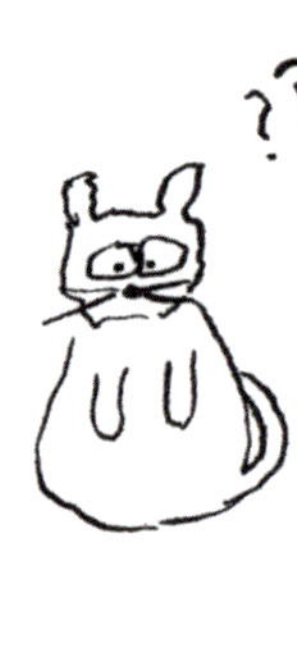

DOKUMENTIEREN SIE IHRE WELT/DIE WELT DER BETREUTEN PERSON

Einfache Zeichnungen sind eine Möglichkeit, Ihre Welt und die der Person, die Sie betreuen, zu dokumentieren; probieren Sie für oder mit der Person eine der folgenden Ideen von Keri Smith aus, die aus ihren Büchern und von ihrer Website (s. S. 187) inspiriert sind:

- Dokumentieren Sie mit einfachen Strichzeichnungen alles, was die Person heute gegessen hat; kann sie sich nicht erinnern, zeichnen Sie eine imaginäre Mahlzeit.
- Zeichnen Sie sämtliche Arten von Stühlen, die es in dem Heim gibt.
- Zeichen Sie die Kleidungsstücke, die Sie tragen, als hingen sie an der Wäscheleine.
- Zeichnen Sie ein Lieblingshaustier, das Sie früher hatten oder jetzt haben.
- Zeichnen Sie Ihr Lieblingsstück (Buch, Kleidungsstück, Schmuckstück, Auto, Fahrrad).
- Nehmen Sie die Person mit auf eine Fantasiereise in ihr Zuhause: Schlafzimmer, Küche oder Arbeitsplatz. Öffnen Sie eine imaginäre Schublade, die alle möglichen Dinge enthält, und benennen Sie diese einzeln. Unten sehen Sie das Ergebnis dieser Aktivität, bei der es um eine Schlafzimmerschublade ging. Die Frau arbeitete nicht von sich aus mit, fand das Spiel jedoch interessant. Ich stellte ihr Fragen, die sie klar mit ja oder nein beantwortete. «Haben Sie Parfüm in der Schublade aufbewahrt? Normalerweise sind auch ein oder zwei Kämme oder Haarklammern darin, wie sieht es mit Gesichtspuder aus? Mit einem Kinderspielzeug? Haben Sie alte Liebesbriefe darin aufbewahrt? Nein? Dann sollten wir für alle Fälle welche hineinlegen.» (Gelächter).

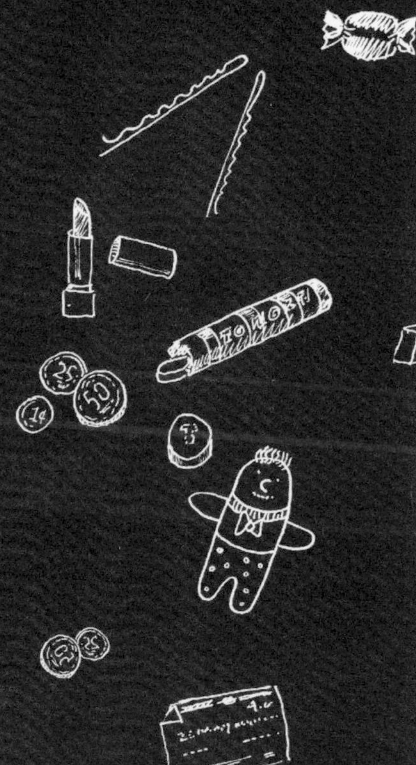

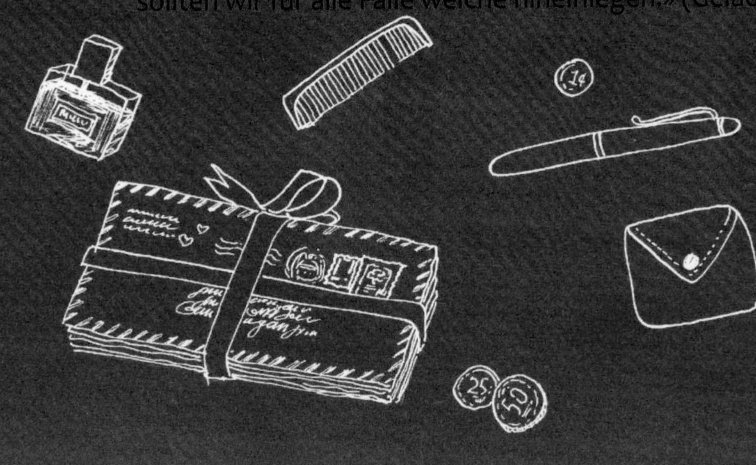

Collagen und Assemblagen

Alte Zeitschriften sind oft sehr aufwändig gestaltet. Sie sind auf dickem Hochglanzpapier gedruckt und enthalten ausgezeichnete Fotografie-, Kunst- und Design-Abbildungen sowie dekorative Motive und Buchstaben. All dies kann, einzeln oder kombiniert, als Material für fantasievolle Collagen verwendet werden. Mit anderem Papier oder anderen Materialien kann die Collage zusätzlich verschönert werden. Dreidimensionale Objekte machen aus der Collage eine Assemblage.

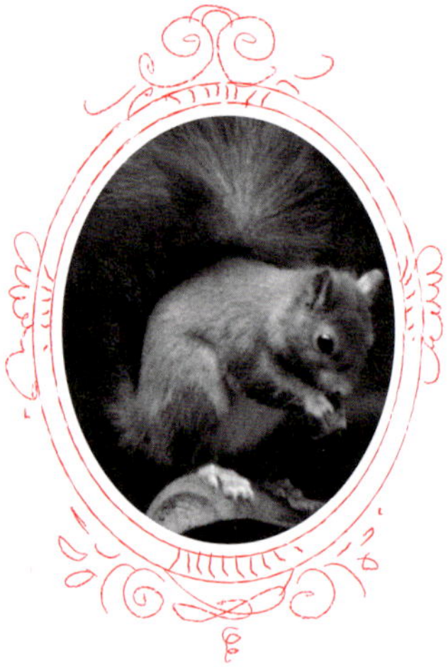

DIE EINFACHSTE COLLAGE

Blättern Sie gemeinsam Zeitschriften durch und schneiden Sie das erste Bild aus, das die betreute Person anspricht. «Rahmen» Sie es auf dicker Pappe (weiß oder farbig) und dekorieren Sie es nach Belieben:

a. Rahmen Sie den Rand mit dünnen Bändern.
b. Malen Sie mit einem Markier- oder Buntstift einen Rahmen.
c. Schmücken Sie es mit Geschenkpapier oder anderem Dekopapier.
d. Schneiden Sie aus demselben oder einem anderen Bild aus der Zeitschrift einen Rahmen aus (s. Foto unten).

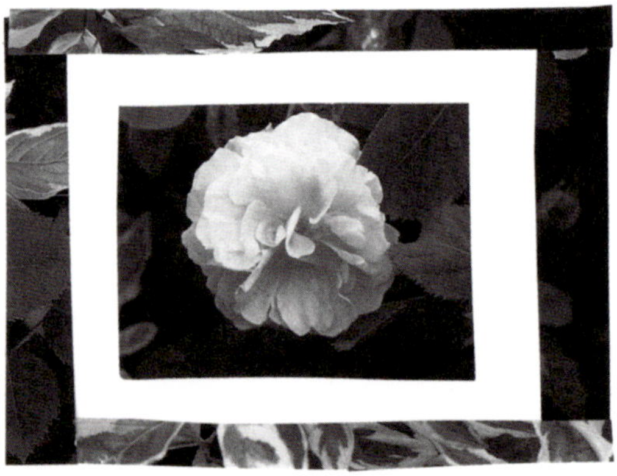

WITZIGE COLLAGEN

Schneiden Sie verschiedene Sujets aus und kombinieren Sie sie auf eine absurde oder ungewöhnliche Art: beispielsweise ein großer Schuh mit einem winzigen Kind darin, ein Hund mit einer Stadt auf dem Rücken, eine Ente in Abendgarderobe usw.

THEMENBEZOGENE COLLAGEN

Sammeln Sie Bilder zu einem bestimmten Thema, wie z. B.: *Urlaub, Gärten, Autos, Gebäude usw*. Schneiden Sie alles aus, was irgendwie zu dem Thema gehört, und kleben Sie es auf ein Blatt Papier. Achten Sie auch auf Buchstaben und Wörter. Sie können als Titel verwendet oder in das Gesamtbild eingefügt werden.

GRUPPENCOLLAGEN

Setzen Sie sich mit etwa sechs Personen um einen Tisch herum und machen Sie eine themenbezogene Collage (s. oben). Beteiligen Sie jeden Teilnehmer seinen Fähigkeiten entsprechend am Ausschneiden oder Aufkleben. Bei mehr als sechs Teilnehmern brauchen Sie bei einem solchen Projekt zwei Helfer.

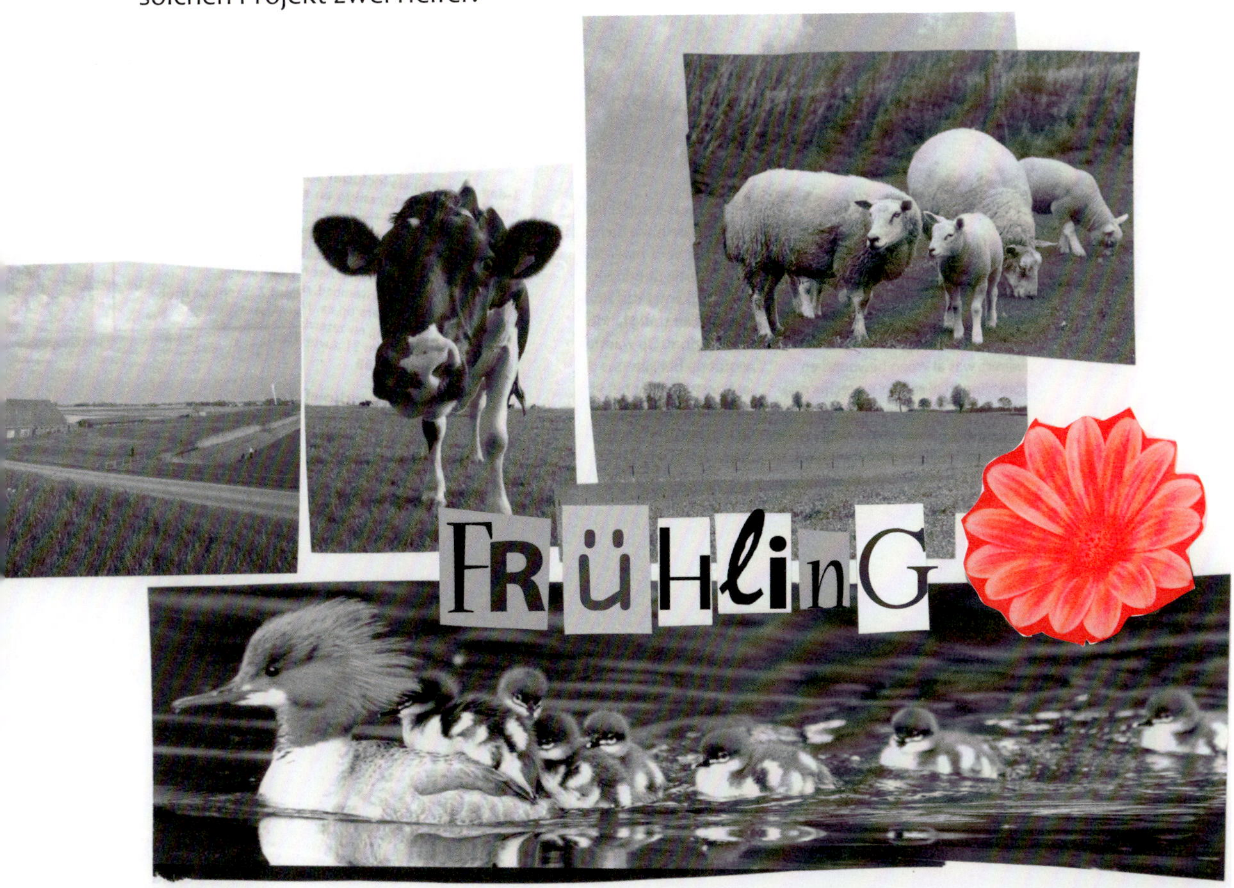

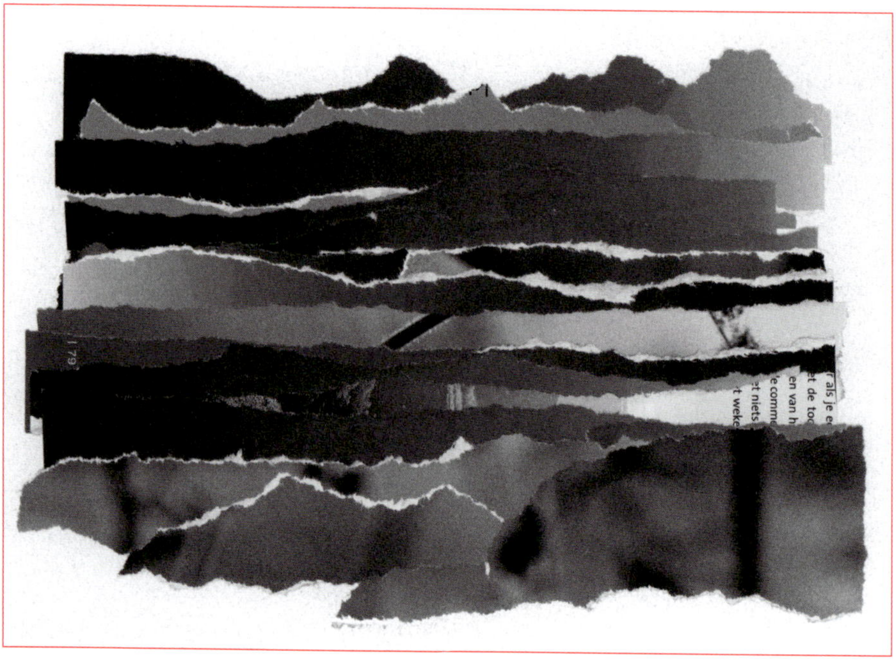

AUSGESCHNITTEN UND ANGERISSEN

Versuchen Sie, lediglich Formen herauszureißen, oder kombinieren Sie herausgerissene und ausgeschnittene Ränder so, dass interessante Effekte entstehen.

Grüne
HÜHNER
fordern
Fleischersatz.

WORTSALAT

Suchen Sie Wörter, die Sie zu Gedichten oder Nonsense-Sätzen verarbeiten können. Große Schriftarten dienen der Hervorhebung. Die Kombination von Wörtern in unterschiedlicher Größe und Schriftart lässt das Ganze interessanter erscheinen.

Uranbomben
IN GUTER
VERFASSUNG
retten Raucherbein.

ABSTRAKTE COLLAGEN

Abstrakte Collagen stellen keine konkreten Dinge wie Gesichter oder Blumen dar, sondern basieren auf den Prinzipien der bildenden Kunst. Die Ergebnisse sehen aus wie Kunstwerke und werden eher mit Gefühlen als mit konkreten Dingen assoziiert.

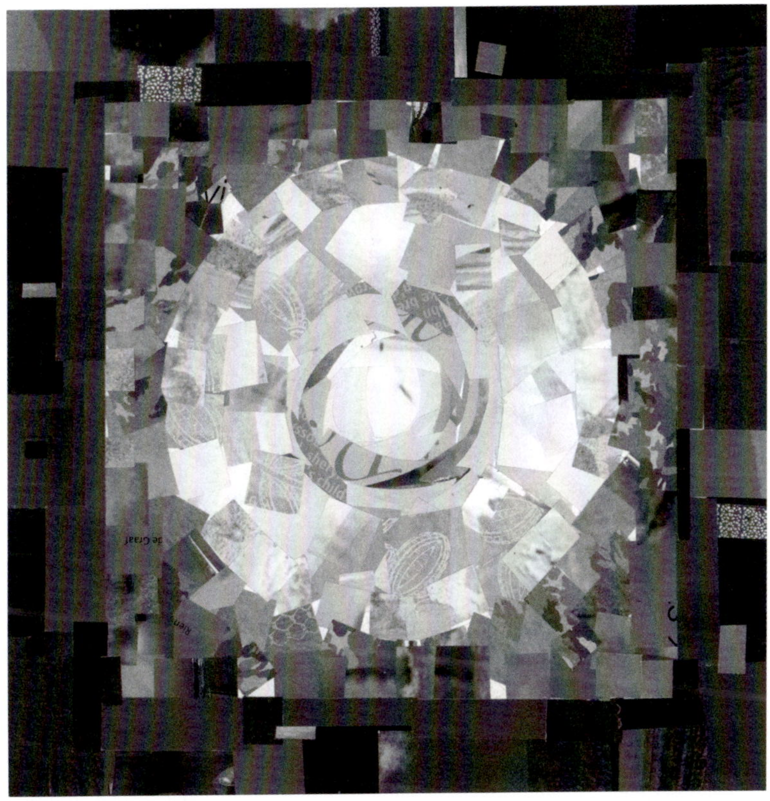

Eine Collage aus eilig herausgerissenen Formen wirkt beispielsweise anders als eine, deren Teile sorgfältig ausgeschnittenen wurden.

Machen Sie eine Collage aus großen herausgerissenen Formen und verteilen Sie diese willkürlich auf einem Blatt.

Machen Sie eine Collage aus kleinen, sorgfältig ausgeschnittenen oder herausgerissenen Formen, die Sie kunstvoll arrangieren.

Machen Sie eine blaue Collage: Schneiden Sie Formen aus allem was blau ist, aus, z. B.: Himmel, Wasser, Mauern im Schatten, Buchstaben, Möbel, Bekleidung usw. Diese Art der Collage basiert auf den Prinzipien von Harmonie und Einheitlichkeit der bildenden Kunst.

Machen Sie eine blaue (oder andersfarbige) Collage und setzen Sie einen Akzent mit einer Kontrastfarbe. Für die Farbe Blau kämen Orange oder Rot infrage.

Farbabstufungen sind schwieriger, aber die Ergebnisse sind schön: Machen Sie eine Collage mit Farbabstufungen von hell nach dunkel (s. Foto auf dieser Seite).

COLLAGEN AUS SEIDENPAPIER

Diese Technik ist interessant, zum einen wegen des Transparenzeffekts und zum anderen, weil der Klebstoff oder das Bindemittel die Farben verlaufen lässt und einzigartige Effekte hervorbringt. Als Hintergrund nehmen Sie weißes Kartonpapier.

a. Geben Sie weißen Klebstoff, eventuell leicht verdünnt, oder Akryl-Bindemittel (glänzend oder matt) in eine kleine Schüssel, sodass Sie es mit einem Pinsel auftragen können.
b. Schneiden oder reißen Sie Formen aus buntem Seidenpapier aus, helle sind besser für den Transparenzeffekt.
c. Tragen Sie den Klebstoff mit einem Pinsel auf den Hintergrund auf (wenn das nasse Bindemittel direkt mit dem Seidenpapier in Berührung kommt, wird die Handhabung schwierig) und verteilen Sie die Formen darauf. Tragen Sie auch Klebstoff auf die Formen auf und legen Sie sie teilweise übereinander, um Transparenzeffekte zu erzielen.

Ich habe bei der hier abgebildeten Collage Trockenblumen dazugegeben. Die dominierenden Farben sind Violett, kräftige Rosa-Töne und Orange, mit einigen grünen Akzenten. Mit dieser Technik verleihen Falten, Knitter und Risse der Collage zusätzliche interessante optische Effekte.

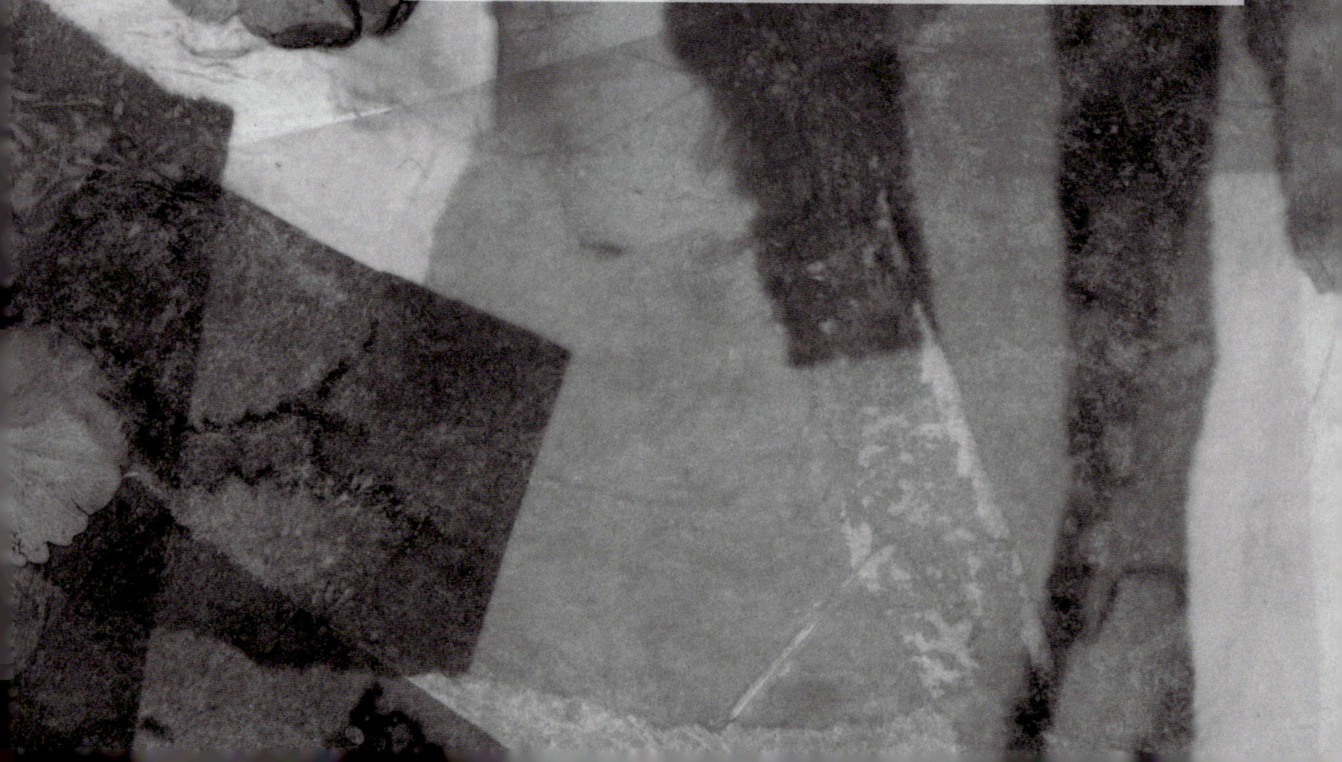

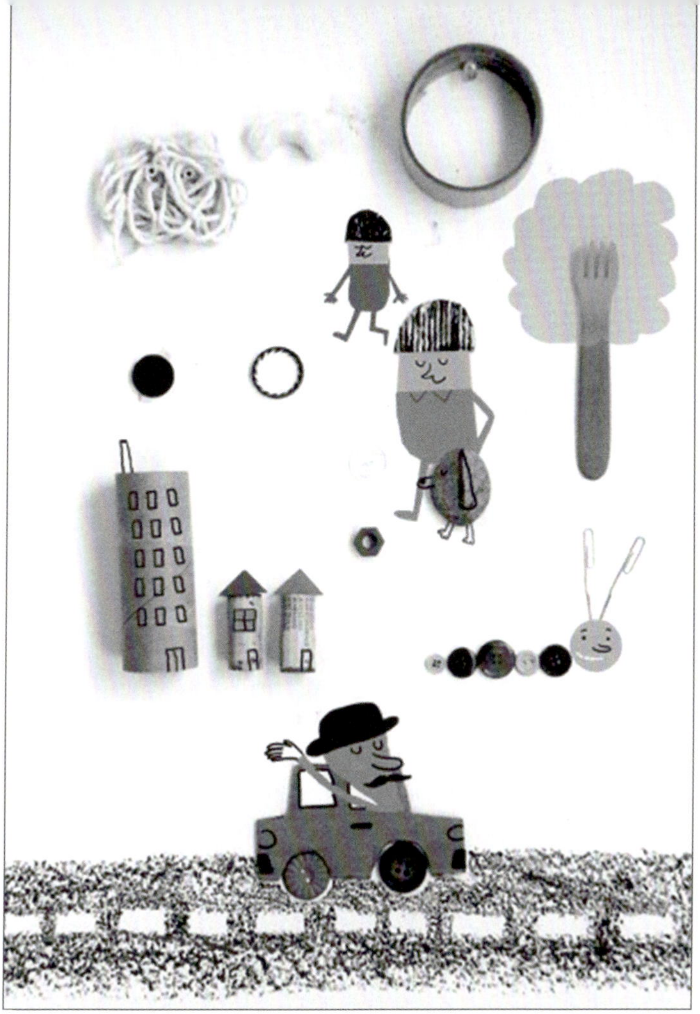

MATERIAL (VORSCHLÄGE)
Bilder aus Zeitschriften

alte Familienfotos

Federn

«Kleinodien» zum Anheften

Geschenkpapier

Reispapier

Stoffreste

Seidenpapier

Bänder, Schnüre

Knöpfe

Found City
von Keri Smith

ASSEMBLAGEN

Für eine Assemblage (eine dreidimensionale Collage) brauchen Sie ein Stück dickes Kartonpapier oder Pappe oder eine kleine flache Schachtel, die Sie sich auch selbst basteln können. Wählen Sie ein Thema aus, z. B.: *Nest, Haus, Rätsel-Schachtel, Haustiere, mein Herz, meine Vergangenheit, meine Kinder.* Solche Schachteln animieren zum Geschichten erzählen. Man kann darin auch Muscheln, Federn, Samenkapseln, Münzen und andere kleine Gegenstände unterbringen.

Kleiden Sie die Schachtel mit Papier oder Stoff aus und kleben Sie Miniaturen und andere Materialien hinein – auf diese Weise machen Sie sie zum Kunstwerk.

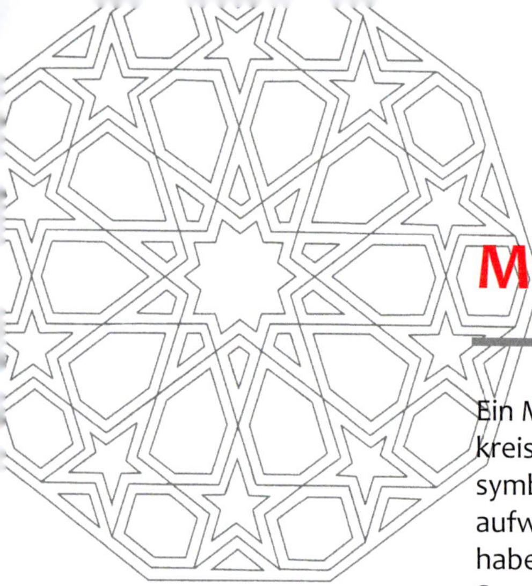

Mandalas

Ein Mandala ist eine mit symmetrischen Mustern ausgefüllte kreisförmige Zeichnung. Der Kreis hat in vielen Kulturen eine symbolische Bedeutung. Die Tibeter benutzen ihn für ihre aufwändigen Sandmalereien, die eine religiöse Bedeutung haben. In anderen Religionen steht der Kreis für die Erde, die Sonne oder den Kosmos.

MATERIAL
Mandaladrucke

Buntstifte, Aquarellstifte oder Filzstifte

Auf Menschen mit Demenz wirkt das Ausmalen von Mandalas beruhigend und beglückend. Ich habe regelmäßig mit einer Frau in den mittleren Stadien der Demenz gearbeitet, die enorm stolz auf ihre schönen Zeichnungen war. Wir haben zusammen die Farben ausgewählt, die ihr am besten gefielen, und sie hat mich bei der Kombination der Farben um Rat gefragt. Abgesehen von gelegentlicher praktischer Unterstützung hat sie ganz allein gearbeitet.

Mandalas zum Ausmalen finden Sie im Internet und in Büchern. Was Sie hier sehen, sind einige der Lieblingsmandalas von G. Sie können jedoch auch eigene Muster entwerfen.

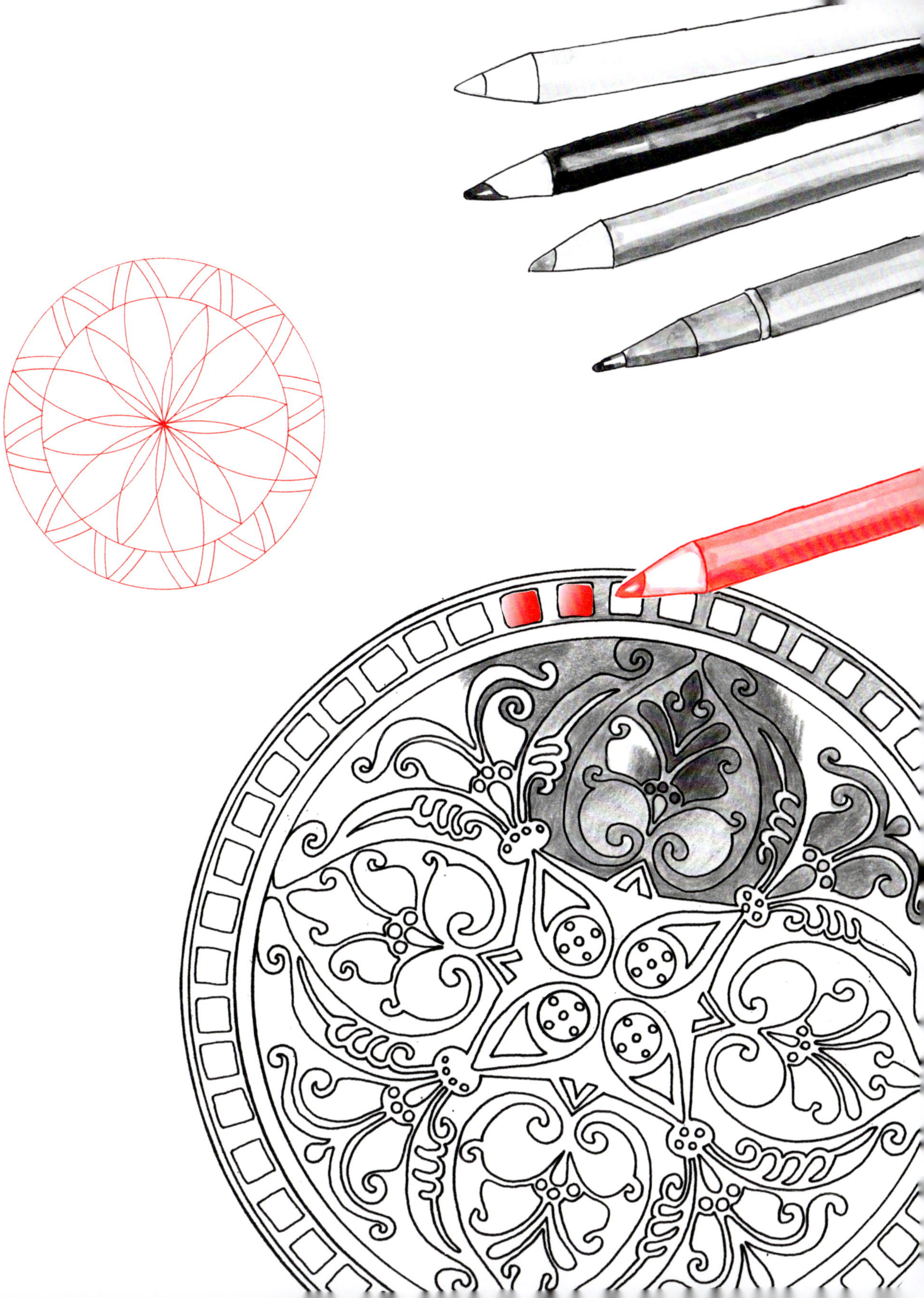

«Holding»

Im Kapitel *«Holding» und der Umgang mit konkreten Dingen* (S. 103) wurde das Ziel von Aktivitäten so definiert: die Erforschung und Handhabung von Materialien als Selbstzweck. Um diese Aktivität zu fördern, geben Sie den Personen verschiedene Materialien zum Anfassen, Einwickeln, Abdecken, Verstecken, Greifen, Untersuchen, Schmecken und Erkunden. Auch der Raum lässt sich interaktiv nutzen: Man kann sich gegen Wände stemmen oder an geschlossenen Türen ziehen. Solche Aktivitäten sind genauso wertvoll wie das begeisterte Ordnen von und Spielen mit Gegenständen, das zeigt, dass es für die Betroffenen eine Bedeutung hat.

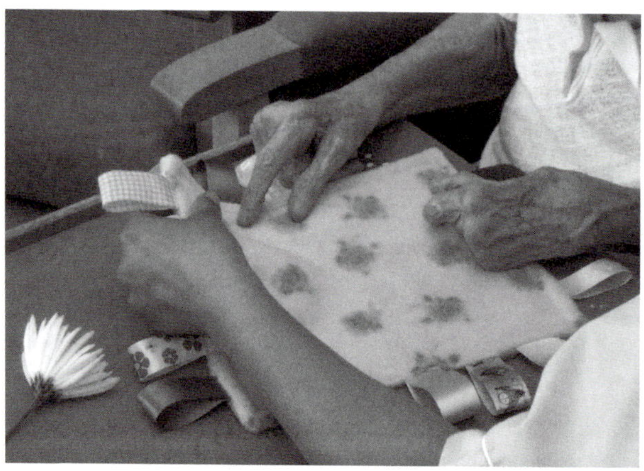

Die folgenden Materialien eignen sich zum Untersuchen und Ordnen:

verschiedenartige Papiere und Folien
Kleidung und Stoffreste
Behälter mit und ohne Deckel, in die man Gegenstände legen kann
Schnur, Seil und Wollknäuel
Klebeband
Bleistifte
Lineale
Balsaholz – ein weiches Holz, das sich leicht bearbeiten, aushöhlen oder spalten lässt
Steine
Schwämme
Dübel
Holzklötze oder andere Formen
Noppenfolie
große Gymnastik-Gummibälle zum Drauflegen oder Rollen
Silberzeug
Puppenteeservice
Miniaturmöbel
Puppenkleidung
Inhalt einer Hobbyschublade
Bälle in verschiedenen Größen und Farben (Tennisbälle, Pingpongbälle, Gummibälle)

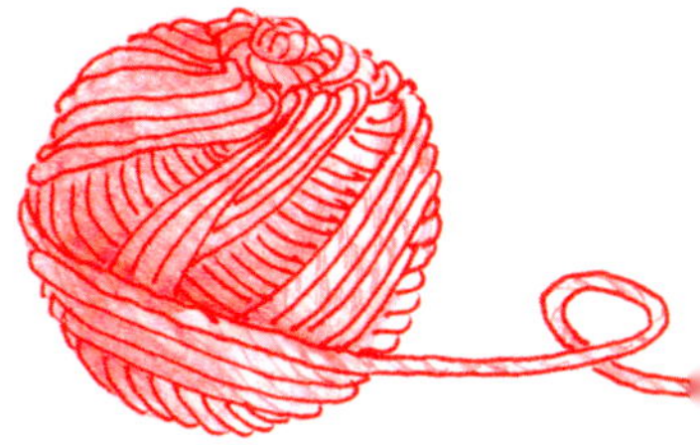

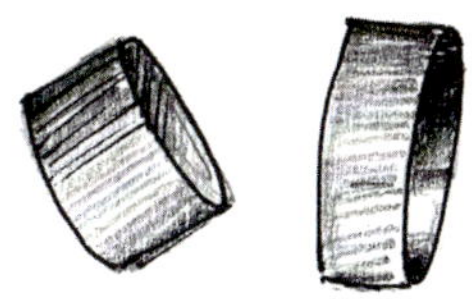

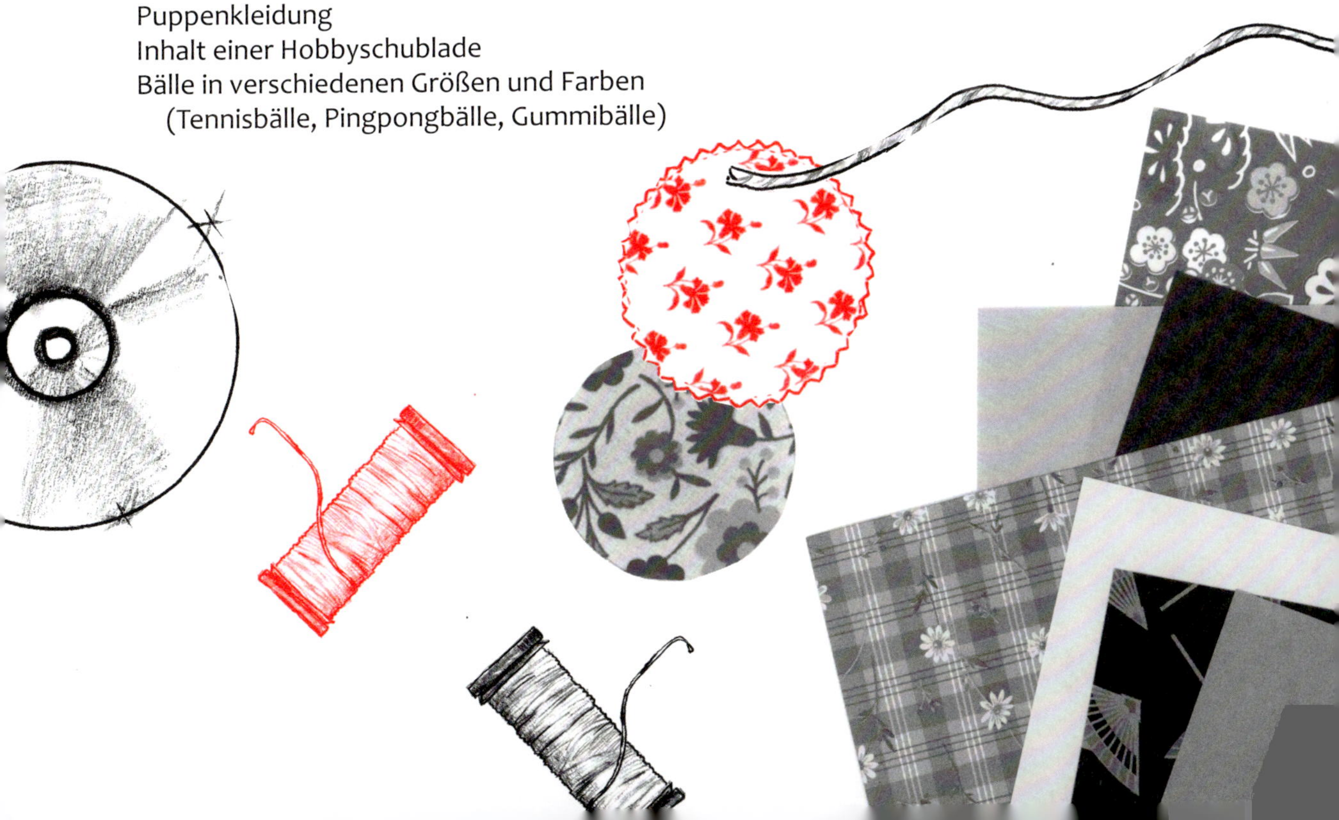

Aus Gesten abgeleitete Aktivitäten

Auf meiner Station gab es eine Frau, die sich immer mit den Füßen vom Boden abstieß und mit ihrem Rollstuhl rückwärts fuhr. Sie rollte so lange, bis ein Hindernis ihr den Weg versperrte. Wenn sie stecken blieb, schrie sie so lange, bis irgendjemand sie befreite. Dann begann das Spiel wieder von vorne.

Ich verschaffte dem Pflegepersonal eine Ruhepause und nahm die Frau in ihrem Rollstuhl mit auf einen Spaziergang durch die langen Flure. Allerdings schob ich den Rollstuhl nicht. Ich drehte die Frau zu mir herum, gab dem Rollstuhl einen leichten Schubs, und sie fuhr aus eigener Kraft den ganzen Flur entlang. Das genoss sie sehr, und es war ein gutes Training für sie.

Wieder im Familienraum angekommen machten wir ein Spiel: Ich gab ihr meinen Schal, sie schob sich weg von mir, und ich zog sie mit meinem Schal wieder zurück. Das ging eine ganze Weile so und hatte eine hypnotisierende Wirkung, vor und zurück und wieder vor und zurück. Sie wurde ganz ruhig dabei.

Auf den folgenden Seiten wird gezeigt, wie aus Gesten Aktivitäten werden. Die Aktivitäten können Sie nutzen, während Sie den Personen, die Sie betreuen, Gesellschaft leisten und um ihnen kleine Aufgaben zu übertragen, die sie leicht bewältigen können (s. *Holen Sie die Menschen da ab, wo sie sich befinden,* S. 106.)

KLOPFEN, TÄTSCHELN

- Klopfen Sie zusammen mit einem Stock oder Löffel rhythmisch auf den Tisch. Versuchen Sie, im gleichen Rhythmus zu klopfen und den Rhythmus zu verändern. Klopfen Sie langsam, schnell, synkopisch, dreimal schnell, dreimal langsam usw.
- Tätscheln Sie ein Stück Brotteig oder Ton so lange, bis es flach ist.

STREICHEN/STREICHELN

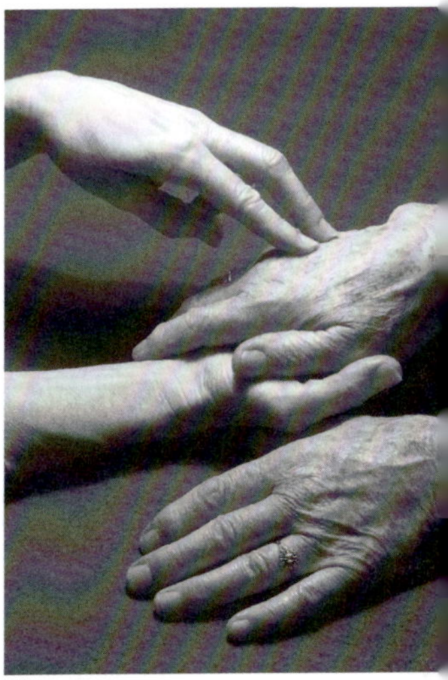

- Massieren Sie die Hände einer von Ihnen betreuten Person mit wohlriechender Creme oder wohlriechendem Öl. Lassen Sie sie Ihre Hände massieren, wenn sie mag.
- Streicheln Sie ein Stofftier.
- Streicheln Sie einen Hund, eine Katze, ein Kaninchen oder ein anderes Tier.
- Streichen Sie ein Tuch auf einer ebenen Fläche oder auf dem Schoß glatt.
- Bügeln Sie ein Geschirr- oder Taschentuch (auf niedriger Temperatur-Stufe).
- Bewegen Sie große Holzperlen auf einem Holzdübel oder Seil hin und her.
- Trocknen Sie Geschirr ab.

DRÜCKEN

- Drücken Sie mit Klebstoff bestrichenes Papier auf die Unterlage, auf der es kleben soll (während Sie eine Collage basteln).
- Stempeln Sie mit einem Linolschnitt oder Gummistempel.
- Drücken Sie Ton in eine Form.
- Drücken Sie Alu-Folie in eine Schüssel oder Form.
- Machen Sie Abdrücke von Ihrer Hand auf Papier, Sand oder Erde.
- Drücken Sie Ihre Handfläche leicht gegen die Handfläche der Person, abwechslungsweise nachgebend und Widerstand leistend. Gehen Sie auf Ihr Gegenüber ein.
- Zerdrücken Sie die Noppen in der Noppenfolie.

ZIEHEN

- Ziehen Sie Geschenkpapier von einem Paket.
- Ziehen Sie einer Puppe die Kleidung aus.
- Ziehen Sie an einer dicken Schnur mit Knoten.
- Ziehen Sie eine Person im Rollstuhl (s. Geschichte auf der vorigen Seite).
- Halten Sie sich locker an den Händen, dann schieben und ziehen Sie im Wechsel.

HANDINNENFLÄCHE

- Legen Sie etwas Essbares in die Mitte der Handfläche.
- Streicheln oder massieren Sie die Handfläche.
- Halten Sie sich an den Händen.
- Zeichnen Sie mit einem ungiftigen und abwaschbaren Stift ein Gesicht in die Mitte der Handfläche.
- Bedecken Sie eine Hand mit einem Tuch und tun Sie so, als ob Sie sie suchen.

ZUPACKEN/ERGREIFEN

- Werfen sie jemandem einen weichen Schaumstoffball oder ein Wollknäuel zum Auffangen zu.
- Kneten Sie Ton.
- Drücken Sie Papier zusammen (s. *Knitter-Blumen* S. 126).
- Machen Sie Spiele mit der Hand, bei denen die andere Person Ihre Hand fangen muss, bevor Sie sie herumdrehen, oder einen Gegenstand ergreifen muss, den Sie mit der Hand abdecken.

FALTEN

- Geschirrtücher, Wäsche, Bettwäsche
- Papier, Zeitungen
- Ton oder Teig

ZUPFEN

- Papier entfernen
- kleine Fäden von einem losen Saum entfernen
- Machen Sie eine Garnkarte mit locker geknüpften Knoten. Die andere Person muss die Knoten lösen oder Dinge durch die Schlaufen ziehen.
- eine Mandarine schälen und die weißen Häutchen entfernen

REIBEN

- Metall oder Schuhe polieren
- Flecken von einer Oberfläche reiben
- einen weichen Ball zwischen den Händen reiben
- Wäsche waschen
- Spiegel oder Fenster putzen

ROLLEN

- Ton oder Teig zu einer langen Wurst ausrollen
- eine Röhre aus Kunststoff oder einen Dübel über einen Tisch rollen
- Bälle über einen Tisch rollen
- eine mit Kugeln gefüllte (an beiden Enden sicher verschlossene!) Pappröhre über eine ebene Fläche rollen

AUFWICKELN

- Schmücken Sie einen Dübel, indem Sie ihn mit Schnur, Garn oder Band umwickeln.
- Drachen steigen lassen; spulen Sie die Drachenschnur auf.
- angeln; die Angelschnur aufspulen oder angeln im Haus: großer Kunststoffhaken, attraktive Gewinne zum Angeln
- röhrenförmige Versandbehälter aus Pappe mit Papier oder Garn
- Wolle zu einem Knäuel aufwickeln

EINWICKELN, KASCHIEREN

- eine Puppe oder ein Stofftier anziehen
- Gegenstände (Schachtel, Flasche usw.) in ein Tuch einwickeln und verschnüren
- ein Geschenk verpacken
- einen Verband anlegen

REISSEN

- Papierstreifen (können später als Papiermaschee verwendet werden)
- Stoffstreifen (können als Stoffmaschee oder für andere Arbeiten verwendet werden)
- alte Schriftstücke zerreißen
- aus Papier Quadrate für eine Collage reißen

WINKEN, SCHWENKEN

- *Stab für Musik und Bewegungen* schwenken (Anleitung S. 118)
- sich im Takt der Musik wiegen
- ein Seidentuch im Takt der Musik schwenken

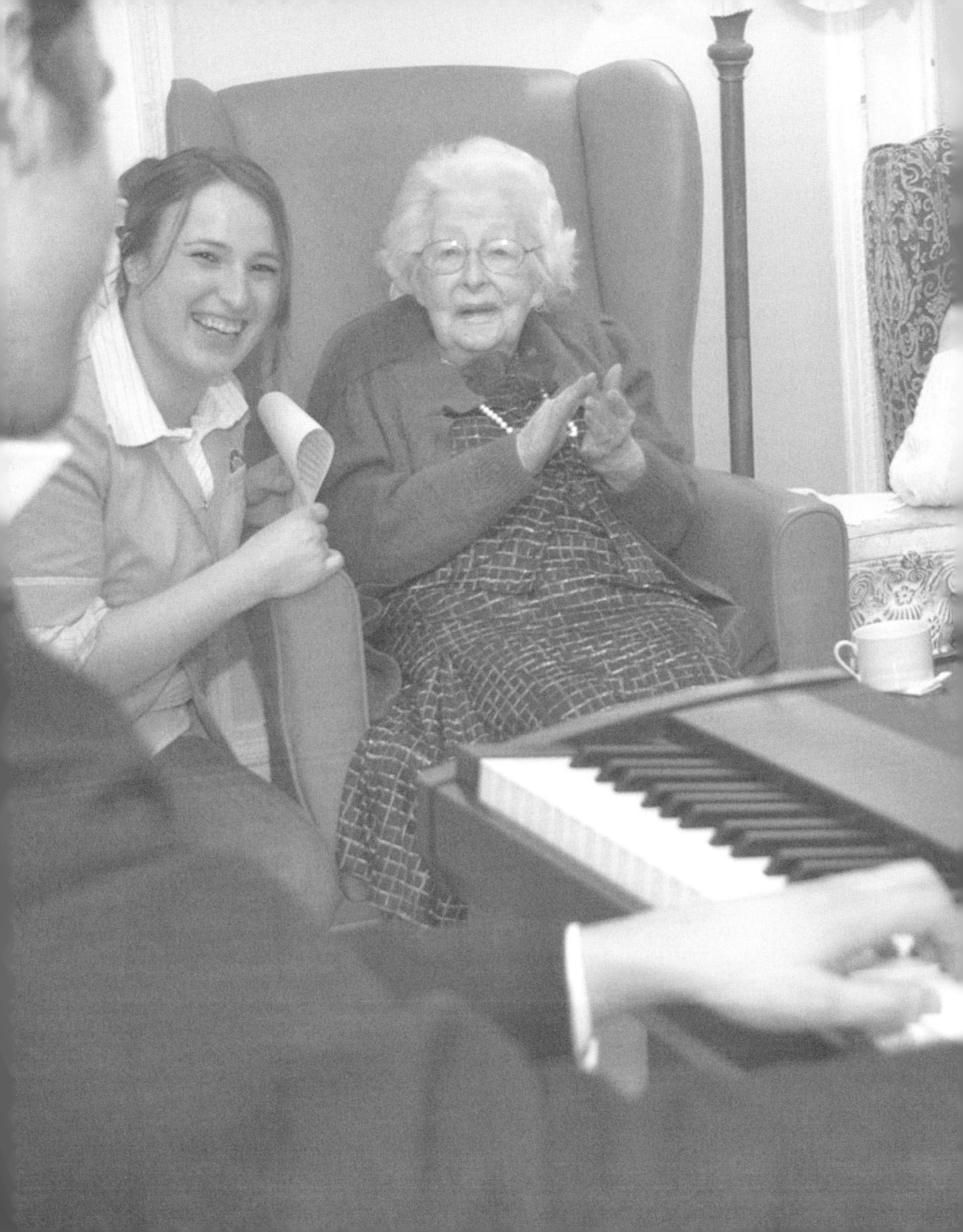

5

SCHLUSS-BETRACHTUNG

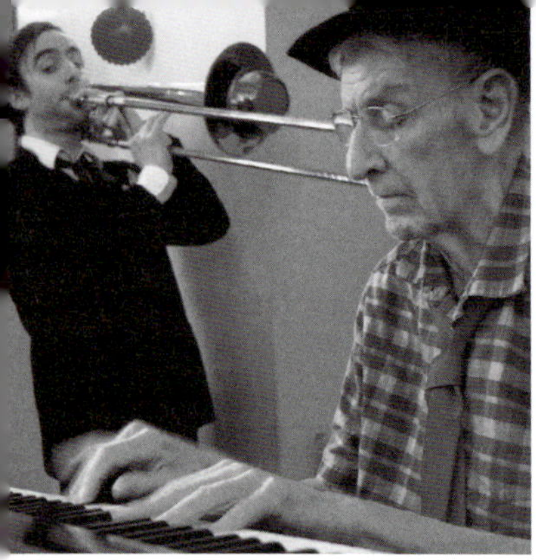

Kunst in der Demenzpflege

> *Kommunikation ist das zentrale Konzept zur Verbesserung der Lebensqualität von Menschen mit Demenz, und zahlreiche Betroffene haben gravierende Probleme mit der Sprache. Die Kunst mit ihren vielfältigen (überwiegend nonverbalen) Ausdrucksformen kann ihnen die Möglichkeiten bieten, die sie so dringend benötigen.*
> Killick/Allan (2000)

Als bildende Künstlerin geht es mir in diesem Buch primär um die Herstellung von Bildern und die Arbeit mit Materialien. Das Buch enthält nicht viele Kunstwerke von Menschen mit Demenz, weil ich Kreativität in erster Linie als Katalysator für Begegnungen mit Betroffenen nutze und die Endprodukte für mich eine eher untergeordnete Rolle spielen.

Wenn es Schokolade regnet macht auch deutlich, dass die auf dem Gebiet der Kunst erworbenen Fähigkeiten nicht nur Menschen mit Demenz «Möglichkeiten» eröffnen, sondern auch den Menschen, die sie betreuen. Nonverbale Kommunikation, Humor, die Fähigkeit, sich auf emotionale Risiken einzulassen, spontane Improvisation usw. – all dies sind keine «Zugaben» im Bereich der Demenzpflege, sondern ich betrachte sie als wesentliche Grundlagen.

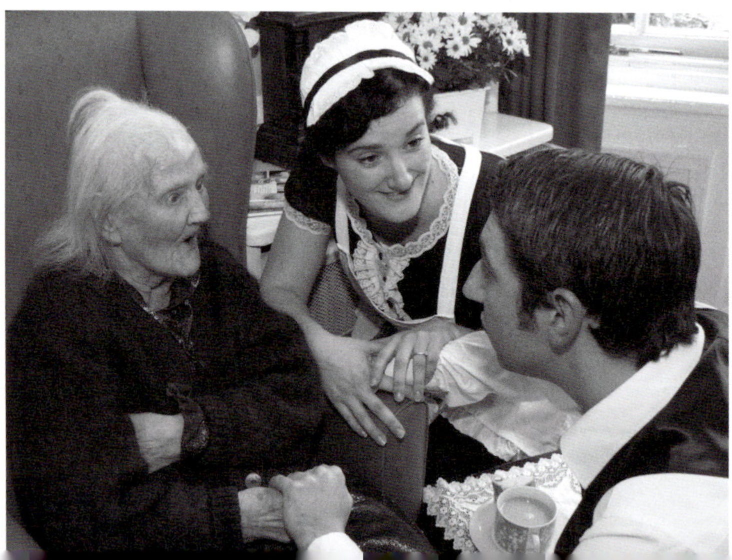

Andere kreative Kunstformen wie Musik, Tanz, Schauspiel, Geschichten erzählen und Gedichte schreiben werden erfolgreich in der Demenzpflege eingesetzt.[1] Der Erfolg dieser Aktivitäten hängt im Wesentlichen von der Person ab, die die Aktivität leitet. Ihre Erfahrung, ihr Respekt und ihr Wohlwollen gegenüber den betroffenen Menschen können die Aktivität in eine fruchtbare Begegnung verwandeln und den Boden für «besondere Momente» bereiten. Es kann zu eigentlichen Erfolgserlebnissen kommen, etwa zu emotionaler Verbundenheit zwischen zwei Menschen oder Momenten der Klarheit. Die Auswirkungen sind zwar nicht messbar, aber man *kann* sie sehen und spüren. Neueste Untersuchungen berichten von lang anhaltenden positiven Auswirkungen.

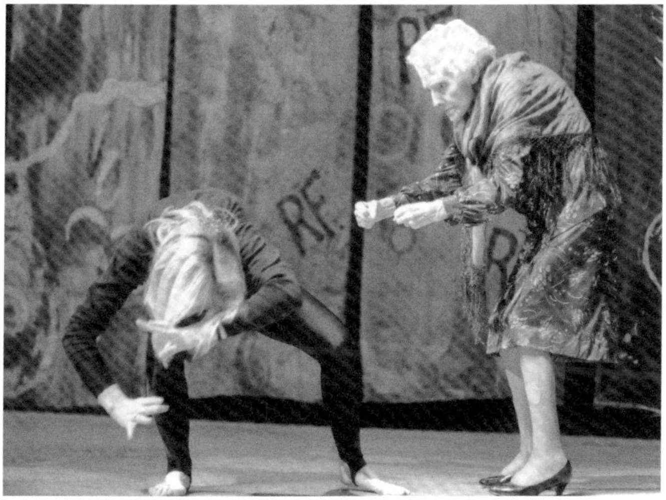

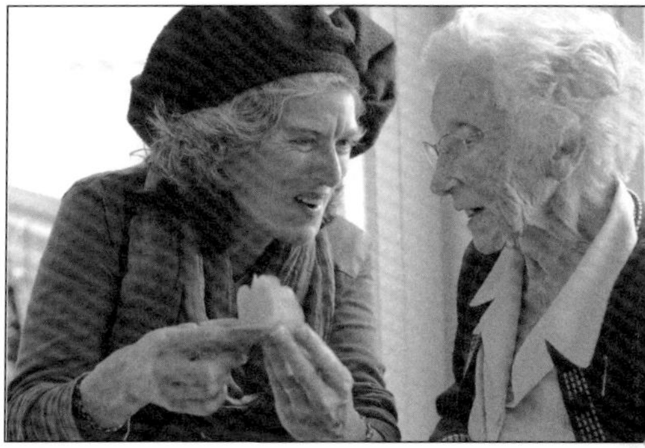

Ich werde oft gefragt, ob meine Arbeit als Kunsttherapie bezeichnet werden kann. Obwohl diese Aktivitäten auf den ersten Blick an eine Kunsttherapie erinnern, gibt es einen deutlichen Unterschied zwischen einer künstlerischen Aktivität und der Kunsttherapie:
Die Kunsttherapie nutzt Diagnosen und geplante Interventionen, um Symptome zu heilen oder zu lindern.

1 Die in Großbritannien und Nordirland erscheinende Zeitschrift «Journal of Dementia Care» ist eine hervorragende Quelle für Programme und Projekte auf diesem Gebiet.

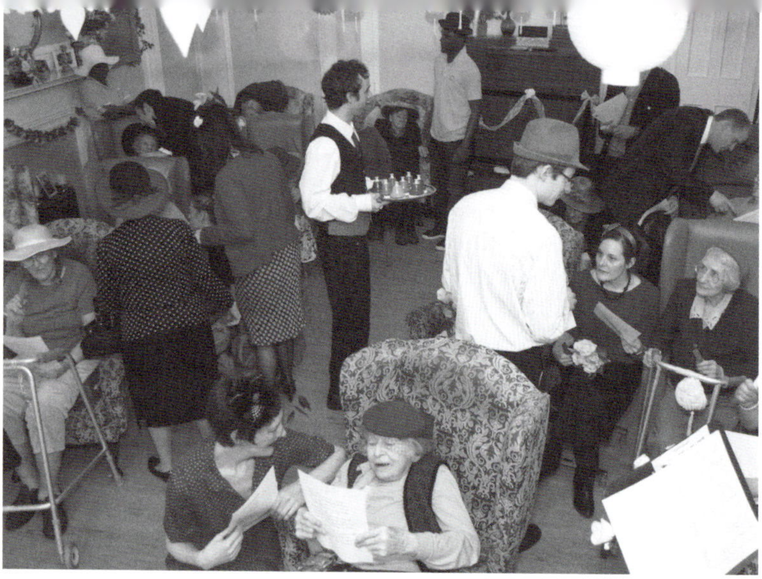

[…] wir sind überzeugt, dass sich die Kunst in der Demenzpflege etablieren wird. Sie wird keine Randerscheinung sein, sondern Hauptbestandteil von Angeboten, die den Menschen neue und positive Möglichkeiten eröffnen.

Killick J, Allan K (2000)

Künstlerische Aktivitäten nutzen kreative Fähigkeiten, um Menschen zu begeistern und ihnen ein Gefühl von Freude, Stolz und Gemeinschaft zu vermitteln, ohne zu versuchen, Einfluss auf die Person oder die Krankheit zu nehmen.

Auch wenn künstlerische Aktivitäten keine therapeutischen Ziele verfolgen, sind sie nicht ganz ohne therapeutische Wirkung. Sie reduzieren emotionalen Stress, stärken vorhandene Fähigkeiten sowie das Selbstwertgefühl und vermitteln neue Ausdrucksmöglichkeiten. Darüber hinaus ermöglichen sie Momente intensiver zwischenmenschlicher Verbundenheit und Klarheit.

Ich finde es spannend, dass die Kunst immer stärker Einzug in das Gesundheitssystem hält und dass immer mehr kreative Fächer in die medizinische Ausbildung integriert werden. An einigen medizinischen Hochschulen in den Vereinigten Staaten werden Kunstkurse als Teil des Curriculums angeboten. Ich habe auch von einem Programm gehört, bei dem Medizinstudenten ins Kunstmuseum gehen, um durch das Betrachten von Gemälden ihre subjektive Wahrnehmungsfähigkeit und somit auch ihre diagnostischen Fähigkeiten zu verbessern. «Nach einer Stunde im Museum kehrten die Kursteilnehmer an die Harvard Medical School zurück, um die bei der Betrachtung der Gemälde gewonnenen Erkenntnisse für die Diagnose von Atemproblemen, Hautausschlägen, neurologischen Störungen und die Auswertung von Röntgenbildern der Lunge zu nutzen.» Kowalczyk (2008).

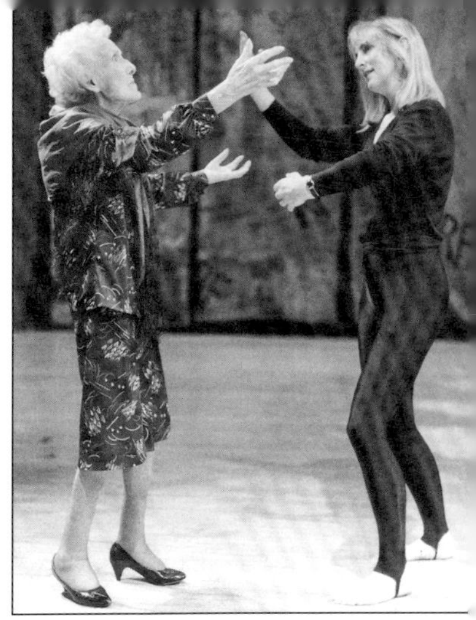

Einrichtungen im Gesundheitsbereich laden inzwischen auch qualifizierte Künstler ein, um die Mitarbeiter mit schöpferischen Prozessen vertraut zu machen und sie so dazu zu animieren, ihre eigenen kreativen Fähigkeiten zu entdecken und zu nutzen. Die Einrichtungen profitieren von der schöpferischen Frischzellenkur, die eine Kettenreaktion von positiven Veränderungen in der Einrichtung auslösen kann. Aber auch die Künstler, die in der Regel allein in ihrem Studio arbeiten, profitieren von dieser Entwicklung: Sie betätigen sich im sozialen Bereich, genießen Anerkennung und erschließen sich neue Einnahmequellen.

Ich arbeite hier in Holland für die gemeinnützige Organisation Beter Gezelschap (frei übersetzt: «Gesellschaft für gute Besserung»), die in Krankenhäusern und Pflegeheimen große Kreativevents organisiert.

Auf den ersten Blick wirken die Tänzer, Sänger, Geschichtenerzähler, Künstler und Schauspieler wie Entertainer; doch die engen persönlichen Kontakte, die sich in dieser Zeit entwickeln, zeigen ganz deutlich, dass sehr viel mehr geschieht. Die kreativen Kunstformen erfüllen diese hypertechnische und medizinische Umgebung mit der so dringend benötigten

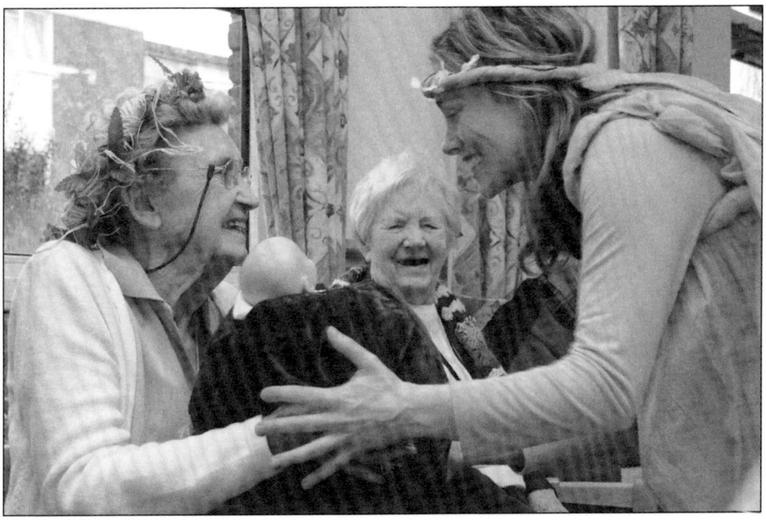

Fotos in diesem Teil:
S. 175 links: Diane Amans/Joel Fildes
S. 175 rechts: Fotograf im Care Centre Vroenhof, NL
Diese Seite oben: Diane Amans/Joel Fildes
Alle anderen Bilder auf den Seiten 172–177 stammen von Ladder to the Moon.

Farbe, Herzlichkeit, Spontaneität und mit etwas heilsamem Chaos, und sie führen uns vor Augen, dass wir alle Menschen sind. Rollen und Richtlinien sind vergessen. Übrig bleiben Menschen, die gemeinsam einen Moment der Magie und Verbundenheit erleben.

Ich hoffe, dass Sie durch die Lektüre und die Arbeit mit diesem Buch zu der Erkenntnis gelangen, dass Kunst und Alltag keine getrennten Welten sind, sondern dass die Kunst ein natürlicher und wichtiger Bestandteil des Alltags ist. Und dass wir der Weisheit des Herzens genauso vertrauen können wie der des Intellekts, wenn es darum geht, mit den Menschen, die wir betreuen, zu kommunizieren und gemeinsam zu arbeiten.

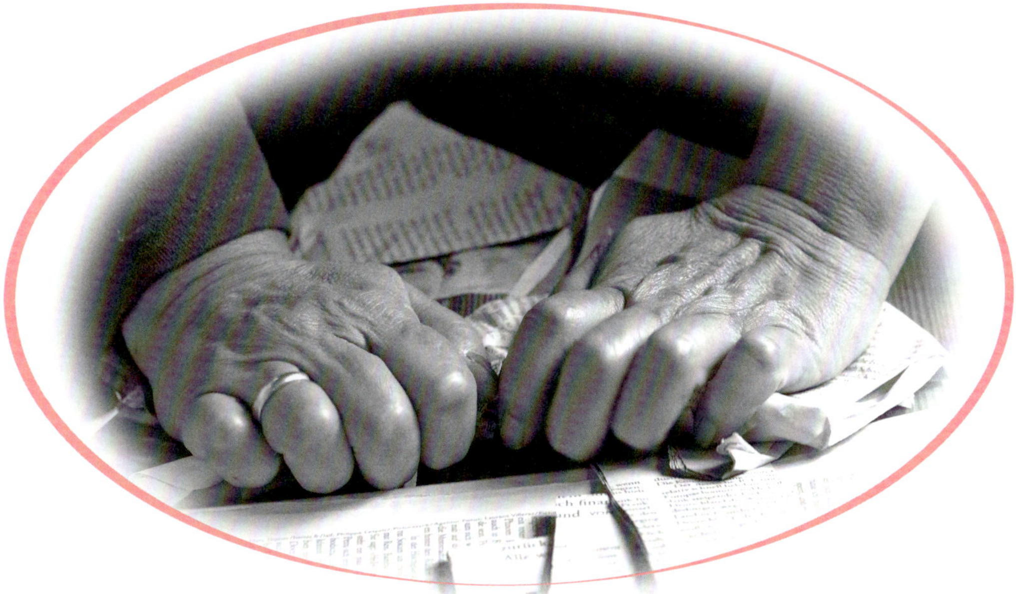

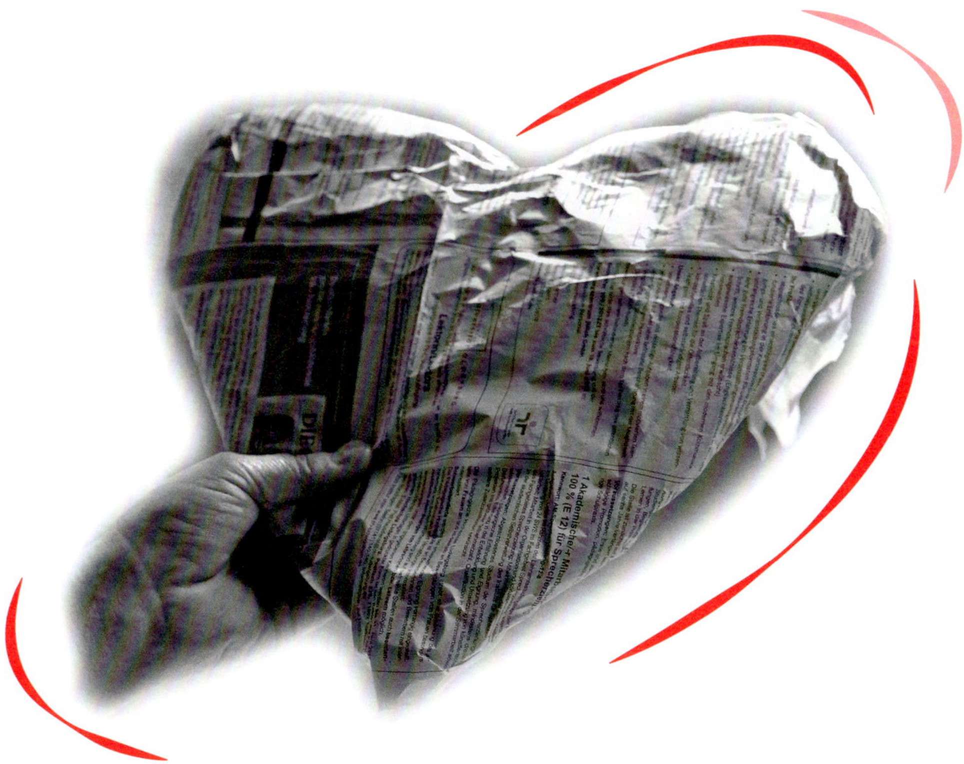

Wegweiser

Die hier aufgeführten Aktivitäten sind nach Bedürfnissen und Zielen geordnet.

GRUPPENAKTIVITÄTEN

Geeignet für, aber nicht auf Gruppen beschränkt

KÖRPERLICHE AKTIVITÄTEN

RUHIGE UND ERHOLSAME AKTIVITÄTEN

Wählen Sie Aktivitäten aus den folgenden Kapiteln:

AKTIVITÄTEN AUS DEM BEREICH DER BILDENDEN KUNST

Wählen Sie Aktivitäten aus den folgenden Kapiteln:

SCHREIBEN

Wählen Sie Aktivitäten aus den folgenden Kapiteln:

90 Ihre Geschichte, ihr Leben
98 Gemeinschaftliches kreatives Schreiben
131 Gedichte schreiben

Aktivitäten für Einzelpersonen oder Kleingruppen

FÜR MENSCHEN, DIE ZUSAMMENHÄNGEND LESEN UND SPRECHEN KÖNNEN

Wählen Sie Aktivitäten aus den folgenden Kapiteln:

86 Spiele
90 Ihre Geschichte, ihr Leben
98 Gemeinschaftliches kreatives Schreiben
131 Gedichte schreiben

FÜR MENSCHEN, DIE SPRECHEN, ABER NICHT LESEN KÖNNEN

Wählen Sie Aktivitäten aus den folgenden Kapiteln und lesen Sie das Kapitel Anpassung der Aktivitäten:

82 Dinge machen für/mit
115 Aktivitäten, die nichts oder wenig kosten
128 Vom früheren Beruf abgeleitete Aktivitäten
151 Zeichnen als visuelle Kommunikation
158 Collagen und Assemblagen
164 Mandalas

Die folgenden Aktivitäten müssen an die noch vorhandenen Fähigkeiten/Fertigkeiten der Person angepasst werden:

87 Memory-Spiel
88 Quartett-Spiel
89 Sprichwörter-Spiel
149 Ausgeschnittenes Alphabet

FÜR MENSCHEN, DIE PROBLEME MIT DEM LESEN, SPRECHEN UND VERSTEHEN HABEN

Wählen Sie Aktivitäten aus den folgenden Kapiteln und lesen Sie das Kapitel Anpassung der Aktivitäten:

73 Alltägliche Momente zu etwas Besonderem machen
82 Dinge machen für/mit
115 Aktivitäten, die nichts oder wenig kosten
128 Vom früheren Beruf abgeleitete Aktivitäten

Siehe auch *Mindmap auf S. 65*

FÜR BETTLÄGERIGE MENSCHEN

Wählen Sie Aktivitäten aus den folgenden Kapiteln und lesen Sie das Kapitel Anpassung der Aktivitäten:

FÜR BETTLÄGERIGE MENSCHEN, DIE SCHEINBAR NICHT MEHR AUF ANREIZE REAGIEREN

Wählen Sie Aktivitäten aus den folgenden Kapiteln und lesen Sie das Kapitel Anpassung der Aktivitäten:

Probieren Sie auch die folgenden Aktivitäten aus (die grau gedruckten Aktivitäten stehen nicht im Buch):
Oberflächen und Materialien ertasten; Handmassage; bringen Sie duftende Pflanzen mit; rollen Sie das Bett in eine andere Umgebung; bringen Sie Muschelschalen, Steine und andere Dinge aus der Natur zum Anfassen mit.

REPETITIVES VERHALTEN

Wählen Sie Aktivitäten aus den folgenden Kapiteln:

AKTIVITÄTEN FÜR MÄNNER

(Die meisten Aktivitäten in diesem Buch eignen sich gut für Frauen, aber es war schwierig, Aktivitäten zu finden, die Männer ansprechen.)

Wählen Sie Aktivitäten aus den folgenden Kapiteln:

BELEBEN SIE IHRE KREATIVITÄT

Vergessen Sie nicht, etwas für Ihr kreatives Selbst zu tun.
In diesen Kapiteln finden Sie Vorschläge und Anregungen:

EINFACHE AKTIVITÄTEN, DIE WENIG HILFSMITTEL ODER MATERIALIEN ERFORDERN

Probieren Sie eine der folgenden Aktivitäten aus:

Spazieren gehen
Musik hören
Handmassage

Wählen Sie Aktivitäten aus den folgenden Kapiteln:

Aktivitäten im Überblick

ZEICHNUNGEN UND COLLAGEN

DEMENZ IM FORTGESCHRITTENEN STADIUM

Verwendete Literatur

Bücher

Dowling J. R. (1995). Keeping Busy. A handbook of activities for persons with Dementia. Baltimore: The Johns Hopkins University Press.

Killick J., Allan K. (2001). Communication and the Care of people with dementia. Buckingham/ Philadelphia: Open University Press.

Killick J. (1997). You are words. London: Hawker Publications.

Koch K. (1997). I never told anybody. Teaching poetry writing to old people. New York: Teachers & Writers Collaborative.

McNiff S. (1998). Trust the process. Boston, London: Shambhala.

Smith K. (2008). How to be an Explorer of the world. Portable life museum. New York: Perigree.

Suzuki S. (1973). Zen mind, beginners mind. New York, Tokyo: Weatherhill.

Tolle E. (1999). The Power of Now. Vancouver: New World Library.

Zgola J. (1999). Care that works. A relationship approach to persons with dementia. Baltimore: The Johns Hopkins University Press.

Artikel

Biernacki D. (2009). I believe, therefore I care. The Journal of Dementiy Care 17(1): 14–15.

Byers A. (1995). Beyond Marks. On working with elderly people with severe memory loss. Inscape Vol. 1.

Colston-Taylor G. (2001). Words or stories. Helping people to give feedback on services. Pathways 8.

Ferruci P. (2005). Survival of the kindest. Ode magazine 75.

Killick J., Allan K. (2005). The Good Sunset project: quality of life and advanced dementia. Journal of Dementia Care 13(6): 22–24.

Killick J., Allan K. (2000). Undiminished possibility: The arts in dementia care. Journal of Dementia Care 8(3): 16–18.

Kitwood T. (1993). Discover the person, not the disease. Journal of Dementia Care 1(1): 16–17.

Kowalczyk L. (2008). New courses improve powers of observation, Boston Globe.

Ergänzende Literatur und Links

Kate Allans und John Killicks Webseite: www.dementiapositive.co.uk

NAPA Naitonal Association for Providers of Activities for Older People, London. www.napa-activities.co.uk

The Alzheimer's Society Book of Activities by Sally Knocker. Alzheimer's Society, 2003.

Bücher im Zusammenhang mit der Entwicklung von Aktivitäten

Cameron J. (1994). The Artist's Way. A course in discovering and recovering your creative self. Souvenir Press Ltd., UK.

McNiff S. (1998). Trust the process. Boston, London: Shambhala.

Smith K. (2008). How to be an Explorer of the world. Portable life museum. New York: Perigree.

Smith K. (2007). Wreck this journal. New York: Penguin and Putnam Inc.

Webseiten

Es gibt zahlreiche Seiten, die zur Kreativität ermutigen und sowohl die Arbeit von Neulingen auf diesem Feld aufzeichnen als auch von bereits eingeübten Anwendern.

Auf den beiden folgenden Seiten geht es um Zeichnen:
www.dannygregory.com
www.michaelnobbs.com
Sie können auch unter dem Ausdruck *sketchcrawl* suchen.

Zwei inspirierende Seiten zum Thema Kreativität:
www.kerismith.com
www.learningtoloveyoumore.com

Falls Sie Lust verspüren, ein neues Hobby zu ergreifen, versuchen Sie die folgenden Suchbegriffe: *visual journaling, altered books, crafting* und *collage.*

Für Projekte im Zusammenhang mit Kunst und Gesundheit für Praktiker ist die folgende Quelle ergiebig:
www.artheals.org

Bitte beachten Sie: Das Internet ist ein Medium, das dauernd im Fluss ist. Für die Verfügbarkeit und den Inhalt dieser Quellen können wir daher keine Verantwortung übernehmen.

Fotonachweise

Wir danken den folgenden Organisationen und Personen für die Fotos in diesem Buch:

Diane Amans, Tänzerin, Tanzpädagogin und Trainingsberaterin; Joes Fildes, Fotograf, für die Fotos auf den Seiten 175 und 177

Harry Giglio, Fotograf, für das Porträt seiner Mutter auf Seite 15

Cathy Greenblat, Soziologin und Fotografin, für das Foto auf Seite 130

Sip Hiemstra für das Foto auf Seite 49

Ladder to the Moon, einer in Großbritannien und Nordirland ansässigen Ausbildungs- und Theater-Organisation, die versucht, durch Personalentwicklung, Gründung von Gemeinschaften und Veränderung der Kultur die Lebensqualität von älteren Menschen unter Betreuung, insbesondere von Menschen mit Demenz, zu verbessern
Vielen Dank auch allen Bewohnern und Mitarbeitern von Compton Lodge und Rathmore House (Central and Cecil Housing Trust) sowie allen Klienten und Mitarbeitern von Wimbledon Guild day services, London, die auf den Fotos von Ladder-to-the-Moon-Projekten auf den Seiten 24, 25, 172–177 abgebildet sind

dem Rosemary Lodge Care Home with Nursing (Wimbledon Guild), London – vielen Dank allen Bewohnern, Verwandten und Mitarbeitern für die Fotos auf den Seiten 27, 63 und 144

David Mitchell für das Foto von John Killick und einer Freundin auf Seite 98

Sandra van den Berg für die Fotos auf den Seiten 16, 82, 83 und 148

Betty van Gelder für das Foto von ihrer Mutter auf Seite 43

dem Fotografen im Pflegezentrum St. Jansgeleen, Niederlande, Seite 76.

Rende Zoutewelle für die Fotos auf den Seiten 11, 110 und 169.

Dan Routh für die Fotos auf Seite 88

Jürgen Georg, Ziegelried, für die Fotos auf Seite 179.

Für weitere künstlerische Beiträge danken wir:

Candy Canzoneri für die Zeichnungen auf Seite 156.

Danke Tineke Poppinga und Familie für die Erlaubnis, Jan Poppingas Zeichnungen auf den Seiten 78 und 150 abzubilden.

Keri Smith für die Erlaubnis, das Foto ihrer Collage «Found City» auf Seite 163 abzubilden.

Soweit es angemessen und vertretbar war, haben wir alles versucht, um die Inhaber von Urheberrechten zu ermitteln. Diesbezügliche Fehler oder Unterlassungen werden in den folgenden Auflagen korrigiert.

Danksagung

Ich danke Richard Hawkins von Hawker Publications für seine Bereitschaft, an verschiedenen Fronten Risiken einzugehen, und dafür, dass er das Wesen des Buches eher erfasst hat als ich. Ich danke auch Sue Benson dafür, dass sie an das Buch geglaubt und an der Vorbereitung seiner Veröffentlichung mitgewirkt hat. Ebenso für die Bearbeitung, für ihre wertvolle Hilfe im Zusammenhang mit den Bildern und ihre unablässige Unterstützung während meiner Arbeit an dem Buch.

Candy Canzoneri, Professorin für kreatives Schreiben, hat das Buch lektoriert und mich während des gesamten Prozesses unterstützt. Ihr Glaube an das Buch und daran, dass gerade ich bestens geeignet bin, es zu schreiben, sowie ihr Humor und ihr Wissen haben mich sehr bestärkt. Danke auch für den *«Haftungsausschluss» für Kreativität!*

Das Buch wäre möglicherweise nie über die Planungsphase hinausgekommen und zu dem konkreten Text geworden, den Sie vor sich haben, wenn mich nicht gute Freundinnen täglich via Internet angespornt hätten. Ich danke Amanda, Carly, Karin, Kathy, Kay Lynne und Sandy dafür, dass sie an mich geglaubt haben und für ihre Freundschaft und Unterstützung. Und für den Blumenstrauß.

Ich danke Betty van Gelder für ihre Freundschaft und ihren fachkundigen Rat in Bezug auf die typografische Gestaltung sowie dafür, dass sie geholfen hat, das Buch druckfertig zu machen.

Ich danke Tante Evelyn dafür, dass sie so fest an meine Arbeit geglaubt hat. Ihr lebhaftes Interesse, ihre Kreativität und ihre Gegenwart haben den Verlust meiner Mutter (ihrer Schwester), die mein größter Fan war, etwas erträglicher gemacht.

Autoren bedanken sich normalerweise bei Institutionen, die ihnen durch ihre Unterstützung die Arbeit an ihrem Buch ermöglicht haben. Bei mir war es die «SFE» («Stiftung fleißiger Ehemänner»). Ohne Rende hätte ich es mir wohl nicht leisten können, mir nach der Fertigstellung des Buches noch ein ganzes Jahr Zeit für die Illustration und das Design zu nehmen. Danke auch für dein Lachen, deine Unterstützung und umfassende fachliche Hilfe bei der Vorbereitung der Fotos, für deine wundervollen Fotos sowie für deine unerschütterliche Begleitung durch die Höhen und Tiefen des schöpferischen Prozesses.

Ferner danke ich John Killick, Teun Hamer, Henk Havinga, Nannie Bos, Monica Blom und anderen beruflichen Freunden auf diesem Gebiet, die meiner Arbeit von Anfang an positiv gegenüberstanden.

Ed Fisher jr., meinem Mentor und Typografie-Lehrer an der Carnegie-Mellon University.

AWgrads, insbesondere Karen R., Michael N. und Sandi für die praktische Hilfe und Freundschaft. Und Miriam für das Gummibandbuch.

Bruder Hugo und Christianne P. für die Unterstützung vor Ort.

Allen meinen Freunden sowie meiner und Rendes Familie.

Zum Andenken an Gré

In dem Pflegeheim, in dem ich gearbeitet habe, lebte eine nette Dame, deren Kreativität, Warmherzigkeit, Humor und Mut mich immer wieder begeistert haben.

Alle meine Vorschläge versuchte sie ernsthaft umzusetzen. Der Titel dieses Buches geht auf ihr Gedicht Chocolate Rain *zurück. Die Puppe Samy stammt von ihr, jede Seite dieses Buches ist von ihren Worten und von ihrem Geist durchdrungen.*

† 2010

Die Autorin

Die amerikanische Künstlerin Sarah Zoutewelle-Morris lebt mit ihrem Ehemann, einem Holzgestalter, und ihrer Hündin Lucie in Holland.

Sie betätigt sich in verschiedenen Bereichen kreativ: Grafikdesign, Buchdesign und Buchillustration, Kalligrafie, schöne Künste, Verzierung historischer Instrumente. Darüber hinaus arbeitet sie als Künstlerin im Gesundheitswesen.

Sie bietet Workshops und Kurse an, in denen sie Menschen, die wenig oder gar keine Erfahrung mit Kunst haben, lehrt, kreativ zu denken und sich in verschiedenen Medien auszudrücken.

Sie hat im *Journal of Dementia Care* und anderen Publikationen Artikel über den kreativen Prozess veröffentlicht.

«Wenn es Schokolade regnet» ist ihr erstes Buch.

Website: www.artwell.nl

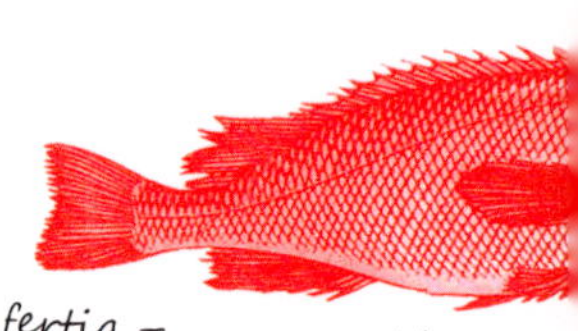

Ein ~~Gemälde~~ Buch ist nie fertig – es verweilt bloß an interessanten Stellen.

Originalzitat P. Gardner. Cameron (1994).

Menschen mit Demenz begleiten, pflegen und versorgen

Das Dementia-Care-Programm des Verlages Hogrefe

Angehörigenarbeit

Wilz, G., Schinkötte, D. & Kalytta T. (2015). *Therapeutische Unterstützung für pflegende Angehörige von Menschen mit Demenz.* Göttingen: Hogrefe.

Woods, B., Keady, J. & Seddon, D. (2009). *Angehörigenintegration.* Bern: Huber.

Aktivierung

Spector, A., Thorgrimsen, L., Woods, B. & Orrell, M. (2012). *Kognitive Anregung (CST) für Menschen mit Demenz.* Bern: Huber.

Tschan, E. (2014). *Integrative Aktivierende Alltagsgestaltung – Konzept und Anwendung.* Bern: Huber.

Tuntland, H. (2019). *Das ADL/ IADL-Handbuch. Das Selbstversorgungshandbuch für Pflegende und Ergotherapeuten.* Bern: Hogrefe.

Waldboth, V., Suter-Riederer, S., Föhn, M., Schneiter-Ulmann, R. & Imhof, L. (2017). *Pflanzengestützte Pflege.* Bern: Hogrefe.

Zoutewelle-Moris, S. (2019). *Wenn es Schokolade regnet – 99 kreative Ideen für die Arbeit mit Menschen mit Demenz.* (2. Aufl.). Bern: Hogrefe.

Assessment

Becker, S., Kaspar, R. & Kruse, A. (2010). *H. I.L.DE – Heidelberger Instrument zur Erfassung der Lebensqualität demenzkranker Menschen.* Bern: Huber.

Gupta, A. (2012). *Assessmentinstrumente für alte Menschen.* Bern: Huber.

Riesner, C. (Hrsg.). (2014). *Dementia Care Mapping (DCM) – Evaluation und Anwendung im deutschsprachigen Raum.* Bern: Huber.

Beratung/Patientenedukation

Lippinska, D. (2010). *Menschen mit Demenz person-zentriert beraten.* Bern: Huber.

Demenz-Begleiter

Werner, S. (2019). *Pflegeassistenz Notes*. Bern: Hogrefe.

Werner, S. (2017). *Demenzbegleiter Notes.* Bern: Hogrefe.

Werner, S. (2016). *Alltagsbegleiter Notes.* Bern: Hogrefe.

Werner, S. (2015). *Praxishandbuch für Alltagsbegleiter.* Bern: Hogrefe.

Werner, S. (2013). *Praxishandbuch für Demenzbegleiter.* Bern: Huber.

Demenzerkrankung

Hafner, M. & Meier, A. (2005). *Geriatrische Krankheitslehre I – Psychiatrische und neurogene Symptome.* Bern: Huber.

Hülshoff, T. (2008). *Das Gehirn.* Bern: Huber.

Jahn, T. (2015). *Demenzen.* Göttingen: Hogrefe.

Martin, M. & Schelling H. R. (Hrsg.). (2005). *Demenz in Schlüsselbegriffen.* Bern: Huber.

Demenz-Forschung/Epidemiologie

Innes, A. (Hrsg.). (2014). *Demenzforschung.* Bern: Huber.

Doblhammer, G. (2012). *Demografie der Demenz.* Bern: Huber.

Empirisch neurokognitive Ansätze

Bonner, C. (2013). *Stressmindernde Pflege bei Menschen mit Demenz.* Bern: Huber.

Held, C. (2018). *Was ist gute Demenzpflege?* (2. Aufl.). Bern: Hogrefe.

Lind, S. (2011). *Fortbildungsprogramm Demenzpflege.* Bern: Huber.

Lind, S. (2007). *Demenzkranke Menschen pflegen.* Bern: Huber.

Savaskan, E. & Haasemann, W. (2017). *Leitlinie Delir.* Bern: Hogrefe.

Smith, P. T. M. (2017). *Stressreduzierende Pflege von Menschen mit Demenz.* Bern: Hogrefe.

Weih, M. (2011). *Wie war das noch mal? – Lernen, Vergessen und die Alzheimer-Krankheit.* Bern: Huber.

Demenz und Zivilgesellschaft

Robert Bosch Stiftung. (Hrsg.). (2007). *Gemeinsam für ein besseres Leben mit Demenz.* Bern: Huber.

Whitehouse, P. J. & George, D. (2009). *Mythos Alzheimer.* Bern: Huber.

Wißmann, P., Eisenberg, S., Grambow, E., Koczy, P., Kruse, A., Kuhn, C., … Zegelin, A. (2007). *Demenzkranken begegnen.* Bern: Huber.

Ernährung

Rückert, W., Arnold, R., Bauer-Söllner, B., Brinner, C., Ding-Greiner, C., Kolb, C., … Vanorek, R. (2007). *Ernährung bei Demenz.* Bern: Huber.

Ethik

Petzold, C., Brucker, U., Ohnsorge, K., Reisach, B., Robertz-Grossmann, B., Roser, T., … Wilkening, K. (2007). *Ethik und Recht.* Bern: Huber.

Evaluation

Becker, S., Kaspar, R. & Kruse, A. (2010). *H. I.L.DE – Heidelberger Instrument zur Erfassung der Lebensqualität demenzkranker Menschen.* Bern: Huber.

Innes, A. & McCabe, L. (Hrsg.). (2013). *Demenzevaluation.* Bern: Huber.

Riesner, C. (Hrsg.). (2014). *Dementia Care Mapping (DCM) – Evaluation und Anwendung im deutschsprachigen Raum.* Bern: Huber.

Frühe Demenz

Bölicke, C., Mösle R., Romero, B., Sauerbrey, G., Schlichting, R., Weritz-Hanf, P. & Zieschang, T. (2007). *Ressourcen erhalten.* Bern: Huber.

Bredenkamp, R., Albota, M., Beyreuther, K., Bruder, J., Kurz, A., Langehennig, M., … Weyerer, S. (2007). *Die Krankheit frühzeitig auffangen.* Bern: Huber.

Moniz-Cook, E. & Manthorpe, J. (2010). *Frühe Diagnose Demenz. Rechtzeitige evidenzbasierte psychosoziale Intervention bei Menschen mit Demenz.* Bern: Huber.

Swaffer, K. (2017). *«Was zur Hölle geschieht in meinem Hirn?»* Bern: Hogrefe.

Gedächtnistraining

Oswald, W. D. (2014). *Aktiv gegen Demenz.* Göttingen: Hogrefe.

Herausforderndes Verhalten bei Menschen mit Demenz (BPSD)

Barrick, A. E. (2010). *Körperpflege ohne Kampf.* Bern: Huber.

Bonifas, R. (2018). *Mobbing und Bullying unter alten Menschen.* Bern: Hogrefe.

James, I. A. (2019). *Herausforderndes Verhalten bei Menschen mit Demenz.* (2. Aufl.). Bern: Hogrefe.

Marshall, M. & Allan, K. (2010). *«Ich muss nach Hause». Ruhelose Menschen mit einer Demenz verstehen.* (2. Aufl.). Bern: Huber.

Urselmann, W. (2019). *Schreien und Rufen – Herausforderndes Verhalten bei Menschen mit Demenz.* (2. Aufl.). Bern: Hogrefe.

Urselmann, W. (2013). *Schreien und Rufen – Herausforderndes Verhalten bei Menschen mit Demenz.* Bern: Huber.

Weber-Long, S. (2019). *Herausforderndes Verhalten.* Bern: Hogrefe. (Plan)

White, E. (2013). *Sexualität bei Menschen mit Demenz.* Bern: Huber.

Kommunikation

Böhme, G. (2007). *Förderung der kommunikativen Fähigkeiten bei Demenz.* Bern: Huber.

Ellis, M. & Astell, A. (2019). *Nonverbale Kommunikation bei Menschen mit Demenz.* Bern: Hogrefe.

McCarthy, B. (2012). *Nur nicht den Verstand verlieren. Gute Kommunikation trotz(t) Demenz.* Bern. Huber.

Sachweh, S. (2019). *Spurenlesen im Sprachdschungel. Kommunikation und Verständigung mit demenzkranken Menschen.* (2. Aufl.). Bern: Hogrefe.

Sachweh, S. (2012). *«Noch ein Löffelchen?» – Effektive Kommunikation in der Altenpflege.* (3. Aufl.). Bern: Huber.

Sachweh, S. (2008). *Spurenlesen im Sprachdschungel. Kommunikation und Verständigung mit demenzkranken Menschen.* Bern: Huber.

Kunstgestützte, kreative Therapien

Basting, A. D. (2012). *Vergiss das Vergessen. Besser leben mit Demenz.* Bern: Huber.

Killick, J. & Craig, C. (2013). *Kreativität und Kommunikation bei Menschen mit Demenz.* Bern: Huber.

Sulser, R. (2010). *Ausdrucksmalen für Menschen mit Demenz.* (2. Aufl.). Bern: Huber.

Zeisel, J. (2011). *«Ich bin noch hier» Menschen mit Alzheimer-Demenz kreativ begleiten – eine neue Philosophie.* Bern: Huber.

Körperorientierte Therapien bei Menschen mit Demenz

Tanner, L. J. (2018). *Berührungen und Beziehungen bei Menschen mit Demenz.* Bern: Hogrefe.

Naturgestützte Therapie, Dementia Green Care

Chalfont, G. (2019). *Praxishandbuch Dementia Green Care.* Bern: Hogrefe.

Chalfont, G. (2009). *Naturgestützte Therapie.* Bern: Huber.

Föhn, M. & Dietrich, C. (Hrsg.). (2013). *Gärten und Demenz – Gestaltung und Nutzung von Außenanlagen für Menschen mit Demenz.* Bern: Huber.

Germann-Tillmann, T., Merklin, L. & Näf A. S. (2019). *Tiergestützte Intervention.* (2. Aufl.). Bern: Hogrefe.

Gilliard, J. & Marshall, M. (Hrsg.). (2014). *Naturgestützte Pflege von Menschen mit Demenz.* Bern: Huber.

Schneiter, R. & Föhn, M. (Hrsg.). (2019). *Lehrbuch Gartentherapie.* (2. Aufl.). Bern: Hogrefe.

Waldboth, V., Suter-Riederer, S., Föhn, M., Schneiter-Ulmann, R. & Imhof, L. (2017). *Pflanzengestützte Pflege.* Bern: Hogrefe.

Management, Patientensicherheit, Risikomanagement

Baker, C. (2015). *Exzellente Pflege von Menschen mit Demenz entwickeln.* Bern: Huber.

Loveday, B. (2015). *Demenzteams führen und leiten.* Bern: Huber.

McCormack, B., Manley, K. & Garbett, R. (Hrsg.). *Praxisentwicklung in der Pflege.* Bern: Huber.

Sanderson, H. & Bailey, G. (2015). *Praxishandbuch person-zentrierte Pflege.* Bern: Huber.

Mäeutik

van der Kooij, C. (2017). *Das mäeutische Pflege- und Betreuungsmodell.* (2. Aufl.). Bern: Hogrefe.

van der Kooij, C. (2015). *Die Magie der Bewohnerbesprechung.* Bern: Hogrefe.

van der Kooij, C. (2012). *«Ein Lächeln im Vorübergehen» – Erlebnisorientierte Altenpflege mit Hilfe der Mäeutik.* Bern: Huber.

Montessori-basierte Ansätze

Camp, C. (2015). *Tatort Demenz – Menschen mit Demenz verstehen. Praxishandbuch für Demenz-Detektive.* Bern: Hogrefe.

Person-zentrierte Pflege, Dementia Care Mapping (DCM)

Baker, C. (2015). *Exzellente Pflege von Menschen mit Demenz entwickeln.* Bern: Huber.

Brooker, D. (2008). *Person-zentriert pflegen. Das VIPS-Modell zur Pflege und Betreuung von Menschen mit Demenz.* Bern: Huber.

Kitwood, T. (2016). *Demenz* (7. Aufl.). Bern: Hogrefe.

Kuhn, D., Verity, J. (2012). *Die Kunst der Pflege von Menschen mit Demenz.* Bern: Huber.

Loveday, B. (2015). *Demenzteams führen und leiten.* Bern: Huber.

Riesner, C. (Hrsg.). (2014). *Dementia Care Mapping (DCM) – Evaluation und Anwendung im deutschsprachigen Raum.* Bern: Huber.

Sanderson, H., Bailey, G. (2015). *Praxishandbuch person-zentrierte Pflege.* Bern: Huber.

Palliative Dementia Care

Dibelius, O., Offermanns, P. & Schmidt, S. (2016). *Palliative Care von Menschen mit Demenz.* Bern: Hogrefe.

Kostrzewa, S. (2013). *Menschen mit geistiger Behinderung palliativ pflegen und begleiten.* Bern: Huber.

Kostrzewa, S. (2010). *Palliative Pflege von Menschen mit Demenz.* (2. Aufl.). Bern: Huber.

Pflegeprozess und Pflegephänomene bei Menschen mit Demenz

Barrick, A. E. (2010). *Körperpflege ohne Kampf.* Bern: Huber.

Fischer, T. (2012). *Schmerzeinschätzung bei Menschen mit schwerer Demenz.* Bern: Huber.

Gogl, A. (Hrsg.). (2013). *Selbstvernachlässigung bei alten Menschen.* Bern: Huber.

Gupta, A. (2012). *Assessmentinstrumente für alte Menschen.* Bern: Huber.

Handel, E. (Hrsg.). (2009). *Praxishandbuch ZOPA – Schmerzeinschätzung bei Patienten mit kognitiven und/oder Bewusstseinsbeeinträchtigungen.* Bern: Huber.

James, I. A. (2019). *Herausforderndes Verhalten bei Menschen mit Demenz. Einschätzen, verstehen, behandeln.* (2. Aufl.). Bern: Hogrefe.

Lindesay, J., MacDonald, A. & Rockwood K. (2009). *Akute Verwirrtheit – Delir im Alter.* Bern: Huber.

Marshall, M. & Allan, K. (2010). *«Ich muss nach Hause». Ruhelose Menschen mit einer Demenz verstehen.* Bern: Huber.

May, H., Edwards, P. & Brooker, D. (2011). *Professionelle Pflegeprozessplanung. Person-zentrierte Pflegeplanung für Menschen mit Demenz.* Bern: Huber.

Urselmann, W. (2019). *Schreien und Rufen – Herausforderndes Verhalten bei Menschen mit Demenz.* (2. Aufl.). Bern: Huber.

Urselmann, W. (2013). *Schreien und Rufen – Herausforderndes Verhalten bei Menschen mit Demenz.* Bern: Huber.

Weber-Long, S. (2019). *Herausforderndes Verhalten.* Bern: Hogrefe.

White, E. (2013). *Sexualität bei Menschen mit Demenz.* Bern: Huber.

Positive Demenzpflege

Clarke, C. & Wolverson, E. (2019). *Positive Demenzpflege.* Bern: Hogrefe.

Rehabilitation

Gogia, P. P. & Rastogi, N. (2014). *Alzheimer-Rehabilitation. Menschen mit Demenz stabilisieren und rehabilitieren.* Bern: Huber.

Röse, K. M. (2017). *Betätigung von Menschen mit Demenz im Kontext Pflegeheim.* Bern: Hogrefe.

Ratgeber (Außenansichten)

Basting, A. D. (2012). *Vergiss das Vergessen. Besser leben mit Demenz.* Bern: Huber.

Bowlby Sifton, C. (2011). *Das Demenz-Buch* (2. Aufl.). Bern: Huber.

Buell-Whitworth, H. & Whitworth, J. (2019). *Das Levy-Body-Demenz-Buch.* (2. Aufl.). Bern: Hogrefe.

Klessmann, E. (2011). *Wenn Eltern Kinder werden und doch die Eltern bleiben* (7. Aufl.). Bern: Huber.

Mace, N. L. & Rabins, P. V. (2012). *Der 36-Stunden-Tag.* (6. Aufl.). Bern: Huber.

Whitehouse, P. J. & George, D. (2009). *Mythos Alzheimer.* Bern: Huber.

Ratgeber (Innenansichten)

Bryden, C. (2016). *Nichts über uns, ohne uns!* Bern: Hogrefe.

Bryden, C. (2011). *Mein Tanz mit der Demenz – Trotzdem positiv leben.* Bern: Huber.

Inauen, F. (2016). *Eins nach dem anderen – Texte und Zeichnungen einer Demenz.* Bern: Hogrefe.

Snyder, L. (2011). *Wie sich Alzheimer anfühlt.* Bern: Huber.

Swaffer, K. (2017). *«Was zur Hölle passiert in meinem Hirn?».* Bern: Hogrefe.

Taylor, R. (2013). *Hallo Mr. Alzheimer.* Bern: Huber.

Taylor, R. (2011a). *Alzheimer und Ich.* (3. Aufl.). Bern: Huber.

Taylor, R.(2011b). *Der Moralische Imperativ des Pflegens.* Bern: Huber.

Taylor, R. (2011c). *Im Dunkeln würfeln.* Bern: Huber.

Reminiszenz/Biografiearbeit/ROT

Schweitzer P. & Bruce, E. (2010). *Das Reminiszenzbuch.* Bern: Huber.

Technische Unterstützung

Heeg, S., Heusel, C., Kühnle, E., Külz, S., von Lützau-Hohlbein, H., Mollenkopf, H., … Schweizer R. (2007). *Technische Unterstützung bei Demenz.* Bern: Huber.

Transkulturelle Pflege und Kompetenz

Dibelius, O., Feldhaus-Plumin, E. & Piechotta-Henze, G. (Hrsg.). (2015). *Lebenswelten von Menschen mit Migrationserfahrung und Demenz.* Bern: Hogrefe.

Krasberg, U. (2013). *«Hab ich vergessen, ich hab' nämlich Alzheimer».* Bern: Huber.

Umgebungsgestaltung, Milieu, Wohnen, Architektur

Chalfont, G. (2019). *Praxishandbuch Dementia Green Care.* Bern: Hogrefe.

Chalfont, G. (2009). *Naturgestützte Therapie.* Bern: Huber.

Föhn, M. & Dietrich, C. (Hrsg.). (2013). *Gärten und Demenz – Gestaltung und Nutzung von Außenanlagen für Menschen mit Demenz.* Bern: Huber.

Germann-Tillmann, T., Merklin, L. & Näf A. S. (2019). *Tiergestützte Intervention.* (2. Aufl.). Bern: Huber.

Gilliard, J. & Marshall, M. (Hrsg.). (2014). *Naturgestützte Pflege von Menschen mit Demenz.* Bern: Huber.

Schneiter, R. & Föhn, M. (Hrsg.). (2019). *Lehrbuch Gartentherapie.* (2. Aufl.). Bern: Hogrefe.

Waldboth, V., Suter-Riederer, S., Föhn, M., Schneiter-Ulmann, R. & Imhof, L. (2017). *Pflanzengestützte Pflege.* Bern: Hogrefe.

Zusammenstellung: Jürgen Georg, Antonia Halt (Stand: 8-2018)